半日临证半日读书

邢斌 著

四集

全国百佳图书出版单位
中国中医药出版社
·北京·

**图书在版编目（CIP）数据**

半日临证半日读书四集 / 邢斌著 . -- 北京：中国
中医药出版社，2025. 7

ISBN 978-7-5132-9450-8

Ⅰ. R2-53

中国国家版本馆 CIP 数据核字第 202588AL06 号

---

**中国中医药出版社出版**

北京经济技术开发区科创十三街 31 号院二区 8 号楼
邮政编码　　100176
传真　　010-64405721
鑫艺佳利（天津）印刷有限公司印刷
各地新华书店经销

开本 880×1230　1/32　印张 11　字数 272 千字
2025 年 7 月第 1 版　2025 年 7 月第 1 次印刷
书号　　ISBN 978 - 7 - 5132 - 9450 - 8

定价　　59.00 元
网址　　www.cptcm.com

**服 务 热 线　010-64405510**
**购 书 热 线　010-89535836**
**维 权 打 假　010-64405753**

**微信服务号　zgzyycbs**
**微商城网址　https://kdt.im/LIdUGr**
**官 方 微 博　http://e.weibo.com/cptcm**
**天猫旗舰店网址　https://zgzyycbs.tmall.com**

如有印装质量问题请与本社出版部联系（010-64405510）

半日临证
半日读书

黄煌教授题词

牛年臨證半日讀書

燕凯先生题词

半日临证 半日读书

朱涛先生题词

半日讀書
半日臨證

應

朱应女史题词

# 为什么四集一定比三集好，
# 三集一定比二集好……
## ——代序

  2024 年 4 月《半日临证半日读书三集》（简称《三集》）刚上架，我写了《为什么三集一定比二集好，二集一定比初集好》，现在《半日临证半日读书四集》（简称《四集》）马上就要定稿了，我看这篇文章用作《四集》的自序倒是挺合适的，现节录于下：

  《半日临证半日读书》的初集，是我大学毕业后第一个十年的读书、临证、思考之作。这本书的结集，差不多是在我辞去上海中医药大学公职，成为自由职业者、独立中医师之后的数月（2011 年），此时实现了我大学时"半日临证半日读书"的理想，因而给是书起了这个书名。

  为什么 10 年里写了 22 万字（这还不包括《危症难病倚附子》《祝味菊医学五书评按》《方剂学新思维》），因为我确实有东西可以写，想要表达出来，也能写得出来，不管是医案还是医话、医论，我以为都是有些新意在的，都是可以给人以启发的。

  这本书出版后颇受好评，"半日临证半日读书"一语，风行一时。后来成立的"大家中医"这家公司，其 APP 一点进去，就能看到这八个字；陈萌医生因为喜欢我这本书，喜欢这八个字，还拿它作其微信公众号的名字；网上还看到，有不少医生喜欢这八个字。

  喜欢这八个字，当然是好事，只是真正在践行"半日临证半日读书"的人恐怕还是极少的；而在临证、读书、思考之余，又能写出有新意、能给人启发的医文并茂文章的人，更是少之又少了；假定再加上一个限定词，那就是二十多年如一日，始终以读书、看病、思考、著述为乐，做自己喜欢做的事，那更是……

不夸自己了，言归正传。

今天要说的是，为什么《半日临证半日读书》的《三集》一定比《二集》好，《二集》一定比《初集》好？

答案很简单。

孙过庭《书谱》有云："人书俱老。"

当然前提是动脑筋。如果不动脑筋，年龄在增加，功夫却还是那样幼稚。

学中医是同样的道理。有的人到退休了，哪怕是主任医师、教授，看了一辈子的病，因为不读书、不动脑，于是一辈子低水平重复，到老了依然看不好病，甚至可以说是不会看病。

而我20多年如一日——这倒不是吹的，从进入上海中医药大学读书开始，到今年9月，就是整整30年了，毕业工作也近23年了——日日与书为伴，且临证，且思考，自然一直在进步中，而《半日临证半日读书》之后，又有了《二集》和《三集》，我相信之后一定会有四集、五集……乃至更多。因为始终在读书、临证、思考中，所以学验俱增，《二集》一定比初集好，《三集》一定比《二集》好，只不过每一集都是自己当时的心得、各有不同的内容而已。

因为《半日临证半日读书三集》最近已出版，天猫、当当刚上架，这里我简单提示一下《三集》里最重要的几篇文章，希望读者朋友们重点关注。

……

2024 年 4 月 22 日

诚如文中所说，因为始终在读书、临证、思考，所以学验俱增，"人书俱老"，肯定一集更比一集好，只不过每一集反映的是不同年纪的心得体会，各有侧重而已。现在读者手上的《半日临证半日读书四集》，外感热病的内容会特别多，这自然是因为本书写作这几年正是新型冠状病毒（以下简称"新冠"）感染及之后的各种外感热病流行时期。而一直到今天，门诊中各类发热、咳嗽仍时常可见。我特别希望读者朋友们好好读一读"新冠感染论治"这一辑的几篇文章。其中《新冠感染疫情暴发以来我对中医治疗外感热病的一些思考》一文，明明是一篇具有颠覆性观点的长篇论文，却能像散文一样娓娓道来，像悬疑小说一样扣人心弦、引人入胜。此文写出，快慰平生！这一辑其他的文章，有我的用药经验、自创方，以及大量医案，这都是经得起反复验证的。望同仁们思考、实践！本书自然还有其他具有新意的文章，请慢慢读。

2024 年 10 月 8 日

# 目　录

## 第三辑　新冠感染论治

## 下篇　与心谋

## 第一辑　读书一得

## 第二辑 人物故事

## 第三辑 方药发明

## 第四辑 随笔漫谈

## 附篇 传薪录

# 上篇　与病谋

# 第一辑　诊籍启微

## 从不出汗到"药汗"再到药后不出汗
### ——不典型感冒医案

临床上偶尔遇到没有典型感冒症状的感冒患者，这么说似乎有点绕口，我们不妨看一看下面这则医案。特别要关注一些细节，这有利于我们建立正确的临床思维。

**医案**

L 某，女，45 岁。

2024 年 7 月 17 日初诊。

主诉：乏力 3 日。

病史：患者 7 月 13 日、14 日两天在杭州游玩，自觉是因为在烈日下暴晒后进入很冷的环境而受凉；15 日开始乏力，头痛，腰痛，腹股沟疼痛，头昏脑胀。上述症状昨天加重，并皮肤一摸就痛，纳呆，小腹不适，体温 36.9℃，自服藿香正气丸但无明显效果。今天仍感乏力，上午、下午各睡了一觉，刻下体温 36.5℃。这 3 天大便日行 3 次，成形；过去出汗正常，这 3 天很少出汗。无咽痒咽痛、鼻涕咳嗽、恶寒发热等常见感冒症状。儿时患哮喘已愈，有神经性皮炎病史。舌淡红，舌边有齿印，苔薄白稍腻，脉弦而无力。

处方：防风9g，荆芥9g，茯苓9g，柴胡9g，前胡9g，川芎9g，羌活9g，炒枳壳9g，桔梗6g，薄荷（后下）6g，甘草6g，党参30g，生晒参粉（早上空腹冲服）3g，3剂。每剂药煎3次，每次煎15分钟，一日服3次。

要求服药后温覆取汗。如出汗而诸症缓解，可再服1次以巩固，但不必温覆取汗了，剩下的药也不必再服；如果服药后未能出汗，继续服药且温覆取汗，直到出汗、病退。

2024年7月21日二诊：那天看病回家，晚上6点服药后，马上就出汗了，此时还未温覆，全身微微汗出持续了1小时。第二天起床就感觉诸症消失，上午又服了1次，未温覆，同样出了1小时汗；下午再服1次后，却不出汗了。之后没有再服药。诸症安，大便一天1次，正常。舌淡红，舌边有齿印，苔薄白稍腻，脉弱。

处方：生晒参粉（早上空腹冲服）3g，白术9g，陈皮6g，当归9g，升麻6g，柴胡6g，党参30g，黄芪30g，炙甘草3g。7剂。

【按语】

看这位患者的症状，你说她是感冒吧，似乎不像，她既没有鼻塞流涕、咽痛咽痒等感冒常见症状，也没有恶寒发热等表现，那她得的是什么病？

当然还是感冒！

只是不典型而已，她本质仍是感冒，即感受、触冒了风寒之邪而引起的病证。

如果你用西医的上呼吸道感染来解释她的症状，似乎很难解释，也很难理解。所以只能用中医的思路来解释：她感受了风寒之邪，邪气郁于肌表，腠理闭塞，难以出汗，肌肤、关节疼痛；邪与正气相争，正不胜邪，故乏力嗜卧，病三日不解。法当发汗解表，用人参败毒散加荆芥、防风（含荆防败毒散），取人参、党参扶正补气，荆芥、防风等药物发散风寒。没想到患者服药后马上全身微微汗出达1小时之久，还没来得及温覆呢。这说明药物对证，见效很快。第二天患者就感觉康复了，又服一次药，再次出汗。但服第三次药时，却没有全身微微出汗的那种感觉了，说明她的外邪已经祛尽，此时即便服发汗解表剂也无汗（邪）可出了。

　　此案很有意思。患者本来在夏天是正常出汗的，感受风寒之后，有三天都很少出汗。服药后，尚未温覆，就马上全身微微出汗，这叫"药汗"。而由于邪随汗而解后，等再服第三次药时，患者却不再出汗了。

**点睛：不典型感冒·药汗·荆防败毒散·人参败毒散**

# 寓桂枝汤于清解方中

## ——发热五日服药 1 小时即效

桂枝汤是我们大家都非常熟悉的方剂，大家也知道桂枝汤的类方、合方非常多，正是由于这些类方，特别是合方，桂枝汤证才与其他证候建立起联系。比如柴胡桂枝汤，太阳病中的一种类型就与少阳病的一种类型有了关联。当然，我们只是从学习方剂的角度来看，而真实的情况正相反，是临床上有这样类型的患者，先人才创制了柴胡桂枝汤。

现代儿科泰斗董廷瑶先生擅长用桂枝汤加青蒿、白薇等治疗低热不退属表卫已虚而里热仍炽的患儿，本案则是笔者受其启发，而将桂枝汤与半夏泻心汤等配伍应用，收效甚捷。

### 医案

L 某，女，39 岁。

2024 年 3 月 13 日初诊。

主诉：发热 5 天。

病史：患者 5 天前无明显诱因下开始出现恶寒、咽痛，体温最高 39℃，无身热或怕热的感觉，至外院急诊，血常规提示白细胞计数 $13×10^9$/L，抗生素静脉滴注 2 天，效果不明显。第三天自服风寒感冒颗粒、银翘散等，体温降到 38.5℃。第四天又加服了四季感冒片，今天中午体温 37.8℃。目前仍恶寒乏力，无身热或怕热的感觉，咽痛已经减轻了，但咽痒、鼻塞，流清水鼻涕，咯少量白痰，纳呆。这两天新出现的情况是容易出汗，咳嗽较剧、躺下时更多，右耳闷，每天大便十几次、溏薄。舌胖而边有齿印，苔黄腻，脉弦滑。

处方：姜半夏 15g，黄芩 9g，干姜 3g，炙甘草 9g，黄连 3g，大枣 15g，党参 30g，桂枝 4g，炒白芍 9g，牡蒿（后下）12g，炒僵蚕 9g，蝉蜕 9g，葛根 30g，桔梗 6g，鸭跖草 30g，葎草 30g。每日煎 3 次，服 3 次，4 剂。

2024 年 3 月 18 日二诊：患者当天回家后，体温又升高到38.7℃，但服第一次药 1 小时后就感觉舒服了，不再怕冷，体温降到 38.1℃，继服 2 次。第二天起床后，体温降到 37.3℃，晚上体温36℃多，其他症状也都缓解了，唯右耳闷。舌胖而边有齿印，苔薄黄腻，脉弦。

处方：姜半夏 15g，黄芩 9g，干姜 3g，炙甘草 9g，黄连 3g，大枣 15g，党参 30g，葛根 30g，桔梗 6g，柴胡 12g，路路通 30g，茯苓皮 30g，猫爪草 30g，谷精草 30g。7 剂。

【按语】

患者发热 5 日，先后用抗生素及中成药治疗都无明显效果。特别是经过风寒感冒颗粒解表发汗，出现了自汗之症。董廷瑶先生在儿科中擅长用桂枝汤加青蒿、白薇等治疗低热不退属表卫已虚而里热仍炽的患儿，这是他临床探索的新创造。本书下篇还会有详细介绍与分析。

本案中，我将董老的这一经验融入进来。表卫已虚用桂枝汤，里热仍盛属湿热，故用半夏泻心汤加葛根、桔梗化湿热而升清，僵蚕、蝉蜕疏风清热利咽，葎草、鸭跖草清热解毒，牡蒿清湿热。

患者服药后仅 1 个小时即感觉舒适，恶寒消失，热度下降。服药至第二天即热退而安。

又按：牡蒿是菊科植物牡蒿干燥带花的地上部分，青蒿是菊科植物黄花蒿的干燥地上部分，这两味药的功效主治相似，上海地区规定处方写青蒿，付牡蒿。

**点睛：寓桂枝汤于半夏泻心汤等清热药物中·董廷瑶·发热 5 日不退**

# 具体情况具体分析，摆脱教条主义
## ——肺炎后乏力畏寒医案

　　临床上肺炎多属痰热，肺炎好转后，很少见到阳虚证的，古人说"炉烟虽熄，灰中有火"，提醒我们慎用补益，更不用说是温补阳气了。然而，临床是复杂的，我们应根据实际情况，辨证论治，而不应盲目遵从某种教条。比如下面这位患者，肺炎后乏力畏寒，请看我是如何辨证分析与用药的。

**医案**

X 某，女，36 岁。

2024 年 3 月 16 日初诊。

主诉：咳嗽半月余，乏力畏寒 6 天。

病史：患者 3 月 1 日开始咳嗽，迁延至 3 月 8 日外院就诊，经检查诊断为左肺下叶肺炎，用抗生素治疗后咳嗽减轻，但 11 日开始乏力畏寒。患者过去不太怕冷，现在则明显怕冷，要多穿衣服，特别是手冷，浑身没劲，严重时拿东西会手抖。咳嗽则较轻，有时自觉有痰但未咳出。近 2 天腹胀，大便次数多，不太成形。睡眠、胃纳可，出汗正常。舌偏红而胖，舌边有齿印，苔薄白腻，脉弱。

处方：桂枝 9g，炒白芍 9g，甘草 6g，生姜 9g，大枣 15g，党参 30g，黄芪 30g，熟附片 3g，升麻 9g，柴胡 9g，陈皮 6g，炒白术 9g。7 剂。

2024 年 3 月 23 日二诊：服药 1 剂后，上症明显好转。目前精力基本恢复，拿东西不会再手抖了。咳嗽基本痊愈，偶有咽痒而咳；大便成形，一日 1 次；怕冷（特别是手冷）明显好转。舌偏红而胖，舌边有齿印，苔薄白腻，脉弱。

处方：守初诊方，去熟附片；加僵蚕 9g，蝉蜕 9g，蜜紫菀 9g，款冬花 9g，14 剂。

【按语】

本案患者本无明显的畏寒乏力，但在肺炎治疗过程中出现这样的症状是极为少见的，究竟是什么原因呢？

我们知道小儿肺炎失治并发心力衰竭，或老年人中毒性肺炎而见休克，中医辨证则可由原先的痰热蕴肺转为阳气衰竭，但很少听说普通肺炎而表现为阳虚的。本案患者经抗生素治疗已取得了咳嗽减轻的效果，这说明她并非如前两种情况那样属病情加重而引起阳衰。或有人认为是抗生素的不良反应引起畏寒乏力的，虽有这样的可能，但确实也很难遽下断语。因为目前用抗生素治疗肺炎是普遍现象，但并没有听说抗生素有如此不良反应。

另一种可能是患者在患病及治疗过程中一直是正常上班，未请假休息，其实休息是非常重要的一种治疗措施。外感发热，特别是高热时，人们想硬撑着工作也不可能，因为这时往往是浑身无力、酸痛。本案患者因为没有发热表现，只表现为咳嗽，所以可能疏忽了休息。实际上肺炎对人体的影响还是很大的，休息有助于康复，反之则削弱了人体抗病能力。因此，我推测这可能是患者骤然间阳虚的一个原因。

但无论何种原因，临床上不能心存成见，先入为主，而应采取开放的心态，具体情况具体分析，辨证论治。因此，我取桂枝加附子汤合补中益气汤治疗，患者仅服药 1 剂即获得明显效果。1 周后患者复诊，欣喜之情溢于言表。而二诊的处方其实仅需服数剂即可，但患者说自己工作忙、路远，一再要求多配几剂，故配了 14 剂。

**点睛：肺炎后阳虚・桂枝加附子汤・补中益气汤・教条主义**

# 再次运用时间轴动态分析方法获神效

## ——柴朴汤合玄参利咽汤、栀子豉汤治疗一例奇特的咳嗽医案

《半日临证半日读书二集》里有一篇题为《用时间轴动态分析方法来审视问题——猪苓汤合黄连阿胶汤治疗一例奇特的咳嗽医案》的文章，患者的咳嗽症状颇为奇怪，时隔 6 年，患者又罹患咳嗽，症状也有些奇怪且严重，仍采用时间轴动态分析方法，1 剂即获神效。

### 医案

B 某，男，45 岁。

2024 年 7 月 27 日初诊。

主诉：咳嗽 1 周余。

病史：7 月 9 日去某地开会（来回路程 4 个小时），会后坐地铁感觉恶心，自服小柴胡丸而缓解。7 月 11 日再次去该地开会，7 月 12 日写稿至晚上 11 点半，此后两天感觉疲乏，7 月 15 日无明显诱因而一早就出现恶心，自服小柴胡丸而缓解。17 日午睡时吹空调，自觉受凉了，开始流清涕，自服风寒感冒颗粒后出现咽痒、咳嗽及咽痛，自配玄参利咽汤服用后，白天咳嗽好转，夜间仍咳。且近四五日来凌晨 1 点剧烈咳嗽，连着咳十几分钟，咳嗽时自觉咽喉及胸口痒，感觉有东西要冲出来，痰很少，基本是干咳，昨夜甚至出现喘息，所以今天特来求治。今天感觉呼吸起来不是很轻松，自

觉呼吸时有阻力，白天咽痒而咳，有气上冲感，无痰，饭前饿的时候咳嗽较明显，无发热，咳嗽时头汗出，咳嗽频率较高，就诊10分钟里咳了五六次。纳尚可，尿黄少，之前大便偏干、近两日偏黏，感冒咳嗽以来口干较之前明显，不怕冷不怕热，长期怕风。面色暗沉有斑，舌胖有齿印，舌红有点刺，苔后半薄白稍腻，有舌缨线，脉沉弦。

处方：柴胡9g，制半夏9g，黄芩9g，党参30g，甘草6g，生姜9g，大枣15g，厚朴9g，茯苓15g，紫苏叶12g，生栀子9g，香豆豉9g，连翘15g，僵蚕9g，蝉蜕9g，玄参30g，枇杷叶（包煎）30g，降香（后下）5g。7剂。

服药1剂，咳嗽即大减，凌晨之剧咳即再未发生。

【按语】

本案中无论是医者对患者的问诊，还是患者对自己病情的描述，都非常仔细，这样就提供了很多有益的信息，有助于诊断。下面我们运用时间轴动态分析方法对患者病情的来龙去脉作一些分析。

患者7月9日冒着酷暑去某地开会，暑热耗气伤津，并引起气机上逆，于是在回来路上出现恶心症状，服小柴胡丸是部分比较对证的，益气扶正而调畅气机、和胃降逆，所以恶心症状很快平复，但对津液的恢复则力有不逮。后面几天再次开会，又工作到深夜，于是再一次出现恶心症状，虽仍用小柴胡丸得以缓解，但气津两伤而气机上逆的病机已在体内潜伏。又过两日，患者吹空调受凉而流清涕，服风寒感冒颗粒反而出现咽痒、咳嗽及咽痛，说明体内本有津液不足的一面，用辛温之剂而加重了这一问题，所以改用玄参利咽汤而有些好转，但气机紊乱的问题却是玄参利咽汤所无法解决的。因此，几天后患者出现凌晨 1 点剧烈咳嗽，感觉有东西要冲出来，就诊前的凌晨甚至出现喘息，就诊时感觉呼吸起来不是很轻松，呼吸时有阻力，这都是气机紊乱的表现。所以采用小柴胡汤合半夏厚朴汤加枇杷叶、降香（即明代名医缪希雍的降气法）以调畅气机，和胃降逆。因仍有咽燥表现，故合用了玄参利咽汤的部分药物；因胸口痒，加用栀子豉汤、连翘，配合小柴胡汤以利膈。药证合拍，故服药 1 剂即获奇效。

另外，患者事后反馈，就诊时我说他有些肝郁气滞、气机紊乱，这一分析当时他不置可否，但后来想想觉得是对的。他再补充一点，就是去年父亲因病去世、今年工作上又有不顺心、恼火的事，这样一说，就把前因后果都串起来了。前述时间轴，就要追溯到去年了，这更表明柴朴汤用于本案是非常合拍的。

**点睛：时间轴动态分析方法·柴朴汤·玄参利咽汤·栀子豉汤·降气法**

# 黄吉赓教授强调"咳无止法"

### ——胃痞咳嗽医案

老一辈的中西医结合呼吸科专家黄吉赓教授有一本手抄处方集，里面有一些他的经验方和常用方。其中有几张方的命名是"某某治咳方"，有些学生在侍诊抄方时想当然地抄成"某某止咳方"。黄老目光炯炯，一眼看到，便纠正说："我们中医不说止咳的，因为'咳无止法'。对于咳嗽要找病因，辨证论治，所以不能写成'止咳方'，而应写作'治咳方'。"

咳嗽是临床极为常见的症状，而其病因是复杂多端的。黄老在纠正学生笔误时，告诉我们一个道理，那就是不寻找病因，泛泛用药，企图用一些人们常用的治咳嗽方药来获效，常常是徒劳无功的。当然，说起来容易，做起来并不简单。我刚开始临床时，治咳嗽也是有效有不效，经过数年临证、读书及思考，慢慢有了心得，有些经验已经在《半日临证半日读书》（中国中医药出版社 2012 年出版）中披露，我的经验方玄参利咽汤、玄参润痰汤有不少医生和读者反馈说很有效验。

本文要介绍的案例深为胃痞所苦，同时有咳嗽，其实两者是相关的，所以一并治之，两剂药即获显效。

### 医案

Z 某，女，35 岁。

2022 年 9 月 4 日初诊。

主诉：胃脘胀、咳嗽 2 个月。

病史：患者 2 个月前开始出现胃脘胀满不适，稍吃多了就难受，所以有时晚饭也不吃了，有时泛酸。晚上平躺容易咳，无痰，引起咳嗽的原因有时是咽痒，有时是天突处痒，有时是有气上冲。神疲乏力，大便一天有几次、便软。睡眠差，早上醒来有盗汗，这时没有热感。但白天很怕热，易出汗，胸口热，想吃冰的食物。平素月经一般前两天量很少，停 2 天，再 4 天，再点滴 3 天结束，今天来月经的量很少。舌胖而边有齿印，苔薄白根部稍黄腻，脉偏弦滑。既往有胃炎病史。

处方：姜半夏 15g，黄芩 9g，干姜 3g，炙甘草 9g，黄连 3g，大枣 15g，党参 30g，生栀子 9g，连翘 9g，煅白螺蛳壳（先煎）60g，炒紫苏子 30g，枇杷叶（包煎）30g。7 剂。

2022 年 9 月 11 日二诊：服药 2 剂后胃脘胀大减，咽痒、天突处痒、气上冲引起咳嗽都明显缓解，胸口热除。舌胖而边有齿印，苔薄白、根部稍黄腻，脉偏弦。

处方：守初诊方，加石膏 9g，太子参 30g，7 剂。

2023 年 1 月 4 日，患者因"新冠"抗原检测阳性后咳嗽就诊，告知上次的处方服后胃痞、咳嗽等症已愈。

【按语】

患者胃痞 2 个月，伴大便次数多而软，舌根稍黄腻，脉偏弦滑，此为半夏泻心汤证。同时诉晚上平躺时咳嗽，详细询问其引起咳嗽的原因有三点，或为咽痒，或为天突处痒，或为气上冲。从西医角度思考，很可能是胃食管反流引起的咳嗽。气上冲，我用紫苏子、枇杷叶以降气，这是学习明代名医缪希雍经验后所常用的。又因为患者胸口热，结合天突处痒、咽痒，可按胸膈热论治，我习用凉膈散之山栀、黄芩（半夏泻心汤本有黄芩）、连翘治之。再加用煅白螺蛳壳清热制酸。胃肺同治，服药 2 剂即获显著效果。

**点睛：黄吉赓·咳无止法·半夏泻心汤·缪希雍·降气法**

# 敢用那么小的剂量，也是一种勇！

###### ——咳嗽医案

《半日临证半日读书二集》里有些案例用药剂量极小，如附子、细辛、花椒、肉桂等仅用 0.5g，但疗效极佳。有位读者点评道："敢用那么小的剂量，也是一种勇！"这句妙语让我印象深刻，今移用于本案，用作标题。

### 医案

G 某，女，37 岁。

2023 年 7 月 15 日初诊。

主诉：咳嗽 1 个月余。

病史：6 月初感染"新冠"，当时发热，自服葛根汤而汗出热退。但开始咳嗽，干咳无痰，一吹空调就引起咳嗽，所以在单位咳嗽较明显。手脚冷，有时后背有点凉，晚上 10 点时肚子和脚比较凉。最近 1 个月吃西瓜和果汁，大便变得不成形了，一天喝水量 1000mL。面色暗，舌胖而边有齿印，脉沉弦紧。

处方：麻黄 1g，桂枝 1g，炒白芍 1g，甘草 1g，干姜 1g，细辛 1g，制半夏 1g，五味子 1g。7 剂。

2023 年 7 月 22 日二诊：服药 3 剂后，咳嗽明显好转了，现基本不咳，还剩下一剂药。面色好转，手脚、肚子凉的情况均好转。仍每天吃水果，大便依然不成形。补充：睡眠不佳，入睡慢。舌胖而边有齿印，脉沉弦。

嘱服完剩下的一剂药，再调理其他问题。（后略）

【按语】

这位患者看到方子一共 8 味药，每味药都仅用 1g，不禁问我：那么少的药啊？我笑着说：是的，吃吧。谢谢患者的信任，她配药、服药，1 周后复诊告诉我，效果很好。

学过中医的人都看得出本案用的是小青龙汤，而此方是治疗外寒内饮之咳喘的良方，这也是众所周知的。那本案的价值在哪里呢？

第一，知道并不等于会用。大学里方剂学考试，都是闭卷考试，但现实里在临床上其实是开卷考试，而这个开卷考试比闭卷考试还难。因为我们的中医院校考试重知识的记忆，只要能背，就能考出好成绩。而临床虽是开卷考试，但考验的是综合能力，特别是在面对具体患者时，你要能知道该选出哪一张方子。其实这位患者之前已经请了其他医生治疗，开的都是其他处方而无效果，正是这个道理。

第二，即便用小青龙汤，但用那么小的剂量，而且不做加减，这恐怕是我的独家经验了。还记得 7 年前，一位久咳患者屡服中药无效，我就是开了一张小青龙汤，每味药只用 1～2g，很快获效，可惜当时处方没有保留下来。嗣后还有好几例，也因为懒惰而没有记录下来，所以本案患者来复诊，我马上请跟我抄方学习的唐跃华医师及时整理出来，以免遗失。

**点睛：小青龙汤·小剂量**

# 18g 的麻黄不敌总共 8g 的小青龙汤

## ——咳嗽医案

　　有时候大剂量并不能带来更好更快的效果，其取效的关键还是准确辨证与对证选方，以及恰当的剂量。比如下面这则医案，前医因患者咳嗽剧烈而把原本就用的麻黄剂量从 6g 加到 18g，但事与愿违，咳嗽不减反增。我重新辨证，选用极小剂量的小青龙汤合自拟玄参利咽汤，2 剂基本获愈。

**医案**

H 某，女，33 岁。

2024 年 7 月 7 日初诊。

主诉：咳嗽 10 日。

病史：患者 6 月 27 日开始咳嗽，当晚感觉恶寒，翌日早上测体温发现发热了，当天体温最高 39.4℃。遂在外院看中医，予祛风散寒、温中燥湿之剂。药后 6 月 30 日退热，但咳嗽、乏力、畏寒等症始终存在。7 月 5 日再看中医，原方加减，咳嗽稍有好转。但 7 月 6 日前医嘱将麻黄由原来的 6g 加到 18g，咳嗽反而明显加重。刻下时时咽痒而咳，或遇冷而咳，无痰，稍有清涕；乏力，纳呆，畏寒，尤其是脚冷，眠可。舌淡红，苔薄白，脉弦。

处方：生麻黄 1g，桂枝 1g，生白芍 1g，干姜 1g，炙甘草 1g，细辛 1g，醋五味子 1g，姜半夏 1g，玄参 30g，炒僵蚕 9g，蝉蜕

9g，桔梗 9g，木蝴蝶 9g。4 剂。

2024 年 7 月 14 日二诊：服药 2 剂后，咳嗽几乎就好了，喉咙偶尔有点痒时才会想咳嗽，无痰。胃口好转，精力恢复，脚冷除。舌淡红，苔薄白，脉弦。

处方：玄参 1g，桔梗 1g，天冬 1g，麦冬 1g，淡竹叶 1g，乌梅 1g，甘草 1g。4 剂，每日 1 剂，水煎代茶饮。

## 【按语】

患者外感风寒，前医予祛风散寒、温中燥湿之剂，热虽退，但咳嗽、乏力、畏寒之症仍存，且前医将麻黄由 6g 增至 18g 后，咳嗽愈发严重了。

经仔细辨证，发现患者之咳嗽一是因咽痒而引起；二是遇冷而引起，如进入较冷的空调间会咳嗽增多且剧。此外，还乏力畏寒。上述情况表明，她一方面外感风寒，正气不足；另一方面，存在咽燥的现象。

那咽燥是如何形成的呢？不排除过用辛温燥热之麻黄的可能。

因此，现在既要发散风寒、扶助正气，又要润燥，两者缺一不可。

我选用小青龙汤，此方妙在发散中蕴含收敛与扶正，用量极小，避免过于辛热燥热，结合我的自拟方玄参利咽汤（早些年我初订此方组成是玄参、僵蚕、蝉蜕、桔梗、木蝴蝶、薄荷共 7 味药，近来删去薄荷，仅 6 味药，同样疗效很好）。两张方都用原方，不作加减，仅 2 剂就获明显效果。

**点睛：过用麻黄·小青龙汤·小剂量·玄参利咽汤**

# 外感咳嗽畏寒乏力，为何用生脉散？

## ——剧咳医案

任何病证的治疗都既有常法，也有变法。外感新咳，一般以逐邪为主；畏寒，照理该用温阳法，但临床就是不那么绝对的。

**医案**

L 某，女，24 岁。

2024 年 4 月 7 日初诊。

主诉：咳嗽 10 日。

病史：患者 10 天前开始出现咳嗽，最初 2 天伴发热，体温最高 37.8℃，自服鲜竹沥而热退。但咳嗽越来越厉害，白天、晚上均咳，严重影响睡眠，白天则神疲乏力。有痰，色黄，难咯，无鼻塞流涕。4 月 4 日至外院急诊，查肺炎支原体抗体阳性，血常规提示白细胞、中性粒细胞计数正常，C 反应蛋白（CRP）正常；胸部 CT 提示右肺炎症。用阿奇霉素静脉滴注 3 天后稍有好转，痰比之前容易出来，晚上咳嗽稍有减少；仍乏力，纳呆，咳得想吐，有时是咽痒而咳，但主要感觉有痰而咳、色黄、难咯，胸部有灼烧感，无咽痛，有小腹痛，大便正常，自觉出汗比过去多一点。素来怕冷。面色晦暗，舌偏红，苔薄白，脉细弱稍滑。

处方：南沙参 30g，北沙参 30g，麦冬 15g，醋五味子 6g，金荞麦 50g，鱼腥草（后下）50g，天冬 15g，生地黄 15g，玄参 30g，炒僵蚕 9g，蝉蜕 9g，炒白芍 15g，甘草 15g，茯苓 15g，鲜竹沥 200mL。4 剂。

2024 年 4 月 15 日随访：服药 1 剂后，咳嗽等情况明显好转；服药 2 剂后，感觉好转了 70%，痰易咯出；服药 4 剂后，基本恢复正常，目前已完全康复。

【按语】

本案有两个重要的问题需要提出来讨论。

第一个是患者剧烈咳嗽、痰黄属有余，但脉象细弱稍滑、神疲乏力、出汗较过去增多，显然这属虚象，该如何处理？答案是不能一味地清热化痰，故我起手就用生脉散（人参替换为南北沙参）匡扶正气。

但患者是怕冷的，为何用生脉散而不用温补阳气的药物呢？这是第二个要讨论的问题。患者确实是怕冷的，但她素来如此，并非患肺炎后才这样，且其怕冷情况并非很突出，而目前她的舌象是偏红的（当然是不是生病前就是偏红的，这无法知道），所以可以暂时忽略其阳虚的体质，而考虑用生脉散（人参替换为南北沙参）来补益肺气肺阴以处理当下的病情。

当然，这属于理论上的推论，即痰热更容易损伤肺阴，所以采用生脉散，易人参为南沙参、北沙参，并且加天冬、生地黄、玄参。但这么处理得有个前提，那就是患者畏寒并没有比患病前更甚，而且并不很突出，否则当根据辨证而用温阳之法。

此外，之所以用南北沙参、天麦冬、生地黄、玄参，除了补益肺阴外，自然还有"润痰"的考虑。请注意，我用"润痰"而不用"润肺"一词，因为这样能更直接地表达出这些药物对痰的作用，即让痰能较容易地咯出，因而我有玄参润痰汤之创制。这在拙作《半日临证半日读书》里已有较为详细的介绍，可参看。

　　本案中补肺、润痰是一组药物，但具有两方面的功效。此外，还用了金荞麦、鱼腥草、鲜竹沥（用量较大）清肺，僵蚕、蝉蜕利咽，白芍、甘草缓急，茯苓健脾。故服药 1 剂即效，2 剂而病大减，4 剂基本痊愈。

　　**点睛：变法·生脉散·玄参润痰汤**

# 再次质疑西医的诊断

## ——"咳嗽变异性哮喘""贫血"医案各 1 则

《半日临证半日读书三集》有一篇题为《敢于质疑西医专家下的诊断》的文章，介绍了西医专家诊断为"胸闷变异性哮喘"，而我推翻了这一诊断，并按中医理论治疗取得很好效果的案例。

本文介绍两则医案，再次质疑西医专家下的诊断。但需要声明的是，我不反对西医，相反，我认为中西医应该互相学习与交流，取长补短，相互促进，更好地为患者服务。奈何当下不仅好的中医医生少，好的西医医生也少。一些西医医生越来越依赖仪器检测，而临床基本功变得越来越差；更不用说有的西医医生为了利益，过度检查，过度治疗，根本不配做医生了。

值得一提的是，本文的两位患者均经住院静脉用药治疗，包括用激素，但都效果不佳，经我用中药后取得明显效果。

**医案一**

G 某，女，51 岁。

2024 年 1 月 25 日初诊。

主诉：反复咳嗽 25 年，再次咳嗽 20 天。

病史：患者 25 年来春秋两季都会发作咳嗽，每次都要咳嗽 3 个月方缓解，即便住院治疗也不能好转。2021 年罹患过敏性鼻炎。2022 年有过 2 次肺炎。2023 年咳嗽发作 3 次，被诊断为咳嗽变异性哮喘，曾口服糖皮质激素、吸入布地奈德等治疗，如此用药1个月方控制。20天前因感冒引起咳嗽，一开始是黄痰，后变为泡沫样白痰，痰难咯出，会出现胸闷、烦躁。最近咯痰稍畅，以泡沫样白痰为主，偶见绿色痰，偶有白色黏涕。遇热或遇冷都会引起咳嗽，咽痒也会引起咳嗽。已用阿斯美、布地奈德治疗，效果不明显。因咳嗽剧烈，影响睡眠，即使每天服安眠药也睡不好。纳可，大便1～3日一行，质硬或者正常。素来怕冷，平素未觉气喘。近来经常有早搏。昨天在瑞金医院检查：呼出一氧化氮（FeNO）13ppb（也称"十亿分比浓度"）；通气弥散残气：通气功能正常，总弥散量正常，单位弥散量轻度减退。面色萎黄，舌胖而边有齿印，舌质紫，脉细稍滑。

处方：柴胡30g，黄芩30g，冬瓜子30g，薏苡仁30g，桃仁9g，金银花30g，连翘30g，芦根30g，玄参30g，炒僵蚕9g，蝉蜕9g，甘草9g，麻黄1g，桂枝1g，白芍9g，干姜1g，细辛1g，姜半夏2g，五味子1g。7剂。

2024年2月3日二诊：西药已停。最近咳嗽稍减轻，痰色白，绿痰再未出现过，近2～3天大便正常。补充：有时有咸味涌上来。面色好转，舌胖而边有齿印，舌质紫，脉细稍滑。

处方：守初诊方，改姜半夏9g；加熟地黄30g，天冬15g，麦冬15g。14剂。

2024年2月18日三诊：服药后咳嗽逐渐好转，前几天已经不咳了，昨天又有点咳，但不严重，可能是昨天天气冷的关系，之前遇冷也容易咳嗽；有透明的痰，不容易咯出，无鼻涕，现在假定咳嗽也是喉咙痒引起的。早搏消失了，睡眠好转。比以前精力好多了，咸味涌上来的次数减少。面色好转，舌胖而边有齿印，舌质紫，脉细稍滑。

处方：玄参 30g，炒僵蚕 9g，蝉蜕 9g，甘草 9g，麻黄 1g，桂枝 1g，白芍 9g，干姜 1g，细辛 1g，姜半夏 9g，五味子 1g，熟地黄 30g，天冬 15g，麦冬 15g，柏子仁 30g，炒酸枣仁 30g，灵芝 30g，太子参 30g。7 剂。

2024 年 2 月 26 日四诊：咳嗽、早搏基本消失，精神好转。有咸味涌上来的次数很少。最近做艾灸，但艾灸后睡眠欠佳。大便有点烂，一天 1 次。面色好转，舌胖而边有齿印，舌质紫，脉细稍滑。

处方：守三诊方，改五味子 6g，柏子仁 40g，酸枣仁 40g。7 剂。

【按语】

患者反复咳嗽已达 25 年之久，3 年前又出现过敏性鼻炎表现，去年住院时西医诊断为咳嗽变异性哮喘。患者来门诊就诊时也说自己是来看哮喘的。但仔细询问她的病史，查看她的检查报告，特别是得知她用激素治疗也要 1 个月方能控制（说句不好听的，到底是患者自愈的，还是药物治愈的，真的很难讲），我认为咳嗽变异性哮喘的诊断恐怕不能成立。我怀疑，因为没法给出一个确切诊断，所以只能安上咳嗽变异性哮喘这样一个帽子，即便按这一诊断进行治疗，实际效果并不好。

而患者这次咳嗽已经 20 天了，阿斯美、布地奈德也一直在用，效果不佳。所以索性就停了西药，服中药治疗。一周不到即有起色，服药 3 周后咳嗽基本平息。

那么我怎么看她的西医诊断呢？

我倾向于认为，她是感冒导致的鼻后滴漏综合征，与哮喘没有关系。而中医的调治思路则完全按照我习用的治疗咳嗽的方案来辨治，一点没有参考哮喘的证治，也没有用治哮喘的专病专药。至于我平日常用的治咳方案，请参考《半日临证半日读书》《半日临证半日读书三集》的有关文章。为避免重复，这里只简单分析一下本案患者的症情。

患者咽痒而咳，属我所谓的咽燥咳嗽，又有因寒因热而咳，故既有寒痰又有热痰。绿色之痰尽管偶有，也属热痰，总之是一个复杂证候。因此，初诊组方包括我的自创方玄参利咽汤、和解清化方，并与小青龙汤组合在一起，即我所谓的"治咳混沌汤"。"混沌汤"之名来源于明代孙一奎，《半日临证半日读书》有详细介绍，这里不赘。

二诊时因为患者说"有时有咸味涌上来"，并反思初诊时的用药，而增加了熟地黄、天冬、麦冬3味。这里有两个用意：第一，初诊时患者痰难咯，这是燥痰，但当时用药上只用了玄参，所以二诊时加入这三味药，蕴含了我的自创方玄参润痰汤之方义。第二，咸味上涌，一般认为是肾虚。所以加熟地黄以补肾，而天冬、麦冬有补金生水的效果。

二诊处方效果显著，患者咳嗽越来越好转乃至消失。后因严寒又稍有咳嗽，三诊则用玄参利咽汤合玄参润痰汤、小青龙汤，药后咳除。

**医案二**

X某，女，74岁。

2024年2月18日初诊。

主诉：气喘1年，咳嗽1个月余。

病史：患者每年冬天都会咳嗽2～3个月，今年1月初开始咳嗽到现在。咳嗽有痰，痰多色白，有时难咯，有时容易咯出来，有时咽喉有毛毛的感觉而引起咳嗽，要喝冷水才能压下去，有鼻涕、色白。此外，一年前开始出现气喘，走几十米就喘，且越来越严重，现在走几步就喘，严重时坐着也有点喘。1月16日住院检查，胸部CT示两肺散在炎性病变，伴肺间质改变、轻度肺气肿、心包积液，予抗生素、激素等治疗，无明显效果。因为患者长期有贫血，住院时血常规示血红蛋白75g/L，临出院时患者问，我怎么一点没有好啊，医生说你可能是贫血引起的，出院后你去看血液科。刻下：咳嗽、咯痰、气喘如前述，夜里1～2点咳嗽更明显；纳呆，大便偏干，睡眠差，乏力，出汗少，腿与腰酸。舌胖而边有齿印，苔薄白腻，脉涩。

处方：柴胡30g，黄芩30g，忍冬藤30g，连翘30g，冬瓜子30g，生薏苡仁30g，桃仁9g，芦根30g，玄参30g，炒僵蚕9g，蝉蜕9g，甘草9g，桔梗9g，熟地黄30g，姜半夏9g，当归9g，鲜竹沥150mL，西洋参粉（早上空腹冲服）9g。7剂。另家中煎煮薏苡仁500g，喝汤代茶，并嘱进一步完善检查。

2024年2月25日二诊：服药1剂，咳嗽大减，夜里不咳，痰容易出来了，一天有10口痰。目前唯白天偶咳，鼻涕除，睡眠安，精力改善，气喘好转，纳开，腰酸减轻，大便偏软。最近检查出肺动脉高压。舌胖而边有齿印，苔薄白腻，脉涩。

处方：守初诊方，去僵蚕、蝉蜕，改鲜竹沥90mL；加砂仁（后下）9g，醋五味子9g，葶苈子（包煎）30g。7剂。

2024年3月3日三诊：患者咳嗽基本好了，痰易咯出、一天7～8口，睡眠易醒，精力、气喘好转，腰酸除，但早上起来口很干。补充：每年冬天皮肤痒已有3年。舌胖而边有齿印，苔薄白腻，脉涩。

处方：柴胡30g，黄芩30g，连翘30g，桃仁9g，芦根30g，甘草 9g，熟地黄 45g，姜半夏 9g，当归 9g，砂仁（后下）9g，醋五味子 15g，葶苈子（包煎）30g，牛膝 30g，柏子仁 30g，鲜竹沥 90mL，西洋参粉（早上空腹冲服）9g。7 剂。

2024 年 3 月 24 日四诊：患者已不咳，最近痰不是很容易出来，但只是早上有几口、色黄，其他时间没有。气喘进一步好转，能走几十米不喘，腰酸除，皮肤不痒了，精力好转。最近睡眠不佳，入睡慢，早上起来口很干，有时小腿一阵冷后又自己好了。3 月 19 日肺动脉血管成像示双肺间质性病变伴胸膜下局部纤维化改变，西医嘱每日口服强的松 20mg。舌胖而边有齿印，苔薄白腻，脉涩。

处方：柴胡 12g，黄芩 12g，芦根 30g，甘草 9g，熟地黄 45g，姜半夏 9g，当归 9g，砂仁（后下）9g，醋五味子 15g，葶苈子（包煎）30g，牛膝 30g，柏子仁 30g，炒酸枣仁 30g，接骨木 30g，积雪草 30g，冬瓜子 30g，鲜竹沥 90mL，西洋参粉（早上空腹冲服）9g。7 剂。另外，患者住院时用激素但无效果，所以建议患者不要服强的松。

2024 年 4 月 10 日五诊：目前唯早上有几口浅黄色痰，容易咯出来，其他时间没有，精力蛮好，气喘的情况大有改善，能走 100 多米。睡眠仍不佳，早上起来口很干。舌胖而边有齿印，苔薄白腻，脉涩。

处方：守四诊方，加金荞麦 30g，灵芝 30g，海浮石（先煎）30g。7 剂。

【按语】

本案患者因咳喘而住院治疗，西医诊断为肺部感染、间质性肺炎、慢性阻塞性肺疾病（简称"慢阻肺"），用抗生素、激素治疗却无明显效果。因为目前某些不合理的制度，到了差不多的天数，尽管病没有好转的迹象，但还得出院。患者问医生，她究竟是什么病，怎么不见好。医生说，你是贫血引起的气喘，我们是呼吸科，所以你出院后去看血液科。

我不知道这家医院的西医大夫是真不懂还是找借口。因为患者是慢性贫血，而慢性贫血的话，人体已经代偿，临床上像血红蛋白75g/L这种程度贫血的患者可以完全没有症状，比如气喘、乏力、心慌。西医大夫连这个都不懂？

但患者将医生的话奉若神明，所以当患者儿子带她来看病时，她向我强调贫血是致病的原因，希望我解决她的贫血问题。

因此，我首先向患者解释，住院时医生给你的诊断与治疗肯定存在问题，否则不会完全无效。但他让你去看血液科，也是不对的，纯属误导。至于你究竟是什么病导致的气喘，还需要进一步检查。所以，现在你一面服中药治疗，一面不妨继续看西医的心内科与呼吸科，找到靠谱的医生，搞清楚你的气喘到底是什么原因。所以这位患者是两条腿走路。一方面在我处中医治疗，一方面进一步检查。

正如我在《半日临证半日读书三集》中指出的那样，现代中医看病也需要明确西医的诊断，这对我们了解患者病情的来龙去脉、预后、转归是很有意义的，这是看病的第一步。当然这与我们中医的望闻问切与辨证论治（这里是广义的"辨证论治"）没有必然的联系，因为很多时候我们的治疗是根据中医的思路来的，并不根据西医的诊断；有时候也是需要参考西医诊断，用专病专方或专药。这需要根据临床实际和医生的经验来选择。

但无论如何，明确西医诊断是临床第一步。即便因为我们不擅长西医，而一时间没法作出准确的西医诊断，也应该建议患者到西医专科去做进一步的检查与诊断，但不一定要服西药。

回过头来，我们讲本案的中医诊治。

患者的痰虽然是白色的，但有一个细节需关注，那就是她要喝点冷水压一压，以帮助止咳，而患者发病的时候尚在2月的严寒中，所以据此当判为热。此外，还有痰燥、咽燥，读过《半日临证半日读书》的朋友应该能理解的，这里就不再重复了。所以采用"治咳混沌汤"，用和解清化方、玄参利咽汤、金水六君煎合方治疗。

熟悉我治咳经验的读者应该知道，治痰燥，我有玄参润痰汤这首自创经验方，为何本案没有用？其实，本案所用的玄参利咽汤与金水六君煎里已有玄参、当归、熟地黄，实际上已经有了玄参润痰汤的部分药物，所以也可以认为合上了玄参润痰汤。

方中还用了西洋参。西洋参与熟地黄同用，寓两仪膏之意，大补气血。而熟地黄在本案中，既有润痰的效果，又有补肾纳气定喘的作用。因药证合拍，所以取得神效。仅1剂，咳嗽就大减；继续服药，气喘也明显缓解。

**点睛：误诊·治咳混沌汤·熟地黄·两仪膏**

# 它不仅仅治疗"心动悸，脉结代"

## ——慢性肺气肿医案

这张经方不仅仅治疗"心动悸，脉结代"，用于慢性肺气肿竟然也有极好的效果。服药数剂，病即好转；服药十数剂，竟能走一万步也不喘。如此效果，让医者也颇有点吃惊！

**医案**

Z 某，男，79 岁。

2024 年 5 月 9 日初诊。

主诉：行走后胸闷、气急 1 年余。

病史：2023 年 3 月感染新冠之后，出现行走时胸闷、气急，每上一层楼就要休息。经常咳嗽咯痰，痰稍黏、色白，易口干，喝水多，平时不易出汗，二便调，偏怕冷，两眼干涩。否认既往有哮喘病史，自述曾在胸科医院做冠状动脉造影、肺功能检查等，无明显异常，但报告未带来。面红，舌红有裂纹，舌根苔黄腻，脉沉弦。

处方：炙甘草 12g，生地黄 30g，桂枝 9g，火麻仁 6g，阿胶（烊化）9g，麦冬 9g，党参 30g，生姜 9g，大枣 20g，五味子 9g，磁石（先煎）30g，黄酒小半碗。14 剂。

医嘱：下次把之前的相关检查报告带来，以便明确诊断。

2024 年 5 月 23 日二诊：服药四五剂后，行走时胸闷气急即好转，咳嗽、咯痰明显减少。患者带来 2023 年 7 月 24 日胸科医院的CT 报告：双肺肺气肿伴肺大疱，两肺慢性炎症。大便一日一行，有时会烂一点。面红，舌红有裂纹，苔根黄腻减轻，脉沉弦。

经仔细询问，患者其实并没有做过肺功能检查。因此，建议他去呼吸科就诊，完善肺功能检查，以明确诊断。

处方：守初诊方，改炙甘草 6g，加南北沙参各 15g。14 剂。

2024 年 6 月 27 日三诊：服药后，行走时胸闷气急除，甚至能走一万步也不喘，咳嗽咯痰明显减少，眼干同前，大便色深、一天 1～4 次。5 月 28 日肺功能检查：重度限制性通气功能障碍。6 月 21 日再次肺功能检查：中度阻塞性肺通气功能障碍、弥散功能正常、支气管舒张试验阴性。从 6 月 5 日开始戒烟，同时应用乌美溴铵维兰特罗吸入剂。面红好转，舌红有裂纹，苔薄白，脉沉弦。

处方：守二诊方，改火麻仁 4g，加熟地黄 20g。14 剂。

并对患者说："既然还没有用西药之前即获得明显效果，那就不必再用西药，而应坚持中医治疗，上次配了 14 剂药，怎么隔了一个多月才来复诊？"

患者说因为他太太煎药煎得太多了，一剂药可以吃 2 天甚至 3 天，所以到现在才来复诊。

【按语】

本案有两点经验值得提出来和大家讨论。

第一，患者的话不能完全信，一定要看到真切的东西。比如本案患者说自己之前已经做过冠状动脉造影、肺功能检查，都没有异常。这让我感到有点困惑，患者的西医诊断究竟为何？所以就叮嘱他下次复诊时，一定要把之前的检查报告单拿过来给我们看一下。结果发现，患者根本没有做过肺功能检查。2023 年 7 月 24 日 CT

报告提示双肺肺气肿伴肺大疱，两肺慢性炎症，因此初步诊断为肺气肿，叮嘱他要去呼吸科就诊，完善肺功能检查。

我以前还曾遇到有的患者说自己胸口不适，但是你让她指一下，却发现她指的是剑突下。原来患者是老年外地人，有可能她们那里把剑突下也认为是胸口。还有的患者说自己胃胀，但是你让她指一下，却发现她指的是下腹部。

所以，患者的话不能完全相信，并不是他们有意要骗医生，只是他们的语言里或知识里，对某件事就是这样理解的，或就是这么说的。因此，我们一定要看到真凭实据的东西，比如报告单、出院小结。当患者说自己某个地方不适时，一定要请他指一下，以确认究竟是在哪里。这一点在《半日临证半日读书》里也有医案涉及，请参看。

第二，本案的治疗采用的是炙甘草汤。讲到炙甘草汤，一般人就想起《伤寒论》里的"心动悸，脉结代，炙甘草汤主之"。其实在《金匮要略》的《血痹虚劳病篇》与《肺痿肺痈咳嗽上气病篇》的附方里，都有炙甘草汤。这里讲的是后者——《外台》炙甘草汤，此方治"肺痿涎唾多，心中温温液液者"。所以炙甘草汤在古代就是治疗肺痿的。

再结合患者本身，走动时胸闷气急，口干而又偏怕冷，舌红而有裂纹，属阴阳两虚。且咳嗽而痰稍黏，所以又要润痰。综合以上几点，选用炙甘草汤是恰如其分的。

因为炙甘草汤有桂枝、党参、生姜、炙甘草等温阳益气，阿胶、生地黄、大枣、麦冬、火麻仁等补血滋阴，又用黄酒活血，所以阴阳气血都得到补益，而我再加磁石、五味子补肾纳气而喘定。至于说到化痰，《半日临证半日读书》里公布了我的自拟经验方——玄参润痰汤。此方与炙甘草汤重合的药物有生地黄、麦冬、阿胶、甘草，因此服后痰容易咯出而咳嗽减少。二诊又加入南北沙参，这也是玄参润痰汤中的药物。三诊加入熟地黄，一方面也是此方中的药物，能润痰；另一方面当然是补肾而纳气定喘。《半日临证半日读书》里我有一篇长文是介绍熟地黄的用法，可参看。

**点睛：患者的话不能全信·炙甘草汤·熟地黄**

# 血府逐瘀汤不应成为归脾汤的绊脚石

## ——失眠医案

熟悉我的读者朋友应该知道，我临证善用血府逐瘀汤治疗失眠，常有桴鼓之效。本案经过望闻问切，我以为也属血府逐瘀汤证，用此方亦应收捷效，不料却无寸功。经过反思，改弦易辙，辨证正确而很快收效。本案的经验教训值得思考。

### 医案

W某，女，38岁。

2023年5月10日初诊。

主诉：失眠1年余。

病史：患者最近1年来难入睡，晚上10：30上床，要2小时才能睡着，早上6点醒。素来易怒，乏力，右胁胀痛，经常腰痛，大便正常。最近几天纳呆。去年月经不正常，最近几个月尚可，最近一次月经周期25天，经期4～5天，血块多，色鲜红，量中。再上一次的月经周期是30天。平素经前乳房胀约半个月。今天来月经，面色晦滞、萎黄，有黑眼圈，舌淡红，脉偏弱。

处方：柴胡5g，赤芍5g，当归5g，桃仁5g，红花5g，桔梗3g，川芎5g，生地黄5g，牛膝5g，炒枳壳5g，甘草3g，生晒参粉（早上空腹冲服）6g。7剂。

2023年5月17日二诊：病如前，今天特别乏力。舌淡红，脉偏弱。

处方：生晒参粉（早上空腹冲服）6g，党参 30g，黄芪 30g，白术 9g，茯苓 15g，柏子仁 30g，炒酸枣仁 30g，木香 6g，当归 9g，制远志 3g，炙甘草 3g。7 剂。

2023 年 5 月 24 日三诊：患者睡眠、面色好转，最近腰不疼了，右胁不胀了，但有时左胁胀。舌淡红，脉偏弱。

处方：守二诊方，改炒酸枣仁 45g，柏子仁 40g；加醋香附 6g。7 剂。

2023 年 6 月 7 日四诊：患者睡眠、面色好转，精力比过去好，左胁胀也不明显了。昨天来月经，今天稍有腹痛。舌淡红，脉偏弱。

处方：守三诊方，去香附；加郁金 6g，玫瑰花 6g，炒蒺藜 6g。7 剂。

2023 年 6 月 14 日五诊：患者入睡快，精力、面色明显好转，左胁胀除。舌淡红，苔薄白腻，脉偏弱。

处方：守四诊方，改茯苓 30g，去郁金；加姜半夏 12g，炒苍术 12g。6 剂。


【按语】

十多年前，我曾写《我用血府逐瘀汤》，详尽地介绍了我受先师颜德馨教授与著名经方家刘渡舟教授的影响，按方剂辨证的思路运用血府逐瘀汤的经验。此文刊布后颇受好评，被广泛转载。这之后的十多年，血府逐瘀汤仍是我临证喜用之方，治验甚多。特别是本方治失眠，效如桴鼓，屡试不爽。本案初诊之用血府逐瘀汤，当时胸有成竹，自以为稳操胜券。然复诊时患者诸症如前，这让我陷入了沉思。

首先，细查患者脉症，一派气滞血瘀征象，同时兼有气血不足表现，所以初诊用较小剂量的血府逐瘀汤原方加生晒参，应该说是方证合拍的，但临床上确实会存在辨证似乎准确而效果不佳甚至无效的现象。这时便有两种思路：一是守方，二是改弦易辙。有些慢性病的确在短时间内不一定就获效，如果辨证确实无误，守方续服是对的，改弦易辙反而会把即将到手的成果抛却。但既往的经验告诉我，血府逐瘀汤治失眠得效常在两三天内，甚至数小时即效。现在服药一周还无效果，应该考虑调整思路。而进一步思考，则发现患者面容晦滞中呈萎黄之色；除易怒、胁痛、乳胀、月经血块多之外，神疲乏力亦颇显著，且脉象偏弱。所以决定改健脾益血为法，而选用归脾汤治之，果获佳效。因为木与土为生克关系，木旺则土虚，反之土虚木亦易旺，土得补而木能平。

我们不能因为既往的成功而停止思考，更不能让惯性思维成为每次临证的绊脚石。

**点睛：方剂辨证·血府逐瘀汤·归脾汤·惯性思维**

# 《伤寒论》中虽有明文，临证却需随机应变

——嗳气医案 3 则

《伤寒论》宋本 161 条云："伤寒发汗，若吐若下，解后，心下痞硬，噫气不除者，旋覆代赭汤主之。"故旋覆代赭汤历来被视为嗳气之专病专方，然而临证遇嗳气患者，却未必即获桴鼓之效，而需视其具体之病因病位，调整用方，甚至改用其他方剂或自拟方剂。下面举 3 则医案以说明之，特别是第三则医案的用药别具匠心，值得玩味。

**医案一**

C 某，女，42 岁。

2019 年 10 月 29 日初诊。

主诉：经常嗳气 1 年余。

病史：患者去年吃了很多牛肉后喝酒，自觉"不通"，之后经常嗳气，近 1 个月尤甚，稍微吃点就频繁嗳气，甚至影响呼吸。又诉最近几天吃了西洋参有好转，主要不舒服在胸，胸闷、嗳气，同时也会放屁，大便正常，睡眠正常，食欲正常，无心烦、恶心、口苦。脸上斑明显，白发多，舌紫而胖、舌边有齿印，苔薄白，脉弱。

处方：柴胡 15g，黄芩 12g，姜半夏 9g，党参 30g，甘草 6g，

生姜 9g，旋覆花（包煎）12g，代赭石（先煎）9g，大枣 20g。7 剂。

2024 年春节前，患者再次来就诊告知，服药后上症消失，至今未复发。

【按语】

此案患者固然是由于饱食、饮酒而引起经常嗳气，并且稍微吃点就频繁嗳气，似乎病位在胃脘。但仔细问诊后得知，其主要不舒服的位置在胸，胸闷而嗳气，而且自觉影响呼吸，所以相比旋覆代赭汤而言，小柴胡汤更适合她。因此，采用小柴胡汤加旋覆花、代赭石而获痊愈。

### 医案二

T 某，男，40 岁。

2017 年 7 月 8 日初诊。

主诉：嗳气 2 年余，加重 1 个月。

病史：2 年多前出现嗳气，晚饭后持续两三个小时，后又逐渐减轻。今年 6 月初，急性胆石症发作之后，嗳气又加重，饭后明显，每天发作至今。据诉，3 年前体检时发现多发性胆结石，后慢慢出现嗳气症状，但不知两者之间是否有关联。2015 年春节时，曾因急性胆石症发作 1 次，今年 6 月初又发 1 次，这次发作似与嗳气相关。伴见乏力、纳呆、口苦，有时小腹胀，矢气多，大便一日 2 次、成形。眠可，易紧张。面色不华，舌紫胖，边有齿印，苔薄白腻，有舌缨线，唇有瘀点，脉弦细。

处方：旋覆花（包煎）12g，代赭石 12g，柴胡 9g，黄芩 9g，制半夏 24g，生姜 9g，大枣 18g，甘草 3g，党参 30g，苏子 30g，枇杷叶（包煎）30g，生谷芽 30g，生麦芽 30g，生鸡内金 9g，龙胆草 4g，神曲 9g。7 剂。

7 月 15 日二诊：服上药 2 剂即见嗳气次数减少，本来天天嗳气，服药以来一共只发生 3 次，且程度轻、时间短；胃纳明显好转，口苦与小腹胀除，矢气减少，面色与精力好转。大便一日 1 ～ 2 次，成形。舌紫减轻，舌缨线消失，仍胖而有齿印，前半苔薄，后半苔薄白腻，脉弦细。

处方：守初诊方，去龙胆草；加佛手 9g，香橼 9g。7 剂。

7 月 29 日三诊：嗳气已除，纳佳，精力好。大便一日一二行、成形。舌淡红，边有齿印，苔薄白、后半稍腻，脉偏细。

处方：守二诊方，去香橼，改制半夏 20g；加草果 3g，槟榔 3g。7 剂。

2018 年 1 月 27 日陪爱人就诊，诉嗳气至今未作。

【按语】

本案患者嗳气非常严重，伴见口苦纳呆，故单用旋覆代赭汤是不全面的。因此，合小柴胡汤（当然这两首方剂本身组成也是相近的）。又因其症状严重而加用紫苏子、枇杷叶降气，故服药 2 剂即获显著效果。

### 医案三

Z 某，男，41 岁。

2023 年 11 月 30 日初诊。

主诉：经常嗳气 2 个月余。

病史：患者 2 个多月前开始经常嗳气、反酸，尤以 15 点、16 点、22 点为甚，甚则整日均见，嗳气的声音较轻；伴胃中沉重感，神疲乏力，平素怕冷，尤以手足为甚，大便成形。曾行胃镜检查，示萎缩性胃炎。舌偏红，有裂纹，脉缓。

处方：旋覆花（包煎）9g，煅赭石9g，党参15g，生姜9g，大枣12g，甘草6g，姜半夏6g，刺猬皮9g，炒九香虫9g，海螵蛸30g，丁香3g，高良姜3g，醋香附9g。7剂。

2023年12月6日二诊：仍经常嗳气，自觉气不顺，很累，不想讲话，但躺着就不嗳气了。有时伴反酸，这时口水比较多。这周反酸次数减少，只有2次。补充：最近情绪低落。刻下：有想嗳气的感觉，但打不出嗝，自觉中脘这里堵着。舌红少苔，舌边有齿印，脉弱。

处方：党参30g，白术9g，茯苓12g，陈皮6g，姜半夏5g，砂仁（后下）15g，木香9g，甘草6g，蛤蚧粉（冲服）2g。7剂。

2023年12月13日三诊：患者嗳气与中脘堵的感觉大减，放屁明显多了，最近情绪尚可。舌红，舌边有齿印，苔薄白，脉弱。

处方：守二诊方，加盐橘核9g，荔枝核9g。7剂。

2023年12月20日四诊：前几天嗳气大减，中脘堵的感觉消失。但最近两天可能是受凉了，感觉很冷，鼻塞，昨天嗳气又有点反复。舌红，舌边有齿印，苔薄白，脉弱。

处方：守二诊方，加醋香附9g，紫苏叶9g，生姜9g。7剂。

2023年12月27日五诊：患者嗳气大减，中脘不堵了，但是有点闷的感觉。补充：情绪低落，其实已有好几年了，且素来怕冷。舌红，舌边有齿印，苔薄白，脉弱。

处方：党参30g，茯苓12g，白术9g，陈皮6g，姜半夏5g，砂仁（后下）15g，木香9g，甘草6g，蛤蚧粉（另吞）2g，麻黄1g，肉桂（后下）1g，葛根15g，细辛1g。7剂。

2024年1月3日六诊：中脘不堵且没有闷的感觉了，最近感觉不怕冷，但仍情绪低落。舌红，舌边有齿印，苔薄白，脉弱。

处方：守五诊方，改姜半夏 6g，麻黄 2g，肉桂（后下）2g，葛根 20g，细辛 2g；加淫羊藿 6g，巴戟天 6g。14 剂。

2024 年 1 月 17 日七诊：最近 2 周只有一两次嗳气和胃闷闷的感觉，其他时间都挺好。舌红，舌边有齿印，苔薄白，脉弱。

处方：守六诊方，去细辛；改肉桂（后下）3g，葛根 30g，巴戟天 12g；加仙鹤草 9g，乌药 15g。14 剂。

药后胃无不适。后因感冒、失眠等就诊，嗳气、反酸、胃痞等症基本消失。

【按语】

胃痞嗳气用旋覆代赭汤是常法，用香砂六君子汤其实也并不难想到，两方均属健脾、理气之剂。那何以初诊用旋覆代赭汤效果不佳，而二诊改用香砂六君子汤，并且有效呢？

二诊时我重新思考，重新辨证。首先，患者脾虚气滞、又虚又实的诊断是没错的。但是，二诊反思发现患者虚多于实，且除脾虚外，尚有肾虚，因为肾不纳气而气机逆乱。那为什么改用香砂六君子汤呢？如前所言，此方本与旋覆代赭汤并无质的区别，但我重用砂仁，且加蛤蚧，则格局有所改变。因砂仁一药，既有行气功效，还有补肾纳气之力，且重用 15g；蛤蚧则温补肾阳而纳气。所以这 9 味药即成脾肾双补、纳气行气兼施的方案，药后果获良效。

**点睛：旋覆代赭汤·小柴胡汤·香砂六君子汤·砂仁·蛤蚧**

# 两个极端都可用五苓散

## ——眩晕医案 2 则

《半日临证半日读书二集》里详细介绍了我运用五苓散的独特经验与案例，《半日临证半日读书三集》又介绍了我运用五苓散的十数则治验。读者朋友们应该熟悉我用此方的最重要指征是口不干而不想喝水，但《伤寒论》中五苓散的用方指征却是消渴而小便不利。

显然，这是两个相反的极端。我的经验表明，临床上更多见的是口不干而不想喝水，这样的案例太多了。但假定我们在临床遇到了消渴而小便不利的患者，那该不该用五苓散呢？下面通过我治眩晕的两则案例来讨论这个问题。

### 医案一

F 某，女，41 岁。

2023 年 12 月 24 日初诊。

主诉：头晕、左耳鸣 4 个月余。

病史：患者 8 年前曾头晕、左耳鸣，后愈。2023 年 8 月，患者"新冠"第一次感染后又出现左耳鸣、头晕，一开始头晕不严重，左耳鸣严重，且听力下降，外院激素治疗后好转。但后又有反复，而以头晕为主，特别是最近 1 个月内头晕发作 6 ～ 7 次，每次都视物旋转、恶心呕吐。目前虽无视物旋转、恶心呕吐了，但仍有轻微的头晕感；左耳鸣及听力下降的情况如前。平时睡眠不佳，口不干，很少喝水，喝水后尿频，怕冷，出汗偏少，纳可，大便正常。月经周期长，少则推迟 2 个月，最严重时推迟 9 个月。2 年前生小孩，末次月经是 12 月 12 日，月经量正常，色深，无血块，经期 4 天。舌胖大，舌边有齿印，苔薄白稍腻而滑，脉偏滑。

处方：猪苓 20g，泽泻 9g，茯苓 20g，桂枝 6g，炒白术 20g。7 剂。并针刺治疗耳鸣。

2024 年 1 月 6 日二诊：服药后头晕除，畏寒减轻，唯前天喝了很多水，感觉头脑有短暂的迷迷糊糊。舌偏胖紫，舌边有齿印，苔薄白，脉偏滑。

处方：守原方，7 剂。仍予针刺治疗。

患者 2024 年 5 月又来治疗耳鸣，诉头晕此后再未发生。

【按语】

本案患者完全符合我运用五苓散的独特经验，那就是口不干、喝水少，假定喝水了就尿频，其舌象胖大，舌边有齿印，苔薄白稍腻而滑，脉象偏滑，也都支持用五苓散。而用五苓散原方后，确实取得了很好效果。特别有意思的是，患者说她复诊日的前天，因为一下子喝了很多水，一度出现头脑迷迷糊糊，但很短暂，这也说明她的病证是水饮导致的。

### 医案二

W 某，女，46 岁。

2023 年 7 月 5 日初诊。

主诉：头晕 5 天。

病史：患者 5 天前开始出现头晕，躺下去、翻身、起来时自觉天旋地转；无恶心呕吐，口干想喝水。最近心烦意乱，失眠，夜间 1 点多易醒，怕冷但也怕热、出汗，但相比而言更怕冷；易生闷气，但也会发火，易偏头痛。纳可，大便正常。平素月经尚正常。有干燥综合征病史 10 余年，2020 年曾有眩晕发作。脸上斑明显，舌偏紫而胖，舌边有齿印，苔薄白稍腻，脉细弦涩。

处方：猪苓 15g，泽泻 9g，茯苓 15g，桂枝 6g，炒白术 15g，阿胶（烊化）8g，滑石（包煎）20g。4 剂。

2023 年 7 月 9 日二诊：服药第二天头晕除，最近两天心情蛮好，睡眠较安。本来眼睛干、口干，服上方没有加重，但鼻子有点干。舌偏紫、胖、齿印，苔薄白、根部稍腻（网诊，未把脉）。

处方：猪苓 15g，泽泻 6g，茯苓 15g，桂枝 4g，炒白术 15g，阿胶（烊化）8g，滑石（包煎）20g，菝葜 30g，穿山龙 30g，积雪草 30g。7 剂。

【按语】

本案患者也是头晕，但与前一案不同，她口干而喜饮水，当然这是因为她有干燥综合征，不仅口干，还眼干，结合她舌胖而有齿印，苔薄白而稍腻。我认为同样属于水饮为患，但处方我是将五苓散与猪苓汤合用的。

五苓散与猪苓汤合用这一手法，我在《半日临证半日读书三集》里做过介绍，这里简单讲一下。那就是患者既有怕冷也有怕热，最近心烦意乱且失眠，可视为既有阳虚又有阴虚，所以将此两方合用。服药 1 剂，眩晕即除，且心情、睡眠改善。

本文两则医案表明，渴与不渴这两种极端情况，都有可能用五苓散。这两种情况，用中医理论都是讲得通的，都属于津液代谢失常。前者水饮阻滞，津不上承，故渴而喜饮水；后者水饮壅塞，人体为保护自身而减少了口干的感觉，故想不到要喝水。无论渴与不渴，都属于水饮，病机一致，故分别采用五苓散或合猪苓汤而获效。

**点睛：津液代谢失常·五苓散·猪苓汤**

# 这是中药的不良反应吗?

## ——胸痹医案

服中药后，有不少患者会放很多屁。有的患者会有点抱怨，说这让他（或她）在公司里很难堪。我会告诉患者，你以前很少放屁，甚至很长时间都不放屁了，这是不正常的。现在服用了理气活血的中药，气血通畅了，自然就放屁多了，这是好事情。

还有的患者，服用的中药里没有特别的引起腹泻的药物，却腹泻了。这是比较少见的，但临床上确实也能遇见。比如《半日临证半日读书二集》中介绍我用五苓散经验的那篇文章里，我曾讲过有的患者服五苓散后会腹泻，但这种腹泻不同于吃坏东西的那种腹泻，没有腹痛、肛门灼热等不适，甚至大便不臭。这种腹泻，其实是水湿从肠道而走的表现。

今天要介绍的则是服血府逐瘀汤而出现腹泻的案例。

### 医案

Y 某，女，45 岁。

2023 年 8 月 23 日初诊。

主诉：胸闷一月余。

病史：患者今年 6 月第二次感染"新冠"，当时没有感觉特别不适。7 月中旬去云南，出现晚上躺下去就感觉胸闷像压着一块石头，心跳快，要 2～3 小时才能睡着。在云南待了 2 周，每晚如此。回沪后好些，症状持续时间缩短到半小时。平素怕风，怕冷，乏力，不能吃冷的东西，口不太干，一天喝水量500mL。月经周期30天，经期6～7天，月经量多，色鲜红，来月经时头痛，有子宫肌瘤病史。面色晦滞，唇紫，舌淡紫，苔薄白，脉弦涩。

处方：柴胡9g，当归9g，桃仁6g，红花9g，赤芍9g，桔梗6g，川芎9g，生地黄6g，牛膝9g，炒枳壳6g，甘草5g，党参30g，瓜蒌皮24g，薤白24g，橘络9g，丝瓜络9g。7剂。

2023年8月30日二诊：服药2小时后，肠鸣辘辘，腹泻几次，当晚胸闷像压着块石头的感觉就没有再出现。这几天大便次数逐日减少，晚上躺下后胸闷的情况再没有发生。仍怕风、怕冷。面色好转，唇紫，舌淡紫，苔薄白，脉弦涩。

处方：柴胡4g，当归4g，桃仁4g，红花4g，赤芍4g，桔梗4g，川芎4g，生地黄4g，牛膝4g，炒枳壳4g，甘草4g，党参30g，猪苓20g，泽泻9g，茯苓20g，桂枝5g，炒白术20g。7剂。

服药后，晚上胸闷的情况再未发生；后又以上方加减服过3周汤药，再次来月经时，头痛的情况也没有发生。2024年2月28日、7月7日因其他病证就诊，晚上胸闷情况都没有再发生。

【按语】

这位患者服药后反应很大，2小时后肠鸣辘辘，腹泻几次。但因为她和她家人以前找我看过病并且有效，所以对我有信任感，因而没有恐慌与怀疑，而且当晚她的胸闷症状就没有再出现过。

而我们看患者的初诊处方，当归、桃仁、生地黄有轻微的润肠作用，其他药物则没有通便的效果，而且桃仁、生地黄的剂量也是偏小的，当归是常用剂量，照理是不足以引起患者肠鸣辘辘并且腹泻数次的。

　　同样的处方如果是其他的患者服用，可以预料是不会出现这种反应的。所以，人体是很奇妙的，有病的患者，服用某种药物，就有可能发生某种反应，而发生这种反应后，患者的症状也随之消失了。

　　如果从西医关于药物不良反应的认识角度看，这属于药物不良反应，因为它是服药后出现的让患者不舒服的反应。但从中医角度看，或许这样的反应是求之不得的，因为它的出现标志着人体发生了一种正邪斗争反应，尽管会让人不舒服。

　　现在再回过头来看辨证。患者瘀象是很明显的，而且发生于胸部，所以是典型的血府逐瘀汤证，再加瓜蒌皮、薤白、丝瓜络、橘络宽胸理气，党参健脾益气，方证是合拍的。但初诊的问诊其实已经揭示了患者的五苓散证，但怕药物太多，所以初诊时没有用。二诊因为主诉的问题已经解决，所以去瓜蒌皮、薤白、丝瓜络、橘络，而合用五苓散。

**点睛：血府逐瘀汤·正邪斗争反应**

# 再这样下去，整个心脏都要装满支架了
## ——冠状动脉心脏病、颈动脉斑块医案

一般认为动脉粥样硬化斑块是消除不了的，但我的临床实践表明，很多患者服用中药后，斑块都变小了，甚至消失了。《半日临证半日读书》里就介绍过相关案例，而本案的斑块比较大，所以治疗的时间有点长，但坚持就是胜利，最终患者的斑块终于完全消失了。

**医案**

X 某，女，50 岁。

2012 年 9 月 27 日初诊。

主诉：胸闷半个月。

病史：患者 2009 年因突然晕厥，检查发现冠心病而装支架（具体不详）。去年又因为胸闷、胸痛再装支架（具体不详）。最近半个月又觉右胸口闷、不适，自诉自己年纪不算大却已装了 3 个支架，难道就这样一直装下去？所以经人介绍而来求治。患者有高血压病史 20 多年，但血脂正常。平时乏力嗜卧，脾气可，胃纳、大便、月经尚正常，怕热盗汗，口不干，有手汗，但自己不觉得紧张。舌淡红，有裂纹，脉涩。

处方：党参 60g，麦冬 30g，五味子 6g，丝瓜络 30g，橘络 6g，人参粉（早上空腹冲服）3g，西洋参粉（早上空腹冲服）3g。14 剂。

2012 年 10 月 11 日二诊：胸闷减轻，精神已振。舌脉如前。

处方：守初诊方，加生地黄 9g，熟地黄 9g，当归 9g，黄柏 9g，黄连 3g，黄芩 9g，生黄芪 15g。7 剂。

2012 年 10 月 19 日三诊：胸闷明显减轻，精神振，仍有盗汗。舌脉如前。

处方一：守二诊方，加天冬 15g，改生地黄 15g。7 剂。

处方二：淮小麦 90g，红枣 6 枚，炙甘草 6g。7 剂。代茶饮。

2012 年 10 月 26 日四诊：盗汗大减，舌淡红，脉偏涩。

处方一：守二诊方，加三七 10g。7 剂。

处方二：同前。7 剂。

2012 年 11 月 2 日五诊：症状基本平复。10 月 29 日检查颈动脉彩超：左侧颈动脉膨大部见一个低回声斑，大小 9.6mm×3.4mm。彩色多普勒血流显像（CDFI）示其局部血流信号充盈缺损，提示左侧颈动脉粥样硬化斑块形成。舌淡红，脉偏涩。

处方：守二诊方，改生地黄 12g；加三七 10g，土鳖虫 9g，葛根 30g。7 剂。

此后患者基本没有特别不适，均以初诊方为基础，加三七、土鳖虫、葛根、水蛭等为治。

2012 年 12 月 7 日十诊改用下方：柴胡 9g，枳壳 9g，赤芍 9g，当归 9g，生地黄 12g，川芎 9g，桃仁 9g，红花 9g，牛膝 9g，桔梗 6g，甘草 3g，党参 60g，人参粉（早上空腹冲服）6g，葛根 100g，土鳖虫 15g，三七 12g，丝瓜络 30g。7 剂。

2012 年 12 月 14 日十一诊：近日纳呆，舌淡红，脉偏涩。

处方：党参 15g，茯苓 12g，白术 9g，甘草 6g，陈皮 6g，半夏 9g，木香 9g，砂仁（后下）3g，生麦芽 30g，丝瓜络 30g，三七 12g，大腹皮 9g，六曲 9g，生山楂 9g。7 剂。

2012 年 12 月 21 日十二诊：无症状。舌淡红，脉偏涩。

处方：柴胡 9g，枳壳 9g，赤芍 9g，当归 9g，生地黄 12g，川芎 9g，桃仁 9g，红花 9g，牛膝 9g，桔梗 6g，甘草 3g，党参 60g，葛根 90g，土鳖虫 15g，三七 10g，生麦芽 30g，生谷芽 30g，生山楂 30g。7 剂。

此后十三诊至十八诊以十二诊处方为基础进行加减，加用过全蝎、黄芪、肉桂等。

2013 年 2 月 22 日十九诊：最近快走时右胸痛。舌淡红，脉偏涩。

处方：柴胡 9g，枳壳 9g，赤芍 9g，当归 9g，生地黄 12g，川芎 9g，桃仁 9g，红花 9g，牛膝 9g，桔梗 6g，甘草 3g，党参 30g，生黄芪 30g，土鳖虫 15g，肉桂（后下）9g，莪术 15g，三棱 15g，全蝎 3g。7 剂。

2013 年 2 月 28 日二十诊：病如前。最近检查冠脉 CT，提示 LAD、LCX、RCA 三支支架基本通畅，冠脉三支小钙化斑块，管腔无明显狭窄。舌淡红，脉偏弱。

处方：守十九诊方，加淮小麦 90g，大枣 6 枚。7 剂。

2013 年 3 月 15 日二十一诊：快走时仍有右胸痛。舌淡红，脉偏涩。

处方：守十九诊方，去肉桂、莪术、三棱；加三七 6g，乳香 6g。7 剂。

2013 年 3 月 22 日二十二诊：症状减轻。舌淡红，脉偏涩。

处方：守十九诊方，加三七 6g，太子参 15g。7 剂。

2013 年 3 月 29 日二十三诊：症状减轻。舌淡红，脉偏涩。

处方：守十九诊方，加三七 6g，菟丝子 9g，制附子 6g。7 剂。

2013 年 4 月 12 日二十四诊：最近能快走一小时而无不适。舌淡红，脉偏涩。

处方：守十九诊方，去三棱、莪术；加三七 8g，制附子 9g，青葱 3 根。7 剂。

2013 年 4 月 19 日二十五诊：症尚平，舌淡红，脉偏涩。

处方：守十九诊方，去三棱、莪术；加三七 8g，青葱 3 根，旋覆花（包煎）9g。7 剂。

2013 年 4 月 26 日二十六诊：近两天早上六七点胸口痛，不敢深呼吸。舌淡红，脉涩。

处方：守十九诊方，去三棱、莪术；加三七 8g，青葱 3 根，丝瓜络 30g，橘络 9g，僵蚕 9g，蝉蜕 9g。7 剂。

2013 年 5 月 3 日二十七诊：上症已除，舌淡红，脉偏涩。

处方：守十九诊方，加淮小麦 30g，灵芝 9g。7 剂。

2013 年 5 月 31 日二十八诊：上症大减，舌淡红，脉偏涩。2013 年 5 月 30 日颈动脉彩超报告示两侧颈动脉走行正常。左侧颈动脉膨大部见一个低回声斑，大小约 8.9mm×2.6mm；CDFI 示其局部血流信号充盈缺损。脉冲多普勒（PW）示流水曲线未见改变。结论：左侧颈动脉粥样硬化伴斑块形成。

处方：守十九诊方，加三七 8g。7 剂。

2013 年 6 月 7 日二十九诊：症状如前。舌淡红，脉偏涩。

处方：守十九诊方，加猪苓 20g，茯苓 20g。7 剂。

2013 年 6 月 14 日三十诊：诸症平。舌淡红，脉偏涩。

处方：守十九诊方，去三棱、莪术，加益母草 15g。7 剂。

此后三诊均无特别不适而以此方治疗。

2013 年 7 月 11 日三十四诊：症平。舌淡红，脉偏涩。

处方：柴胡 5g，赤芍 5g，枳实 5g，甘草 2g，当归 5g，川芎 5g，桃仁 5g，红花 5g，牛膝 5g，生地黄 5g，三七 3g，土鳖虫 8g，全蝎 1.5g，党参 8g。14 剂。

2013 年 12 月 20 日三十五诊：近来半夜怕热，不盗汗，咽痛，舌淡红，脉偏涩。

处方：守三十四诊方，去党参，改全蝎 2g；加仙茅 5g，淫羊藿 10g，知母 5g，黄柏 5g。14 剂。

2014 年 1 月 3 日三十六诊：近来半夜怕热。舌脉如前。

处方：守上方，改知母 6g，黄柏 6g；加党参 15g，黄芪 15g。14 剂。

2014 年 2 月 14 日三十七诊：近来头晕，2014 年 1 月 3 日颈动脉彩超报告示两侧颈动脉走行正常，内膜不增厚，内壁光滑，未见斑块回声。CDFI 示其管腔内血流信号充盈良好。PW 示流速曲线未见改变。结论：两侧颈动脉超声未见明显异常。患者三次检查颈动脉超声都是在同一家医院，这次检查发现斑块消失了，检查的医生觉得不可思议。舌淡红，脉弦。

处方：柴胡 5g，赤芍 5g，枳实 5g，甘草 2g，当归 5g，川芎 5g，桃仁 5g，红花 5g，土鳖虫 8g，葛根 30g，全蝎 1.5g，木瓜 15g。14 剂。

患者 2017 年 3 月因其他不适就诊，告知三十七诊后，胸闷、头晕等症未再发生。

【按语】

患者五十初度，却已经在短短 2 年里装了 3 个支架，所以在又一次感觉自身有可能要装支架时求助于我。因为患者领悟到再这样下去，整个心脏都要装满支架了。

平脉辨证后，我认为患者属气阴两虚而予大剂生脉散，加丝瓜络、橘络。方中之参用了三种，即人参、西洋参和大剂量党参，药后症即减轻。复诊时，合当归六黄汤治其盗汗，后盗汗亦愈。这是治疗的第一阶段。

第二阶段从五诊开始，患者已经没有明显症状，唯脉象偏涩，故一开始用生脉散加活血化瘀和虫类药搜剔，后以血府逐瘀汤加大剂党参和虫类搜剔。治疗中曾经一度出现快走后胸痛、早上六七点胸口痛、半夜怕热等情况，但随症加减治疗后即平复。

本案有意思的地方在于患者在治疗中曾做冠脉 CT，没有明显的异常，但颈动脉超声则发现较大的斑块。经过治疗 7 个月后，复查发现斑块变小一些；又过了 7 个月复查，则斑块完全消失，因而停药。

西医认为斑块是不可能消失的，但事实上我治疗十多例颈动脉斑块患者，除 1 例外，均有显效。但前提是患者要坚持服药，奢求毕其功于一役是不现实的。本案患者坚持治疗 1 年 4 个多月，终获斑块消失之效。

**点睛：生脉散·血府逐瘀汤·虫类搜剔·坚持服药**

# 过犹不及

## ——口舌发热医案

临床上有时深为患者叹息。如有的患者本身阳虚，艾灸后很舒服，就天天艾灸，结果变为燥热失眠，久治不愈。还有一位患者也是因艾灸获益而坚持艾灸，结果下半身湿疹泛滥，同样久治不愈。真是过犹不及啊！下面的医案也是例证。

**医案**

W 某，女，45 岁。

2021 年 4 月 14 日初诊。

主诉：舌与口腔发热两个半月。

病史：患者素来怕冷，去年底开始喝鹿血酒后，全身除了脚之外都不怕冷了。继续服鹿血酒到今年一月底，出现舌与口腔发热；有时脸也发热，而且脸红；有时夜间热醒。伴口干想喝水，双目干涩不适，小便黄臭。遂停鹿血酒，但这些症状并没有缓解。如果吃肉，这些症状会加重，而吃素会好转。曾服中药，不仅效果不明显，反而月经提前了十多天。最近一次月经（3 月 31 日）正常。大便与出汗正常，脾气可。面红，舌红有点刺，脉弦数。

处方：淡竹叶 6g，黄连 3g，黄芩 9g，黄柏 9g，生栀子 9g，白茅根 30g，芦根 30g。7 剂。

2021 年 10 月 3 日，患者因其他疾患就诊，告知上次服药后基本痊愈，舌淡红未见点刺，脉弦不数。

【按语】

患者素体阳虚，服鹿血酒本属对证，然过犹不及，遂出现舌与口腔发热、脸红而热、夜间热醒、口干欲饮、双目干涩、小便黄臭、舌红有点刺、脉弦数等症。显属心与小肠有热之象，理当选导赤散治疗。

然导赤散中用木通，十几年前因为龙胆泻肝汤事件，马兜铃酸的危害已经尽人皆知。其实木通并不含马兜铃酸，而关木通才含马兜铃酸。奈何因为种种历史原因，关木通替代了木通，成为实际上最常用的木通的品种，而给不少患者带来了严重的不良反应。尽管2003年因龙胆泻肝汤事件，有关木通的品种问题已经拨乱反正，然而临床上还是一朝被蛇咬十年怕井绳，我也未能免俗，不再使用木通，当然关键还是因为对国内中药材市场的不信任。

再回到本案，假定不用导赤散，那如何组方遣药？我改用黄连解毒汤加淡竹叶清心火；茅根、芦根养阴清热，导热从小便而出。其方义与导赤散如出一辙而收捷效。

**点睛：鹿血酒·过犹不及·心与小肠热·导赤散·黄连解毒汤**

# 反激逆从，抑或相反相成

## ——口咸口黏医案

临床上时有用药性相反或作用相反的药物组方治病的情况，从《伤寒论》《金匮要略》，至《备急千金要方》《外台秘要》，一直到今日，并不鲜见。这样一种用药配伍方式，有谓"反激逆从"的，有谓"相反相成"的，我是无法赞同的。下面通过一则医案来做一点分析。

**医案**

C 某，女，66 岁。

2022 年 11 月 12 日初诊。

主诉：口咸口黏 10 天。

病史：10 天前开始口中有咸味且口黏。此外，多年来自觉痰黏在喉咙口不容易咯出，进食后感觉胸口堵，早醒，胃口、大便正常。面色萎黄，舌偏紫，苔薄白腻，脉弱。

处方：熟地黄 24g，当归 15g，甘草 6g，半夏 15g，茯苓 15g，陈皮 9g，生姜 3g，乌梅 3g，7 剂。

2022 年 11 月 19 日二诊：药后口咸、口黏好转，目前唯饭后口黏较明显。眠安。舌脉如前。

处方：守初诊方，改熟地黄 30g；加紫苏子 15g，紫苏叶 9g，制厚朴 9g。7 剂。

2022 年 11 月 26 日三诊：口咸除，饭后一两个小时后口黏较明显，眠安，胸口堵好转。面色好转，舌脉如前。

处方：守二诊方，改半夏 20g，紫苏叶 12g，制厚朴 12g；加藿香 9g，佩兰 9g。7 剂。

一周后其女来就诊，告知其母病愈。

【按语】

熟悉我的读者都知道，我在大学低年级时即喜读裘沛然先生的《壶天散墨》，前后读了四五遍吧。

裘老推崇张景岳之学，对张景岳用熟地黄和创用金水六君煎屡屡提及。清代陈修园曾批评张景岳，说金水六君煎是骑墙的方，因为既用熟地黄、当归（贞元饮）滋腻之品，又用二陈汤燥湿化痰。而裘老最初也赞同陈氏的观点，后来则逐渐领悟到金水六君煎这样看似矛盾的用法，其实能"反激逆从"从而别开生面。相反陈修园的认识，不过是尊经派的门户之见，而并无临床实践经验的支撑。

"反激逆从"的说法，也被裘老用于对《备急千金要方》的一些看似矛盾用药的分析。其实，换一个相对通俗的讲法就是"相反相成"。然而，我以为不管是"反激逆从"还是"相反相成"，最终的解释力还是很弱的，还是一笔糊涂账。如果人们质问，到底怎么就算是"反激逆从"了？或究竟怎样就"相反相成"了？请问你能进一步说明吗？所以，说了等于没说。

现在落实到本案，我为何选用金水六君煎呢？

其实是因为患者兼有两种证候，既有肾虚精血不足的一面，又有痰湿为患的一面。前者表现为口咸、面色萎黄、脉弱；后者则除口黏外，自觉痰黏在喉咙口不容易咯出，进食后感觉胸口堵，舌苔薄白腻。因此，并非"反激逆从"或"相反相成"，而是贞元饮与二陈汤各治各的病症。

因此读前人书，必须独立思考，不能盲从。

**点睛：**裘沛然·反激逆从·相反相成·金水六君煎·张景岳·陈修园·贞元饮·二陈汤

# 此事难知

## ——小儿夜惊医案

这位小朋友总想深呼吸，本是来看胸闷，给与升陷汤治疗，不料还没有服药，用针灸后症状即消失了。但她的夜惊问题没有解决，二诊改方也无效，直到三诊方效，而有效的恰恰是我平时最常用、最喜用的那首方。

因而我常感叹中医及人体真是"此事难知"啊！

**医案**

C某，女，8岁。

2023年4月19日初诊。

妈妈代诉：胸闷两周。

病史：患儿两周前出现胸闷，总想深呼吸。并谈及长期以来很容易受惊吓，每天半夜都会惊醒，从自己房间里跑来找爸爸。平素精力好，大便、胃口正常。有腺样体肥大病史。有黑眼圈，舌偏红，脉细弦。

处方：知母6g，柴胡6g，桔梗6g，升麻6g，黄芪24g，7剂。同时予针灸治疗。

2023年4月26日二诊：上次针灸后即胸闷除。但夜间惊醒，醒来要找爸爸。黑眼圈，舌偏红，脉细弦。

处方：桂枝6g，生白芍6g，生姜6g，大枣12g，生龙骨15g，生牡蛎 15g，甘草 3g，7 剂。

2023 年 5 月 10 日三诊：夜间惊醒并找爸爸的情况依然存在。黑眼圈，舌偏红，脉细弦。

处方：柴胡 5g，赤芍 5g，当归 5g，桃仁 5g，红花 5g，桔梗 4g，川芎 5g，生地黄 5g，牛膝 5g，炒枳壳 5g，甘草 3g，7 剂。

2023 年 6 月 7 日妈妈来看病时说，患儿服上方后，夜间惊醒并找爸爸的情况再未发生。

【按语】

患儿长期夜间惊醒并从自己房间跑到爸爸房间，但家长并不太当回事儿。这次因为经常胸闷，想深呼吸而来就诊。我给患儿用了升陷汤，此方治郁证表现为胸闷总想深呼吸者，临床每有佳效，相关经验详见《半日临证半日读书三集》。

但不承想，就诊时我给小朋友扎了针，她还没有服药，此症就再也没有发生过。当然患儿仍旧服药，复诊时告知夜惊的情况没有改善。

再次问诊，她妈妈和患儿本人都说没有其他不适，除了色脉中有黑眼圈、舌偏红、脉细弦外，没有其他发现。黑眼圈一般肾气不足，二诊改用桂枝加龙骨牡蛎汤。《半日临证半日读书三集》里有一则医案，也是小儿夜惊，就是此方的效验。我曾分析过，其实桂枝加龙骨牡蛎汤能补肾。

但患儿服药后，夜惊依然没有改善。这时我想到的是从方剂辨证思考，血府逐瘀汤能治小儿夜惊。在《半日临证半日读书》里，我曾介绍一 3 岁男孩，平时调皮捣蛋，但怕上幼儿园，到了幼儿园也不跟同龄小孩一起玩耍，常躲在一边哭泣。用血府逐瘀汤口服液，每天一支，几天后上幼儿园就不再成为问题。又一 3 岁男孩，参加葬礼之后，变得脾气很大，晚上难以入睡，夜间还会惊叫。服血府逐瘀汤4剂后，心情大好，夜间惊叫消失。而且她妈妈补充说，过去有恐高现象，服药后这一情况也消除了。这两个小男孩都很难说存在我们现在常说的血瘀证，我用的是方剂辨证的思路。

因此，三诊时我改用血府逐瘀汤，而的确获得治愈的效果。王好古有本医著，名叫《此事难知》，确实如此，本案的波折便反映了这一点。想要准确辨证，有时很难，难就难在这样辨有道理，那样辨好像也有道理，究竟该如何取舍呢？很多时候只能靠临床实践的结果来判断。

**点睛：升陷汤·桂枝加龙骨牡蛎汤·方剂辨证·血府逐瘀汤**

# 第二辑　古方录验

# 大剂量桂枝甘草汤合苓桂术甘汤治心悸案

J某，女，66岁。

2014年4月24日初诊。

主诉：心悸2个月。

病史：近2个月来，每天早晚心悸发作，有恐惧感。自诉胸口像是爆炸的感觉，要用手按压胸口。伴睡眠不佳，常做噩梦，被吓醒。纳可。有慢性肾炎、肾功能不全病史。最近化验血肌酐高于300μmol/L。舌胖而有齿印，舌质稍淡偏紫，脉弦。

处方：桂枝30g，炙甘草20g，茯苓60g，白术30g，14剂。

2014年5月8日二诊：服上方后，心悸与噩梦等症逐渐减轻。服至第7剂，症状完全消失。舌胖而有齿印，舌质稍淡偏紫，脉弦。

处方：守初诊方，加玉米须30g，泽泻30g，接骨木30g，积雪草30g，7剂。

【按语】

患者此前曾因严重的眩晕就诊，判为水饮，以泽泻汤加味治疗而愈，故知其素有饮邪内伏。此次患者发病时要用手按压胸口，有恐惧感，系心肾阳气不足的表现，为桂枝甘草汤证之主症。故用桂枝甘草汤温振阳气，加白术、茯苓健脾化饮，以免水饮凌心，即合苓桂术甘汤意，药后病愈。

# 小柴胡汤合二陈汤加味治心悸眩晕案

Z 某，女，64 岁。

2012 年 6 月 12 日初诊。

主诉：心悸、眩晕 4 年，加重 2 个月。

病史：心悸、头晕已 4 年，近 2 个月加重。伴口苦口腻，神疲乏力，睡眠欠佳，纳可，无胸闷，大便略干，有眼干燥症病史。心电图检查：多发性房性期前收缩。之前曾服中药益气养血，稍有效果。舌胖而有齿印，苔腻，脉虚弦。

处方：柴胡 9g，黄芩 9g，党参 15g，制半夏 30g，生姜 3 片，红枣 6 枚，甘草 9g，茯苓 30g，陈皮 9g，甘松 9g，7 剂。

2012 年 6 月 19 日二诊：药后心悸大减，口苦口腻除，寐安。舌质偏胖，舌苔薄白，脉虚弦。

处方：守初诊方，加淮小麦 30g，7 剂。

2012 年 6 月 26 日三诊：上症均除。舌苔薄白腻，舌质偏胖，脉虚弦。

处方：守初诊方，改制半夏 40g，茯苓 60g；加灵芝 30g，人参粉（早上空腹冲服）5g，7 剂。

此后复诊两次，诸症均安，仍以初诊方加减，共服 14 剂。

2012 年 8 月 9 日六诊：补诉 6 月 12 日初诊前经常做噩梦（每周均有），就诊后至今，仅本周做过 1 次噩梦，噩梦后会心悸。舌苔薄腻，脉弦。

处方：柴胡 9g，黄芩 9g，制半夏 30g，茯苓 90g，甘草 3g，党参 15g，生姜 3 片，红枣 6 枚，灵芝 30g，生龙骨 30g，生牡蛎 30g，人参粉（早上空腹吞服）5g，7 剂。

2012 年 9 月 13 日随访，诸症俱安。

【按语】

患者确实表现出虚象，但曾长期服用补益气血方药而效果不大。我判为小柴胡汤证，因其舌苔白腻明显，重用半夏，并加茯苓、陈皮，即合用二陈汤，又加甘松定心悸。仅服药一周，心悸等症大减；服药两周后，诸症消失。后患者仍来复诊以巩固疗效，又得知服药后噩梦也基本消失了。

# 补中益气汤合五苓散、丹络蒌薤汤等治胸痹案

M某，男，55岁。

2017年11月7日初诊。

主诉：胸闷半年。

病史：患者半年前无明显诱因下开始出现持续性胸闷，并发过2次胸痛。平素乏力，头重，严重时视物旋转，记忆力下降，阴囊、左耳有湿疹，纳可，夜寐安，夜尿1次，大便日行2～3次、成形。舌淡红，舌边有齿印，脉沉弱。

处方：党参30g，黄芪30g，升麻9g，柴胡9g，陈皮9g，甘草6g，生晒参粉（早上空腹冲服）6g，茯苓20g，猪苓20g，肉桂（后下）3g，泽泻12g，炒白术20g，丝瓜络30g，橘络9g，瓜蒌皮15g，薤白15g，天麻30g，炒蒺藜30g，10剂。

2017年11月28日二诊：胸闷已除，但有时心慌，乏力、头重减轻。阴囊、左耳湿疹如前。大便日行1次、成形，夜尿0～1次。舌淡红，舌边有齿印，脉沉弱。

处方：守初诊方，去生晒参粉、橘络、炒蒺藜；加补骨脂12g，淫羊藿15g，骨碎补15g，灵芝30g。8剂。

药后胸闷、心慌除。患者介绍其有同样症状的朋友来就诊。

【按语】

　　患者胸闷呈持续性，且有乏力、头重等症，结合其舌脉表现，判为中气不足，升降失司。用补中益气汤补益中气，升清气。同时以万友生先生之丹络蒌薤汤（由丝瓜络、橘络、瓜蒌皮、薤白、丹参组成，本案丹参未用）宽胸理气，五苓散健脾利湿降浊气，天麻、蒺藜平肝定眩，药后获愈。

# 半夏厚朴汤合瓜蒌薤白半夏汤治胸痹案

X 某，女，45 岁。

2018 年 9 月 11 日初诊。

主诉：胸闷 1 个月余。

病史：近 1 个多月来，经常胸口闷。有过敏性鼻炎病史，前 2 年已缓解，最近 1 个多月复发，打喷嚏，咽喉有痰、清稀、容易咯出，不咳嗽。素来乏力，稍微有点怕冷，胃口、大便、睡眠可。有黑眼圈，舌胖而边有齿印，苔薄白腻，脉弱。

处方：姜半夏 15g，厚朴 12g，生姜 9g，茯苓 30g，紫苏叶 12g，瓜蒌皮 30g，薤白 30g，7 剂。

2018 年 9 月 18 日二诊：药后胸闷大减，但有点困、有点燥热的感觉。鼻咽部有异物感。有黑眼圈，舌胖而边有齿印，苔薄白腻减轻，脉弱。

处方：姜半夏 9g，厚朴 9g，生姜 3g，茯苓 30g，紫苏叶 9g，瓜蒌皮 15g，薤白 15g，旋覆花 15g，代赭石（先煎）15g，玄参 30g，生栀子 9g，7 剂。

2021 年 1 月，一位患者来门诊求治湿疹。自诉是 X 某介绍的，并说她服药后病愈，且未复发。

【按语】

本案患者之舌胖大、舌边有齿印、苔薄白腻、脉弱、有黑眼圈、稍有怕冷等，属阳气不足，痰饮为患。其症见胸闷、咽喉有痰，可参考《金匮要略》胸痹及"妇人咽中如有炙脔"之条文诊治。而《金匮要略》治疗"妇人咽中如有炙脔"的半夏厚朴汤，在《备急千金要方》中主治："胸满，心下坚，咽中帖帖，如有炙肉，吐之不出，吞之不下。"可见，半夏厚朴汤本可治疗胸痹。所以取半夏厚朴汤合瓜蒌薤白半夏汤治疗，药后胸闷大减，但出现燥热的感觉。二诊时，减小原方的剂量，又加入玄参、山栀，药后诸症消失。

# 小柴胡汤加味治干呕案

J某，男，27岁。

2017年1月19日初诊。

主诉：晨起干呕2个月余。

病史：近2个月，每天晨起恶心、干呕，约持续20分钟，白天如果心情差或心情慌乱时亦有恶心感。伴有头晕，咽干痛，口有咸味，手凉。前天夜里受凉后感冒，流清涕。舌胖而边有齿印，脉弱。

处方：柴胡30g，黄芩18g，党参30g，甘草9g，半夏9g，生姜3片，大枣18g，花粉30g，7剂。

2017年1月26日二诊：服药1剂后，流涕、头晕、恶心、干呕大减，口中咸味未作。前几天晨起恶心、干呕已除，近两天晨起稍有恶心，但只持续几秒而已。这两天胸闷如有重物压迫。舌胖而边有齿印，苔薄白，脉细涩。

处方：柴胡9g，枳壳9g，赤芍9g，川芎9g，当归9g，生地黄12g，桔梗6g，牛膝9g，桃仁9g，红花9g，党参30g，黄芪30g，升麻9g，知母9g，甘草6g，10剂。并给予针灸治疗。

针刺后胸闷当即消失。药后恶心、干呕、胸闷基本消失。

【按语】

　　"心烦喜呕"是小柴胡汤证的主症之一，所以临床遇到呕吐患者要想到小柴胡汤证。本案患者除晨起恶心、干呕外，伴有头晕、咽干痛，由此判断确为小柴胡汤证。故用小柴胡汤加天花粉而瘥。

# 小柴胡汤加味治左上腹不适案

W某，男，44岁。

2021年8月22日初诊。

主诉：左上腹闷，连及左胸、左肩颈及后背不适2年。

病史：患者2年前开始出现左上腹连及左胸、左肩颈及后背有时闷，有时酸，有时刺痛。但以闷为多，每天发作时间不固定；早晚较多，喝酒后几天会加重。外院胃镜检查提示慢性胃炎、胃黏膜肠上皮化生，冠脉CT未见异常。平素晨起口苦，早上起来时腰酸，活动后好转，易紧张。中午饭前有点低血糖的感觉（感觉有点饿，有点心慌）。睡眠、胃纳、大便正常。以前怕热出汗，现在不怕热，出汗比过去好转。舌淡红，舌边有齿印，脉沉弦。

处方：柴胡15g，姜半夏12g，黄芩9g，黄连3g，党参30g，大枣15g，生姜9g，炙甘草9g，盐橘核9g，荔枝核9g，冬瓜子30g，橘络15g，瓜蒌皮15g。7剂。

2021年8月29日二诊：服药3剂后，左上腹闷连及左胸、左肩颈、后背的症状大减，腰酸大减，口苦、午饭前低血糖的感觉减轻。舌淡红，舌边有齿印，脉沉弦。

处方：守初诊方，加玫瑰花9g，丝瓜络30g。7剂。

此后在二诊方基础上加减调治，服至9月19日，诸症基本消失。

【按语】

从西医角度看，患者的症状不典型。曾做各项检查，唯查出有慢性胃炎、胃黏膜肠上皮化生。其诊断当考虑是焦虑症的躯体化表现。中医辨证则从症状类似于"胸胁苦满"并伴有口苦而判为小柴胡汤证，以此方合半夏泻心汤加橘核、荔枝核、冬瓜子、橘络、瓜蒌皮等疏肝解郁，升清降浊，宽胸理气。仅服药3剂，即获明显效果。

# 小建中汤合良附丸治胃脘痛案

P某，男，64岁。

患者有早期肝硬化、关节炎病史，经我中药治疗后，病情明显好转。

2012年2月16日又因胃脘痛就诊。

病史：胃脘痛已近2个月，呈冷痛，喝热水能好转。舌淡红带紫，舌边有齿印，脉沉细。

处方：桂枝9g，白芍20g，炙甘草6g，生姜3片，红枣6枚，高良姜9g，香附9g，7剂。

2012年2月23日再诊：胃冷痛大减，舌脉如前。

处方：守上方，加干姜3g，生麦芽30g，生谷芽30g，7剂。

药后胃脘冷痛消失。

【按语】

患者胃脘冷痛，喝热水能好转，属典型的脾胃虚寒证，用小建中汤（未用饴糖）合良附丸即奏佳效。

# 柴胡桂枝汤合小建中汤加味治胃脘痛案

F 某，女，45 岁。

2012 年 2 月 21 日初诊。

主诉：中脘隐痛 20 天。

病史：无诱因下出现中脘隐痛已 20 天，外院查胃镜示浅表性胃窦炎，HP（－）。已服西药 2 周无效。现仍中脘隐痛，揉之则舒，吃生冷食物则不适，偶尔泛酸、嗳气、腹胀，食欲正常。伴乏力、易怒，大便正常。舌紫，舌边有齿印，脉弦细。

处方：桂枝 12g，白芍 25g，甘草 6g，生姜 3 片，红枣 6 枚，柴胡 9g，黄芩 9g，半夏 9g，党参 15g，九香虫 9g，刺猬皮 9g，蜂蜜 1 匙。7 剂。

2012 年 2 月 28 日二诊：服药 3 剂，上症大减。补诉经前乳房胀痛。舌偏紫，舌边有齿印，脉弦细。

处方：守初诊方，加王不留行 30g，积雪草 30g，海藻 9g，昆布 15g，全蝎 3g，娑罗子 15g。7 剂。

【按语】

患者肝郁气滞，克犯脾胃，故用柴胡桂枝汤。方中白芍剂量加大，并加用蜂蜜，等于合用了小建中汤；又加九香虫、刺猬皮温阳散寒定痛而取得很好疗效。

# 香砂六君子汤加味治胃脘胀痛案

Y 某，女，58 岁。

2013 年 11 月 15 日初诊。

主诉：胃脘胀痛半年。

病史：空腹或进食后胃脘胀痛，胃中怕冷；但身热，手心容易出汗，夏天自汗，纳可。过去遇冷则腹泻，现在大便正常，乏力腿软。舌紫有瘀点，有舌缨线，脉涩。

处方：党参 30g，白术 9g，茯苓 30g，甘草 3g，陈皮 9g，半夏 15g，木香 9g，砂仁（后下）3g，九香虫 9g，刺猬皮 9g，煅白螺蛳壳 30g，佛手 9g。7 剂。

2013 年 11 月 22 日二诊：服药 2 剂后，胃脘胀痛大减，舌脉如前。

处方：守初诊方，加杏仁 9g。7 剂。

2013 年 11 月 29 日三诊：胃脘胀痛已除，精神已振，腿软大减。舌紫减轻，脉涩。

处方：守二诊方，加白豆蔻（后下）3g。7 剂。

【按语】

患者空腹或进食后胃脘胀痛，说明既有脾虚，又有气滞。其胃中怕冷，且过去遇冷则腹泻，可以考虑脾胃虚寒。但因其身热，夏天容易出汗，辨证与用药上有些难度，所以处方时不妨暂避开有明显寒热偏性的方药，而选用香砂六君子汤加味，药后取得很好效果。

# 半夏泻心汤治胃痞案

L某，男，58岁。

2013年1月18日初诊。

主诉：胃脘作胀3个月。

病史：近3个月来胃脘作胀，不痛，下午3～4点明显，偶有泛酸嗳气；大便1～3天一行，不爽，偏溏，粘在马桶上。眠安，不乏力。舌胖紫，边有齿印，苔薄白腻带黄，脉涩（斜飞脉），爪甲发青。

处方：制半夏30g，川连6g，干姜9g，黄芩9g，党参15g，甘草6g，红枣6枚，7剂。

2013年1月25日二诊：服上药3剂，胃脘胀除；大便两日一行，通畅，不黏不溏。舌胖紫，边有齿印，苔薄略腻，其脉如前，爪甲发青。

处方：守初诊方，加蒲公英15g，7剂。

【按语】

患者胃脘作胀、大便不爽而黏、舌苔白腻带黄，根据这三点可知其属于湿热作痞，因此予半夏泻心汤原方，仅3剂药病症即除。半夏泻心汤确实是治疗湿热痞之神剂。

# 苓桂术甘汤加味治胃痞案

M某，女，60岁。

2010年11月15日初诊。

主诉：胃脘胀15年。

病史：胃脘胀以春秋两季为主，每日均作，夏冬尚可，午后三四点钟为甚，平卧或按揉或温覆可缓解，进冷食或不易消化食物或受寒易加重。时有泛酸呃逆，但无呕恶，有时口甜，偶有口干苦、口腻，纳少，便调。怕冷怕风，背部尤甚，肢冷，性急易怒，时有胸闷心悸，夜寐惊叫，颈项板滞引起偏头痛，偶手麻，双手中指指关节时痛。舌淡红，苔薄（早上会刮舌苔），有小裂纹，脉细弦。

处方：茯苓30g，桂枝15g，白术15g，甘草6g，葛根90g，肉桂（后下）6g，7剂。

2010年11月22日二诊：药后自觉人很轻松，胃脘胀、背部怕冷怕风大减、泛酸呃逆、口甜干苦腻、胸闷心悸、夜寐惊叫等症均除。仍有颈项板滞，右手中指时痛。舌淡红，有小裂纹（早上会刮舌苔），脉弦。

处方：守初诊方，加桃仁9g，生牡蛎30g，苡仁30g，7剂。

2010年11月29日三诊：仍有颈项板滞，右手中指肿痛。余症均除，舌脉如前。

处方：守二诊方，加细辛 3g，威灵仙 30g，7 剂。

2010 年 12 月 6 日四诊：唯头项板滞，余症均除。舌淡红，舌边有齿印，脉细。

处方一：守三诊方，7 剂。

处方二：淫羊藿 30g，仙茅 30g，桂枝 30g，红花 30g，透骨草 30g，1 剂。上药浸酒，数日后使用。用法：取小毛巾浸酒，加热后温覆头颈，外盖塑料薄膜，再加盖毛巾和热水袋以保暖。每日 1 次，每次 20 ～ 30 分钟。

2010 年 12 月 13 日五诊：头项不适略减。舌边有齿印，脉细。

处方：守三诊方，加板蓝根 30g，7 剂。

【按语】

本案除胃癌外，又见背部怕冷怕风、胸闷心悸、夜寐惊叫，为阳气不足，水饮凌心之象，故用苓桂术甘汤（桂枝、肉桂同用）温阳化饮，加大剂量葛根舒筋，十多年顽疾一周即效。但患者颈部板滞的症状未能缓解，后加用外治法，亦有减轻。其时我尚未采用针刺方法，2011 年辞去公职，成为独立医者后，研究针刺治疗方法而颇有创获，绝大多数患者都有立竿见影之效。像本案患者的颈部板滞，如采用此法应能立获奇效。

# 一贯煎合芍药甘草汤加减治消化性溃疡案

C某，女，44岁。

2021年4月3日初诊。

主诉：胃脘隐痛4个月。

病史：近4个月来，反复胃脘隐痛不适。主要是空腹时嘈杂、隐痛，有时吃太热的东西也不舒服，无泛酸、嗳气。3月29日行胃镜示胃角溃疡（A1期），十二指肠线状溃疡，非萎缩性胃炎伴糜烂。4月2日病理示（胃角）黏膜慢性萎缩性炎伴肠化及活动；（胃窦）炎性渗出物及少量黏膜慢性炎伴活动，符合胃溃疡之病理改变。怕热乏力，容易出汗，容易紧张。月经周期22～28天，量少，色深，有血块。末次月经为3月24日。有子宫肌瘤病史。有黑眼圈，舌红紫，舌边有齿印，苔薄白，脉弦。

处方：北沙参9g，麦冬9g，当归9g，生地黄9g，枸杞子9g，生白芍12g，炙甘草12g，白及9g，煅白螺蛳壳60g，浙贝母9g，炒九香虫9g，炒刺猬皮12g，香茶菜15g，海螵蛸30g。14剂。

2021年4月17日二诊：药后症平。黑眼圈减轻，舌红紫减轻，舌边有齿印，苔薄白，脉弦。

处方：守初诊方，加蒲公英12g，菟丝子12g。14剂。

2021年4月29日三诊：胃脘无不适，4月18日月经来潮，经期4天，量少，色深。黑眼圈减轻，舌红紫减轻，舌边有齿印，苔薄白，脉弦。

处方：守二诊方，改香茶菜 30g；加冬瓜子 12g，太子参 30g。14 剂。

2021 年 5 月 15 日四诊：胃脘无不适，月经 5 月 9 日来潮，经期 4～5 天，量少。最近易心慌，仍容易紧张。舌偏红紫，舌边有齿印，苔薄白，脉弦。

处方：守三诊方，加盐橘核 12g，荔枝核 12g，甘松 9g。14 剂。

2021 年 5 月 29 日五诊：药后感觉人轻松很多。舌偏红紫，舌边有齿印，苔薄白，脉弦。

处方：守四诊方，加淮小麦 30g，百合 30g。14 剂。

2021 年 6 月 14 日六诊：人比以前放松，胃无不适，6 月 3 日月经来潮。舌偏红紫，舌边有齿印，苔薄白，脉弦。

处方：守五诊方，去枸杞子、白及；改冬瓜子 50g，甘草 15g。14 剂。

2021 年 6 月 26 日七诊：最近曾吃热的食物而引起胃脘不适、嗳气，服雷贝拉唑后消失。舌偏红紫，舌边有齿印，苔薄白，脉弦。

处方：守六诊方，改炒刺猬皮 15g；加黄芩 6g，黄柏 9g。14 剂。

2021 年 7 月 10 日八诊：症平，6 月 28 日来月经。舌偏红紫，边有齿印，苔薄白，脉弦。

处方：守七诊方，去百合、黄芩、黄柏，加白及 9g。14 剂。

2021 年 7 月 24 日九诊：自觉没有以前怕热了。7 月 19 日来月经，量较前增多。舌偏红紫，舌边有齿印，苔薄白，脉弦。

处方：守八诊方，加三七 5g，生蒲黄（包煎）15g。14 剂。

2021 年 8 月 7 日十诊：症平。2021 年 7 月 26 日胃镜示慢性萎缩性胃炎（C-2）伴糜烂；胃角溃疡（S1期）。7月29日病理示（胃窦）黏膜慢性炎伴活动、糜烂；（胃角）黏膜慢性炎伴活动、小区糜烂。舌偏红紫，边有齿印，苔薄白，脉弦。

处方：守九诊方，去淮小麦、生蒲黄；加土茯苓30g，老鹳草9g，炒决明子9g。14剂。

【按语】

患者执胃镜报告就诊，欲治其消化性溃疡。其证属肝阴不足，气滞血瘀，以一贯煎合芍药甘草汤，去川楝子，加浙贝母、香茶菜、九香虫、刺猬皮理气化瘀，白及、白螺蛳壳、海螵蛸保护胃黏膜。药后胃脘隐痛不适即消失。整个治疗过程中，唯在6月下旬因饮食不慎而再次出现胃脘不适，服过雷贝拉唑2天，此外均采用中药治疗。共服药3个多月，其十二指肠线状溃疡消失，胃角溃疡由活动期（A1期）进入疤痕期（S1）。值得一提的是，患者从小比较容易紧张焦虑，自从方中加入盐橘核、荔枝核、甘松后，自觉轻松了。

# 痛泻要方合四逆散治肠易激综合征案

S某，男，40岁。

2019年12月24日初诊。

主诉：腹痛腹泻1年余。

病史：患者1年多前无明显诱因下开始出现腹痛腹泻，大便急迫，大便溏薄，无黏冻与血，几乎每天早餐后、午餐后均有发作。乏力，有时口苦，晚上口臭，睡眠与胃纳尚可，出汗正常。黑眼圈明显，舌胖而边有齿印，苔薄白腻，脉弦。

处方：防风9g，炒白术9g，陈皮9g，党参30g，人参粉（早上空腹冲服）9g，柴胡9g，炒白芍12g，炒枳壳9g，甘草6g。7剂。

2020年1月5日二诊：服药后，午餐后腹痛腹泻已除，早餐后仍有腹痛腹泻，口臭减轻，精力好转。有黑眼圈，舌胖而边有齿印，苔薄白腻减轻，脉弦。

处方：守初诊方，加乌梅12g，太子参30g。14剂。

2020年3月4日三诊：服药后，早餐后腹痛腹泻亦明显缓解，但最近有点反复，口苦已除，容易烦躁。有黑眼圈，舌胖而边有齿印，苔薄白，脉弦。

处方：守二诊方，去太子参；加广藿香9g，木香9g，葛根15g。14剂。

2020年3月25日四诊：服药后，腹痛腹泻明显缓解，但上周一去北京，周二到周五有发作，周六回上海又缓解了，烦躁减轻。有黑眼圈，舌胖而边有齿印，苔薄白，脉弦。

处方：防风9g，炒白术9g，陈皮9g，人参粉（早上空腹冲服）9g，柴胡9g，炒白芍12g，炒枳壳9g，甘草6g，菟丝子15g，乌梅12g，14剂。

服药后，患者腹痛腹泻基本平复，直到2021年3月再次发生，但不甚严重，两三周发1次，延至5月5日就诊，以二诊方为基础加减，药后病愈。

【按语】

"泄泻"这一中医病症，严格说只是一个症状，而"痛泻"一语的出现，说明古人有了进一步的观察。至于明代御医刘草窗创制痛泻要方，药虽只有四味，却颇有实效，而为人们熟知。本案即属"痛泻"，这是中医的说法，其实就是西医学的肠易激综合征。此病临床上发病率相当高，多数患者采用痛泻要方或合四逆散治疗，都有良好效果。但因为这两张方药味少，药也普通，现代中医师多不信而不敢用原方。

回到本案，患者工作强度大，压力大，缺乏睡眠，故而罹患痛泻，且神疲乏力，以痛泻要方合四逆散加人参、党参为治。因为他经常出差，所以没能每周或每两周复诊，经常停药，即便如此，仍取得明显效果。

# 乌梅丸合痛泻要方治肠易激综合征案

L 某，男，24 岁。

2019 年 12 月 12 日初诊。

主诉：腹痛腹泻半年。

病史：近半年来，每天腹痛腹泻发作 1～4 次，以饭后居多，痛泻时伴有冷汗。平素畏寒乏力，焦躁易怒，难以入睡，肩颈不适，纳呆，手足有冷汗，有时盗汗，有时自觉又怕冷又怕热。其母在旁补充：患者 1 年前回国创业失败，心情不佳。舌偏红，苔薄白稍腻，脉弦。

处方：乌梅 30g，细辛 2g，肉桂（后下）2g，黄连 3g，黄柏 6g，当归 3g，党参 30g，花椒 3g，干姜 3g，制附子 3g，防风 9g，白术 9g，白芍 12g，陈皮 9g，酸枣仁 30g，柏子仁 30g。7 剂。

2019 年 12 月 19 日二诊：腹痛腹泻次数减少，纳开，心情、精力与睡眠好转，手足转温，盗汗未作。舌淡红，苔薄白稍腻，脉弦。

处方：守初诊方，加葛根 30g，煨肉果 12g。7 剂。

2019 年 12 月 26 日三诊：大便基本恢复正常，一天 1～2 次，畏寒大减，精力好转，睡眠欠佳。舌淡红，苔薄白，脉弦。

处方：守二诊方，去煨肉果；改乌梅 15g，酸枣仁 40g，柏子仁 40g，花椒 1g，干姜 1g，制附子 1g，肉桂 1g；加菖蒲 30g，远志 9g。14 剂。

【按语】

本案患者回国创业失败后，心情沮丧，焦躁易怒，且出现腹痛腹泻，中医称之为痛泻，西医学称之为肠易激综合征。痛泻属肝郁脾虚，按我经验一般用痛泻要方，或合四逆散，即可以取得满意效果。但本案患者除痛泻外，畏寒乏力明显，有时自觉又怕冷又怕热，有时盗汗，这又属于寒热错杂的征象，故用乌梅丸合痛泻要方治疗。方证相应，服药一周，诸症减轻；稍事加味，再服一周，痛泻即愈。

# 乌梅丸合五苓散治溃疡性结肠炎案

D某，女，48岁。

2015年3月5日初诊。

主诉：腹泻一个半月。

病史：患者10年前患溃疡性结肠炎，经中西医结合治疗年余，病情得到控制。10年内两度复发，都经历较长时间的中西医结合治疗，方得到缓解。最近一个半月以来病情再发，大便每天十几次，伴腹痛，有急迫感，大便黏冻带血。其中17～21点间尤为明显，解出的纯是黏冻与血。胃纳、睡眠可。患者有支气管扩张史。舌剥，脉细。

处方：乌梅30g，细辛3g，肉桂（后下）3g，川连3g，黄柏9g，当归9g，党参15g，川椒3g，干姜3g，制附子3g，猪苓15g，茯苓15g，泽泻15g，白术15g，秦皮15g。7剂。

2015年3月12日二诊：大便次数如前，17～21点间尤明显，但黏冻出血减少。舌剥好转，脉细。

处方：守初诊方，改当归3g；加防风9g，白芍9g，白术9g，陈皮9g。7剂。

2015年3月19日三诊：大便次数减少为一天9次左右，大便急迫感消失，黏冻、出血减少。舌剥好转，脉细。

处方：守二诊方，改乌梅50g，秦皮20g；加马齿苋30g。

14剂。

2015年4月9日四诊：近4天大便已无出血，黏冻减少，次数减为一天4次左右。舌已不剥，脉细。

处方：守三诊方，改乌梅60g。10剂。

2015年4月23日五诊：目前大便一天一两次，无黏冻与血，不成形或稍成形。补诉：长期以来经常胸口要大透气。舌剥，脉细。

处方：守四诊方，去当归；加羌活6g，桔梗6g。7剂。

2015年5月7日六诊：大便一天一两次，基本成形，两周内只有一次大便稍有黏冻，无血。仍有大透气。舌淡红，尖偏红，苔不剥，脉细。

处方：守四诊方，去当归、细辛。7剂。

2015年5月28日七诊：大便一天一两次，均成形，无黏冻与血。仍有大透气。舌淡红，苔不剥，脉细。

处方：守六诊方，加生黄芪30g，丝瓜络9g，7剂。

药后大透气除，随访至7月初，患者大便正常。


【按语】

患者10多年前初次发病，经中西医结合治疗年余方获控制，此后两度复发，均历经较长时间治疗才获缓解。此次来诊，采用乌梅丸合五苓散治疗，2周即见改善；2个月后，诸症消失。

本案选用乌梅丸，首先是因为此方在《伤寒论》原文中即治疗"久利"。我在读大学时喜读儿科泰斗董廷瑶先生的书，董老的《幼科刍言》虽然是一本儿科专著，但里面也附录了其治疗成人疾病的一些经验。书中即有乌梅丸治溃疡性结肠炎的案例，给我留下了印象。乌梅丸一方寒热并用，本身也是我读书时颇为关注的方剂，临证之后也经常应用该方，积累了不少经验。其中就有治疗泄泻，包括溃疡性结肠炎的经验。

值得注意的是，本案患者大便有血，有支气管扩张史，舌剥，这些都并不忌讳用附子、肉桂、细辛、花椒、干姜等热性药物。舌剥，甚至还用猪苓、茯苓、泽泻等利水药物。不仅没有不良反应，相反在用药后大便出血与舌剥均获好转，乃至消失。

# 四逆散合痛泻要方治腹泻与便秘交替案

F 某，男，40 岁。

2021 年 9 月 23 日初诊。

主诉：腹泻与便秘交替半年。

病史：最近半年多来，腹泻与便秘交替出现，大约 5 天一周期，循环往复。周期的第 1 天，上午大便又细又小，下午则发生腹痛腹泻；第 2 天开始连续 4 天无便意；到第 6 天，则进入下一个周期，如此循环。平时容易紧张，容易出汗，纳眠可。口不太渴，一天主动饮水 2000mL 左右。面色晦滞，黑眼圈明显，舌胖而边有齿印，根稍腻，脉细涩。

处方：柴胡 15g，炒白芍 30g，炒枳壳 15g，甘草 12g，防风 12g，陈皮 12g，炒白术 9g，7 剂。

2021 年 10 月 30 日二诊：药后每天大便 2 次偏溏，无腹痛，便秘再未发生。补诉：最近一段时间经常打喷嚏，服抗过敏药能缓解。舌胖而边有齿印，根稍腻，脉细涩。

处方：守初诊方，加白及 15g，乌梅 15g，当归 9g，7 剂。

患者 12 月 2 日因其他疾患求治时告知，药后大便基本一天 1 次，大多成形，不再便秘。

【按语】

患者腹泻与便秘交替出现，循环往复，从西医角度看可诊断为肠易激综合征。结合患者容易紧张，面色晦滞，脉细涩，属气滞血瘀之象。然其治疗仅调其气，未行其血，予四逆散合痛泻要方，迅即获得满意疗效。本案用治泄泻之方，而便秘亦愈；有血瘀之象，而未用活血之方，都说明治疗要抓主要矛盾的重要意义。

# 四逆散合痛泻要方加味治左下腹胀案

F 某，男，42 岁。

2013 年 10 月 11 日初诊。

主诉：左下腹胀近 3 年。

病史：久坐后左下腹胀，活动后好转。经常发口腔溃疡，嗳气，纳可，大便正常，无痛泻，眠差，从小手冷。面色晦滞，唇紫，舌胖，脉沉弦。

处方：柴胡 9g，白芍 15g，赤芍 15g，枳实 9g，甘草 6g，防风 12g，白术 9g，陈皮 9g，柏子仁 30g，酸枣仁 30g，党参 24g。7 剂。

2013 年 10 月 18 日二诊：左下腹胀减轻，仍睡眠不佳。舌脉如前。

处方：守初诊方，加夜交藤 60g，干姜 3g，川连 2g。7 剂。

2013 年 10 月 25 日三诊：左下腹胀明显减轻，仍睡眠不佳。舌脉如前。

处方：守二诊方，加石菖蒲 30g，远志 9g。7 剂。

2013 年 11 月 1 日四诊：左下腹胀等症基本已除，舌脉如前。

处方：守初诊方，改党参 30g；加五味子 12g，菖蒲 30g，干姜 6g。7 剂。

【按语】

患者久坐后左下腹胀，活动后好转，说明其腹胀缘于气机不畅。面色晦滞、唇紫是气血郁滞的一个征象。而从小手冷更是用四逆散的重要指征，故用四逆散加赤芍活血化瘀，合痛泻要方疏肝健脾，药后即获明显效果。

# 四逆散治小儿腹痛案

L某，女，11岁。

2021年5月23日初诊。

妈妈代诉：反复腹痛2个月。

病史：患者2个月前无明显诱因下出现肚脐右下方疼痛，几乎每晚都会发生，疼痛较剧烈，多次在儿童医院、儿科医院看急诊、门诊，做了很多检查，除B超示肠系膜淋巴结肿大外，余未见明显异常。平素心情不佳，纳呆，过去怕热，这段时间有点怕冷，睡眠可，大便每日均有，矢气少。去年月经初潮。有牛奶过敏史。有黑眼圈，舌尖稍剥，脉稍滑。

处方：柴胡12g，炒白芍30g，炒枳实9g，炙甘草12g，7剂。

2021年5月30日二诊：最近3天腹痛未作，心情好转，纳开，但矢气仍少。有黑眼圈，舌尖稍剥，脉稍滑。

处方：柴胡15g，炒白芍36g，炒枳实12g，炙甘草12g，7剂。

2021年11月21日，患儿因月经不调就诊，告知腹痛再未发生。

【按语】

二诊时，患儿妈妈一进诊室就高兴地说，小朋友本来天天腹痛，她都愁死了，现在服药有效果了，已经连着三天没有腹痛了，而且胃口也开了。患儿心情不佳、纳呆、腹痛、矢气少，属肝郁气滞，故用四逆散疏肝理气，缓急止痛。服药4天后见效，此后腹痛再未发生。

# 四逆散合小建中汤治小儿腹痛案

W某，女，12岁。

2021年10月24日初诊。

主诉：腹痛加重2个月。

病史：患儿多年来经常腹痛，有时痛剧，各项检查未见明显异常。近2个月来发生频率很高，每周均有数次，且症状加重。腹痛在整个腹部，疼痛剧烈，有时伴恶心，有时持续数小时。家长本身是三甲医院内科医生，近2个月多次带患儿在本院儿科就诊，没有明确诊断。平时畏寒，自汗，精力可，寐安，纳可，大便2～3日1次、偏干。跑800米则会头晕恶心，所以对长跑非常抵触。去年月经初潮。舌淡红，脉偏弦。

处方：柴胡9g，炒白芍30g，炒枳实9g，炙甘草6g，桂枝9g，生姜9g，大枣15g，太子参30g，7剂。

患儿不太愿意服药，每天只服1次药，10月28日晚上曾经腹痛1次。第二天，其母来咨询，我建议她要认真服药，一天服2次。2022年2月8日，其母告知患儿此后腹痛几乎没有再发生过。

【按语】

家长本身是内科医生，带小朋友在本院儿科多次就诊未能明确诊断，且病情一直不缓解。近2个月越来越严重，所以带来我处就诊。家长认为小朋友没有明显紧张状态，但是跑800米这件事似乎有异于常人，一方面是跑步后感觉很不舒服，另一方面是非常抵触。诊其脉弦，故仍属肝郁气滞，而拟从这一角度入手。另外，患儿畏寒、自汗，也可从脾虚营卫不和角度治疗。所以从疏肝健脾、调和营卫立法，用四逆散合小建中汤（饴糖缺货）加太子参。药后数天内曾发生过1次腹痛，3个多月后，患儿妈妈因为其他事来咨询而告知其女的病情几乎没有再复发过。

# 小柴胡汤合小建中汤治小儿腹痛案

S某，女，6岁。

2019年12月24日初诊。

主诉：反复腹痛1年。

病史：患儿经常早上起来就腹痛，位于脐周、中上腹，持续2小时，外院检查未见明显异常。最近3天除腹痛外，还伴有呕吐。平素虽有胃口，但吃饭慢，需要1小时，易怒，稍有口气，睡眠与大便尚可。舌稍有点刺，脉偏滑。

处方：柴胡9g，黄芩6g，姜半夏9g，大枣15g，生姜9g，党参12g，甘草6g，桂枝7g，炒白芍15g。7剂。

2020年9月6日二诊：药后腹痛未作，但最近2周又复发。腹痛位于脐周，早上起来比较明显，有时在饭后，有时在下午。平素易怒，睡眠、食欲、大便基本正常（偶尔偏干）。舌偏红，有点刺，脉偏滑。

处方：守初诊方，加饴糖一匙。7剂。

2020年9月20日因其他疾病求治，告知其腹痛明显缓解，很少发生了。2022年9月7日，其母就诊时告知，患儿腹痛未再发生。

【按语】

小儿腹痛反复发作，西医未能找到确切的病因。我在临床上遇到多例病案均与情志有关，从肝郁气滞调治多能获效，常用四逆散。但此案患儿最近还伴有呕吐，故选用小柴胡汤；因为吃饭很慢，属脾胃失其运化之常，故加用小建中汤（当时饴糖缺货），一诊即愈。9个月后虽复发，仍用前方而愈。

# 小建中汤加味治脐周痛案

Z 某，男，66 岁。

2021 年 11 月 18 日初诊。

主诉：反复脐周隐痛半年余，加重 1 个月。

病史：今年 3 月开始，第一次觉脐周隐痛，后服益生菌等药物好转。1 个月前病情又加重，隐痛后感觉很疲惫。最近在福州某医院就诊，未能明确诊断，予益生菌、得舒特（匹维溴铵片）等药物稍好转，但近 2 天又加重。每天下午、晚上脐周隐痛会明显一些。平时吃冷的食物觉胃胀。纳可，大便调。近 2 年夜寐不佳，入睡困难，觉得困但一躺到床上就睡不着，想东想西，眠浅，近 1 个月服思诺思（酒石酸唑吡坦片）助眠。2021 年 3 月 8 日胃镜提示反流性食管炎、慢性萎缩性胃炎伴糜烂。彩超示中度脂肪肝；肝脏多发囊性病变；前列腺增生伴结石；腹部动脉粥样硬化声像改变。既往有高血压病史。舌胖而边有齿印，苔薄白腻，脉弦。

处方：桂枝 12g，炒白芍 24g，炙甘草 9g，生姜 12g，大枣 20g，柏子仁 30g，炒酸枣仁 30g。7 剂。

2021 年 11 月 26 日二诊：服药 2 剂后，脐周隐痛明显缓解，甚至消失了，但昨天又稍有点隐痛，休息后明显缓解，今天完全感觉不到。仍失眠。舌苔后半白腻。（网诊，未把脉）

处方：桂枝 12g，炒白芍 24g，炙甘草 9g，生姜 12g，大枣

9g，柏子仁 40g，炒酸枣仁 60g，姜半夏 12g，苍术 12g，石菖蒲 24g，木香 12g。7 剂。

【按语】

患者脐周隐痛，曾在外院检查，未能明确诊断，治疗也无明显效果。中医辨证属脾胃虚寒，用小建中汤去饴糖之黏腻，加酸枣仁、柏子仁柔肝宁神，仅服 2 剂即获明显效果，继续服药后症状消失。

# 大柴胡汤加味治急性胆囊炎案

Y某，男，27岁。

2021年9月25日初诊。

主诉：右上腹疼痛6天。

现病史：患者9月19日出现右上腹绞痛，疼痛剧烈，当即去看急诊。医院CT示急性胆囊炎表现，伴泥沙样结石可能。血常规示白细胞计数13.48×10⁹/L。给与抗生素输液治疗，疼痛程度减轻。刻下：右上腹胀痛，按之有压痛，纳差，怕冷（过去不怕冷），无恶心，有放屁，大便少呈块状，乏力。舌胖而边有齿印、质紫，苔薄腻、黄白相间，脉细弦偏滑。

处方：柴胡15g，生大黄（后下）6g，枳实9g，黄芩9g，姜半夏15g，白芍30g，大枣15g，生姜9g，党参30g，金钱草30g，香附20g，郁金12g，7剂。

服药2剂，诸症全部消失，大便一天2次、溏薄。

【按语】

患者6天前出现右上腹绞痛，经查诊断为急性胆囊炎，虽经抗生素输液治疗，疼痛减而未已。据其脉症，属大柴胡汤证，故予大柴胡汤加味治之，服药2剂而诸症消失。

# 血府逐瘀汤加味治两胁不适案

J某，女，56岁。

2016年11月17日初诊。

主诉：两胁不适两年余。

病史：近2年来，两胁不适，食油腻食物后加重。平日脾气急躁、易怒，睡眠差，晨起口苦，大便可。B超等检查未见明显异常。面色晦滞，有明显的黄褐斑，眼袋重，有黑眼圈。舌紫有瘀点，舌苔薄白腻，脉沉弦。

处方：柴胡9g，赤芍9g，枳壳9g，炙甘草6g，生地黄12g，当归9g，川芎9g，桃仁9g，红花9g，桔梗6g，牛膝9g，半夏15g，茯苓30g，山栀9g，龙胆草3g。7剂。

2016年11月24日二诊：服药后睡眠、面色明显好转。舌脉如前。

处方：守初诊方，改半夏24g；加黄芩9g，生牡蛎30g。7剂。

2016年12月1日三诊：面色进一步好转，两胁不适已除。但最近失眠，两侧太阳穴痛。舌苔薄白腻，有瘀点，脉沉弦。

处方一：守上方，改半夏30g，茯苓90g；加酸枣仁30g，柏子仁30g。7剂。

处方二：半夏30g，茯苓90g，陈皮9g，石菖蒲30g，远志9g，香附9g，每日睡前泡脚。7剂。

2016 年 12 月 15 日四诊：因上周代煎，每袋药汁的颜色不一样，不敢服药，外用药在用。两胁不适未作。太阳穴痛、口苦除。早醒，但心情好，不易发怒了。舌苔薄白，有瘀点，脉弦。

处方：柴胡 9g，赤芍 9g，枳壳 9g，炙甘草 6g，生地黄 12g，当归 9g，川芎 9g，桃仁 9g，红花 9g，桔梗 6g，牛膝 9g，半夏 20g，茯苓 90g，酸枣仁 50g，太子参 15g，石菖蒲 30g，远志 9g。7 剂。

嘱继续以外用方每日睡前泡脚。

【按语】

患者两胁不适，结合睡眠不佳、性急易怒、面色晦滞、黄褐斑明显、舌紫有瘀点、脉沉弦等脉症，显属血府逐瘀汤证；又因舌苔薄白腻，加用二陈汤等。一诊即睡眠改善，面色好转；二诊后，两胁不适即除。

# 乌梅丸加味治胁痛、出汗异常案

G某，女，41岁。

2022年2月20日初诊。

主诉：左胁疼痛半年。

病史：患者半年前开始出现左肋疼痛，每天发生多次，特别是做某些动作时，西医诊断为肋间神经痛。平素睡眠不佳，容易醒，最近入睡尚可，半夜热醒而出汗，但白天运动时汗是冷的，近半年总体是怕冷的；时有胃痛，胃纳欠佳，乏力，二便正常。舌淡红，舌边有齿印，脉弱。

处方：乌梅9g，花椒1g，黄柏9g，细辛1g，干姜1g，黄连3g，当归9g，制附子0.5g，党参15g，肉桂（后下）1g，炒酸枣仁30g，7剂。

2022年2月27日二诊：药后左胁疼痛大减，半夜热醒出汗消失，纳增，睡眠改善。舌淡红，舌边有齿印，脉弱。

处方：守初诊方，7剂。

2022年3月6日三诊：患者左胁疼痛进一步减轻，精力改善。舌淡红，舌边有齿印，苔薄白腻，脉弱。

处方：党参15g，黄芪15g，糯稻根30g，7剂。

2022年3月12日患者告知，药后病愈。

【按语】

本案患者属寒热错杂，肝气不疏之胁痛、出汗异常，予乌梅丸加酸枣仁取效甚佳。三诊时，患者说药实在太苦了，故改用党参、黄芪、糯稻根益气疏肝为治。

# 归脾汤加大剂量琥珀等治困乏不寐心悸案

Z 某，女，50 岁。

2021 年 9 月 15 日初诊。

主诉：乏力、早醒一月余。

病史：患者 1 个多月前开始出现神疲乏力，夜间睡到 2 点多醒来后心慌，再难入睡。近 1 年来心情不佳，平素胃中嘈杂，纳可，大便不畅，怕热，出汗正常。最近右脚底针刺样疼痛，有时夜间痛醒。月经正常。舌胖而边有齿印，脉弦细。

处方：人参粉（早上空腹冲服）6g，黄芪 30g，白术 9g，茯苓 15g，龙眼肉 30g，炒酸枣仁 30g，木香 9g，当归 30g，远志 9g，琥珀粉（冲服）12g，牛膝 30g，炙甘草 6g。7 剂。

2021 年 9 月 22 日二诊：精力明显好转，夜间睡到 2 点多醒来后不再心慌，且能再次睡着。胃中嘈杂已除，右脚底疼痛大减，稍有酸痛，没有针刺感了，大便已畅。舌胖而边有齿印，脉弦细。

处方：守初诊方，加沙苑子 12g，菟丝子 30g。14 剂。

药后睡眠恢复正常。

【按语】

本案辨证为心脾两虚，气血不足。故以归脾汤为主，加琥珀宁心安神，牛膝补益肝肾。药后诸症明显好转。

　　重用琥珀的经验出自山西省名老中医周鼎新先生，他说琥珀用作镇静安神，历代医书载其用量为 1～3g，但临床上按此剂量治疗失眠，其效果往往不够明显。曾遇一例重症失眠多梦患者，用上述剂量无效，一次误服琥珀 15g，却收到满意的镇静安神效果。又有一患者，头痛失眠多梦一月余，每晚仅睡二三小时，用琥珀 6g 为末，临睡顿服，服后睡眠未见改善，仍多梦，后改用晚服琥珀末 12g，睡眠 6 小时无梦，头已不痛。以后按每晚 12g 量继服 3 天，睡眠正常，不做梦，头不痛，亦未见其他不良反应。所以他体会，琥珀用量，成人以每次 10～12g 为宜，古书上记载的 1～3g 的剂量达不到治疗量。(《山西名老中医经验汇编》山西省卫生厅主编，2019 年由山西科技出版社出版 )

# 补中益气汤加味治高年眩晕案

T 某，女，93 岁。

2022 年 1 月 5 日初诊。

主诉：头重头晕多年，加重 1 周。

病史：患者头重头晕许多年了，近 1 周来症状加重，主要不舒服在前额，并感觉眼睛重，无视物旋转，不头痛。自觉鼻涕从后倒流到咽喉已有三五年了，胃纳正常，睡眠可，大便调。舌淡红，边有齿印，脉弱而迟。

处方：党参 30g，黄芪 30g，炒白术 9g，升麻 9g，柴胡 9g，陈皮 9g，当归 9g，甘草 6g，葛根 30g，白芷 30g，土茯苓 30g，夏枯草 9g，菊花 9g，玄参 30g，炒蒺藜 15g，旋覆花（包煎）9g，7 剂。

2022 年 1 月 12 日二诊：患者头重头晕好转，鼻涕倒流所致之痰亦减少。舌淡红，边有齿印，脉弱而迟。

处方一：守初诊方，加桑叶 30g，威灵仙 12g。7 剂。

处方二：辛夷 6g，白芷 6g，薄荷 3g，鹅不食草 3g，紫草 6g，甘草 4g。1 剂。上药在麻油中煎至焦，弃药而用油，每日涂鼻腔 3 次。

2022 年 1 月 26 日三诊：患者头晕基本消失，头重大减，鼻涕倒流所致之痰明显减少。舌淡红，边有齿印，脉弱而迟。

处方：守二诊处方一，去旋覆花、威灵仙；加独活 3g，金莲花 3g。14 剂。

【按语】

患者耄耋之年，久患头重头晕。辨其病，应属鼻窦炎引发；辨其证，则为中气不足，清阳不升，浊气不降。方用补中益气汤加葛根、白芷健脾升清，土茯苓、夏枯草、菊花清浊气，蒺藜、旋覆花降气，玄参利咽，取效甚捷。

# 泻黄散合栀子豉汤加葛根治眩晕案

X某，男，14岁。

2019年9月7日初诊。

主诉：头晕2周。

病史：2周前开始经常头晕，主要在室内时发作，头昏脑胀，有点晕乎乎的感觉，但没有视物旋转与恶心呕吐。近来容易焦虑，胡思乱想。素有唇炎病史，反复发作，嘴唇干裂、蜕皮、瘙痒，目前用外用药，嘴唇的症状得到控制。眠安，纳可，大便正常，口不干，喝水少。小时候有湿疹、过敏性鼻炎史。面色晦滞，有黑眼圈，舌紫红，有点刺，有裂纹，苔黄腻，脉弦细。

处方：防风15g，藿香12g，石膏30g，栀子9g，甘草6g，豆豉12g，葛根15g。7剂。

2019年9月14日二诊：服药3剂后，头晕除，焦虑减轻。最近眼睛不适。舌紫红，有裂纹，点刺减少，黄腻苔减轻，脉弦细。

处方：守初诊方，加石菖蒲9g，郁金9g。7剂。

2019年9月21日三诊：面色好转，头晕除，眼睛不适大减。有时胸闷。舌紫红减轻，有裂纹，苔薄黄，脉弦。

处方：柴胡24g，黄芩9g，制半夏6g，党参15g，甘草6g，生姜3片，大枣6枚。7剂。

【按语】

患者眩晕在室内发生，结合容易焦虑、胡思乱想，其眩晕很可能是焦虑症躯体化的表现；患者有唇炎病史多年；再结合其舌脉，断为肝郁化火、脾胃湿热之证。方用泻黄散合栀子豉汤。泻黄散中本有栀子，加豆豉即成栀子豉汤，清泄肝火；防风舒畅肝气，石膏、藿香清胃化湿，加一味葛根升清。服药3剂，眩晕即除。

# 吴茱萸汤加味治颠顶痛案

Z 某，女，31 岁。

2016 年 2 月 5 日初诊。

主诉：头顶痛 1 个月。

病史：2010 年夏坐月子时，因为一次开空调对着头吹寒风，当即出现头顶痛，后渐渐痊愈。今年开始上述症状反复发作，每天都痛，晚上睡觉时尤甚，要戴帽子睡觉，否则就感觉有冷风。平时容易紧张，2 年前开始头顶有很多白发，右脸容易泛红，手足冷，有时想打喷嚏但打不出。二便与胃纳、睡眠正常。自诉有轻度甲亢的病史。月经周期 28 天，经期 3 天，有痛经，月经色暗，有血块，平时白带稍黄，末次月经在 1 月下旬（具体日期记不清）。舌苔薄白腻，舌质淡暗，脉细弦偏数。

处方：吴茱萸 9g，党参 30g，生姜 3 片，红枣 10 枚，柴胡 9g，赤芍 9g，枳实 9g。7 剂。

2016 年 2 月 19 日二诊：药后头顶痛大减，舌脉如前。

处方：初诊方，改吴茱萸 12g，加藁本 9g。7 剂。

2016 年 3 月 18 日，患者来诊时告知，头顶痛已除，要求治其痛经。

【按语】

产后气血亏虚，正对着头部吹冷空调而寒邪侵犯，此为起病原因。其症头顶疼痛，夜间尤甚，要戴帽子睡觉，否则就感觉有冷风，且手足冷，舌质淡暗。按《伤寒论》宋本309条"少阴病，吐利，手足逆冷，烦躁欲死者，吴茱萸汤主之"及378条"干呕，吐涎沫，头痛者，吴茱萸汤主之"，而选用吴茱萸汤治疗，并加入四逆散去甘草以调气血，颠顶痛遂愈。

# 三子养亲汤合半夏泻心汤、半夏厚朴汤加味治鼾证案

L某，男，46岁。

2022年1月13日初诊。

主诉：打鼾加重3个月。

病史：形体肥胖，素来打鼾。最近3个月运动少，吃得多，打鼾较前更为严重，有时被憋醒，每天醒来时自觉鼻腔后、口腔内干燥。而且出现对某些气味很敏感，容易恶心。大便一天2次，成形。脸红，舌淡红而胖，舌边有齿印，脉沉弦。

处方：炒莱菔子15g，炒白芥子9g，炒紫苏子30g，炒牛蒡子15g，葶苈子（包煎）15g，制半夏15g，黄连3g，黄芩9g，干姜3g，大枣9g，甘草6g，党参15g，制厚朴9g，紫苏叶9g，茯苓15g。7剂。

2022年1月20日二诊：服药2剂，打鼾即明显减轻，醒来时鼻腔后、口腔内干燥的感觉没有了，未再出现憋醒现象。头几天恶心的感觉明显减轻，近2天稍反复。大便次数增加，一天4次。最近几天有盗汗。另外，长期以来每周都会有1天腰酸。脸色没有之前那么红了，舌淡红而胖，舌边有齿印，脉沉弦。

处方：守初诊方，加杜仲30g，续断30g，黄芪30g，黄柏9g，

知母 9g。7 剂。

2022 年 1 月 27 日三诊：服药 1 剂，盗汗除，腰酸未再发生。舌淡红而胖，舌边有齿印，脉沉弦。

处方：守二诊方，去黄芪、黄柏、知母，加荷叶 9g。14 剂。

药后打鼾明显好转，其症均平。

【按语】

患者形体肥胖，打鼾严重，伴有恶心、面色发红，属痰热为患，故合用三张化痰方，即三子养亲汤合半夏泻心汤、半夏厚朴汤，再加牛蒡子、葶苈子化痰浊，仅服 2 剂即获显效。

# 半夏泻心汤合三子养亲汤加味治
# 小儿腺样体肥大案

Z某，男，8岁。

2021年3月31日初诊。

家长代诉：打呼噜响加重2周。

病史：患儿很小的时候即有鼻炎、扁桃体肿大、腺样体肥大，时轻时重。2周前，因感冒后晚上打呼噜明显加重，呼噜声很响。目前仍流黄鼻涕，有痰，色黄，有口臭，纳佳，寐可，大便一天数次、成形。扁桃体Ⅱ～Ⅲ度肿大，面色晦滞，有眼袋，舌苔白腻，脉偏滑。

处方：姜半夏12g，黄芩9g，干姜3g，黄连3g，大枣15g，太子参9g，冬瓜子30g，冬瓜皮30g，紫苏子9g，白芥子9g，莱菔子9g，牛蒡子9g，炙甘草9g，7剂。

2021年4月7日二诊：打呼噜减轻，鼻涕与痰的颜色变淡，量明显减少。面色好转，舌苔薄白腻，脉偏滑。

处方：守初诊方，加芦根30g，生薏苡仁30g，7剂。

2021年4月14日三诊：打呼噜明显减轻，鼻涕、痰已除。面色好转，舌苔薄白腻，脉偏滑。

处方：守初诊方，改姜半夏15g，大枣12g，加橘核9g，荔枝核 9g。4 剂。

药后诸症均安。

【按语】

患儿素有鼻炎、扁桃体肿大、腺样体肥大病史，最近因感冒而症状加剧，表现为痰热之象，故用半夏泻心汤合三子养亲汤加牛蒡子、冬瓜子、冬瓜皮清热化痰，收到明显效果。

# 生脉散合白虎汤加减治喘而汗出案

W 某，女，61 岁。

2022 年 2 月 24 日初诊。

主诉：动则气喘汗出半年余。

病史：去年 8 月的某天夜间睡觉时，患者感觉半身麻木即去医院就诊。经检查发现，是腔隙性脑梗死。出院后即出现神疲乏力，两腿没劲，走路费力，动则汗出，走 20 分钟就气喘吁吁，全身大量出汗。平时大便不成形，睡眠时好时坏。形体肥胖，有高血压、脂肪肝病史。面红；舌紫而胖，中有裂纹，舌边有齿印，少津；脉涩。

处方：党参 30g，麦冬 9g，五味子 9g，磁石（先煎）30g，升麻 6g，柴胡 6g，瘪桃干 15g，糯稻根 30g，石膏（先煎）30g，知母 9g。7 剂。

2022 年 3 月 3 日二诊：药后诸症好转，现在走半小时也不会气喘吁吁和全身出汗了。大便较前成形一些。补诉：晨起口干，每天要喝不到两热水瓶的水，喜欢喝凉水。舌紫而胖，中有裂纹，舌边有齿印，少津；脉涩。

处方：守初诊方，加乌梅 15g，芦根 30g。7 剂。

2022 年 3 月 10 日三诊：上症均除。舌紫而胖，中有裂纹，舌边有齿印；脉涩。

处方：守二诊方。7剂。

【按语】

患者神疲乏力，动则自汗，走20分钟后更是气喘吁吁，且全身大量出汗。服药后，诸症减轻；继续治疗，诸症消失。本案用方，从方剂的角度看是生脉散合白虎汤加减，但实际上是取升陷汤的意思，而撤下了不适宜的黄芪，改用益气养阴的生脉散；另一方面，也取参蛤散的意思，但不用不适宜的蛤蚧，改用补肾纳气的磁石。方证合拍，灵活加减，故奏效甚捷。

# 桂枝加附子汤治恶风寒而自汗案

X某，男，45岁。

2012年3月25日初诊。

主诉：恶风寒而自汗1周余。

病史：1周多前，先有咽痛，继而恶寒，遂盖厚被子发汗，此后恶风、自汗涔涔。现咽痛已除，仍恶风寒而出汗（少穿衣服则恶风寒，多穿又出汗），略有鼻塞流涕与肢体酸痛，纳可，大便1天3次，痲艰。舌偏淡紫，苔薄腻，脉弱。

处方：制附子3g，桂枝12g，白芍12g，甘草9g，生姜4片，红枣6枚。5剂。

医嘱：按桂枝汤法将息，即服药后啜热稀粥，温覆，微取汗。若能全身微微汗出，此后的汤药就按常规用法，不必再啜热稀粥与温覆取汗了。

一周后，患者欣喜来告：服药1剂病即消除。

【按语】

外感后自行发汗，根据之后的临床表现，可以推测发汗过度，导致卫阳虚衰，故恶风寒而出汗。同时患者还略有鼻塞流涕与肢体酸痛，说明风寒之邪也未尽除。故用《伤寒论》里治"发汗遂漏不止"的桂枝加附子汤治疗，并注意用桂枝汤的将息法将息，1剂病愈。

# 桂枝加龙骨牡蛎汤加味治疗自汗盗汗夜惊案

N 某，男，6 岁。

2021 年 9 月 19 日初诊。

家长代诉：自汗、盗汗、夜惊数年。

病史：患儿很小时即自汗盗汗，夜里经常做噩梦而坐起来尖叫。平时神疲乏力，胆小，易怒，注意力不集中，容易感冒，胃纳、大便可。过去有鼻炎，但已很久未发。有眼袋，舌苔白腻，脉弱。

处方：桂枝 6g，生白芍 6g，炙甘草 5g，生姜 5g，大枣 9g，生龙骨（先煎）30g，生牡蛎（先煎）30g，姜半夏 8g，茯苓 15g，冬瓜子 30g。7 剂。

2021 年 10 月 6 日二诊：药后自汗盗汗均大减。舌苔白腻稍减，脉弱。

处方：守初诊方，加盐橘核 9g，荔枝核 9g，太子参 9g。7 剂。

2021 年 11 月 14 日三诊：药后自汗盗汗大减，注意力比较集中，晚上噩梦减少，不再坐起来尖叫。舌苔白腻稍减，脉弱。

处方：姜半夏 9g，黄芩 9g，干姜 3g，黄连 3g，大枣 6g，甘草 6g，太子参 9g，败酱草 9g，菊花 12g，桑叶 12g，玄参 12g。7 剂。

2021 年 12 月 12 日四诊：药后自汗、盗汗基本消失，注意力比较集中，晚上噩梦明显减少，不再坐起来尖叫。舌苔薄白腻，脉弱。

处方：守三诊方，去败酱草、玄参；加盐橘核 12g，荔枝核 9g，冬瓜子 25g。7 剂。

此后患儿妈妈多次来就诊，谈及小朋友时，告知情况不错。

【按语】

患儿的病情如病史所述，其实他在门诊诊病时也很不安稳，跑来跑去。在回答问题时，我感觉他的表达能力比较差，而且也会突然惊叫一下。初诊予桂枝加龙骨牡蛎汤补益脾肾，安神定惊；并加半夏、茯苓、冬瓜子化痰湿，升清降浊，自汗盗汗就明显减轻。继而加橘核、荔枝核，就诊时感觉他比过去安静了，妈妈说他晚上做噩梦少了，不再坐起来尖叫。三诊时，改用半夏泻心汤加味，病情进一步好转。

# 桂枝加龙骨牡蛎汤加味治抽动症案

D某，男，9岁。

2019年9月4日初诊。

家长代诉：频繁眨眼1月余。

病史：患儿今年7月中旬开始发荨麻疹，在某位中医师处就诊，先予柴胡桂枝汤加浮萍、秦艽、路路通，后改用祛风化湿法为主治疗，服20余剂而愈。但治疗中出现频繁眨眼，且服上述汤药后，此症未能缓解，停汤药后也未见改善，故来求治。患儿平素自汗、盗汗，容易早醒，脾气温和，纳佳，大便尚可。舌淡红，有裂纹，脉偏弦滑。

处方：桂枝5g，炒白芍5g，生姜6g，甘草4g，大枣12g，炒僵蚕9g，蝉蜕9g，生龙骨（先煎）15g，生牡蛎（先煎）15g。7剂。

2019年9月15日二诊：患儿眨眼明显减少，仍有自汗，早醒，纳佳，大便可。舌淡红，地图舌，脉偏弦。

处方：守初诊方，加太子参9g，麦冬6g，五味子5g。7剂。

2021年7月，患者父亲带小儿子来看病时，说患儿服药后抽动症已愈。

【按语】

首先就地图舌说几句。地图舌的舌苔是动态变化的，所以初诊时光看舌象是无法确诊的，除非患者主动告知。本案到二诊时，发现患儿舌苔变化，再询问患儿家长，方确诊其舌象是地图舌。

其次，本案的论治主要是根据土虚木摇之理。抽动症患儿一般都紧张焦虑，或烦躁易怒，其家长也往往非常焦虑，给患儿很多压力。但本案的家长看上去是乐呵呵的，诊病时的交流也看不出其紧张焦虑的情绪，而且患者据说平时脾气也很温和，也没有不良情绪。其脉虽偏于弦滑，但据其自汗盗汗，小儿多属脾胃气虚而不能固表，故试从土虚木摇论治，即土虚为本，木摇为标。处方以桂枝加龙骨牡蛎汤为主，加僵蚕、蝉蜕平肝息风，取得显著效果。二诊时发现，患儿为地图舌。地图舌往往跟脾虚有关，这反过来也为初诊的论治思路增添了证据。

# 血府逐瘀汤加味治黑棘皮病（疑似）案

S 某，女，26 岁。

2021 年 7 月 31 日初诊。

主诉：颈部皮肤发黑半年余。

病史：患者近半年多来，颈部皮肤发黑，不痒不痛，曾在某三甲医院皮肤科就诊，怀疑黑棘皮病，但患者拒绝进一步检查，故未确诊。患者最近 5 年多来失眠，易醒，醒后不易入睡，眠浅，而且也醒得早。情绪焦虑，急躁易怒，心悸，乏力。月经推后，末次月经在 7 月中旬（具体时间记不得了），色暗，量少。纳可，二便调，脸色暗，脸上长痘痘。舌紫而胖，舌边有齿印，脉弱。

处方：柴胡 9g，赤芍 9g，炒枳壳 9g，甘草 3g，当归 9g，桃仁 9g，红花 9g，桔梗 6g，川芎 9g，牛膝 9g，生地黄 12g，盐橘核 15g，荔枝核 12g，冬瓜子 30g，黄芪 30g，党参 30g，人参粉 6g（早上空腹冲服），7 剂。

2021 年 8 月 7 日二诊：服药 4 剂后，睡眠、情绪好转。脸色好转，舌紫而胖，舌边有齿印，脉弱。

处方：守初诊方，加橘络 15g。7 剂。

2021 年 8 月 14 日三诊：最近心慌减轻，但又容易醒。颈部色素沉着变淡。8 月 10 日来月经，颜色较之前鲜红一些。脸色好转，舌紫而胖，边有齿印，脉弱。

处方：守二诊方，改冬瓜子 40g；加柏子仁 30g，酸枣仁 30g。7 剂。

2021 年 8 月 21 日四诊：睡眠好转，半夜醒 1～2 次，但醒后能较快入睡。颈部色素沉着进一步变淡。舌紫而胖，边有齿印，脉弱。

处方：守三诊方，改酸枣仁 50g；加淫羊藿 9g，蒲公英 15g。7 剂。

8 月 28 日五诊稍事调整，继续服药至 9 月 4 日，颈部皮肤色素沉着基本消退。


【按语】

患者长期失眠，心情焦躁易怒，月经后期，颜色发暗，气滞血瘀可知。近半年来颈部色素沉着，皮肤科怀疑黑棘皮病，但患者拒绝进一步检查而来门诊求治。尽管不能明确诊断，但据医理，用血府逐瘀汤加橘核、荔枝核、冬瓜子理气化痰，升清降浊；黄芪、党参、人参补气健脾。颈部色素沉着逐渐减退，服药 1 个多月后，基本消退。

# 温清饮治过敏性鼻炎、荨麻疹案

H 某，女，12 岁。

2018 年 6 月 6 日初诊。

主诉：打喷嚏、流鼻涕 6 年余。

病史：患儿上幼儿园时，早上鼻子痒、打喷嚏、流鼻涕，晚上打呼噜，早起时有点鼻塞，西医诊断为过敏性鼻炎，持续至今。平时怕热，容易出汗，洗澡之后身上起红疹、瘙痒，但一会儿就消失，洗冷水澡也会有，但好点。胃纳、睡眠可，大便 2 天 1 次、偏干。2018 年 2 月月经初潮，5 月又来过 1 次。肤色黑，脸色暗红，嘴唇红，舌胖有点刺，苔薄白腻，脉偏弦。

处方：当归 9g，赤芍 9g，川芎 9g，生地黄 12g，黄连 3g，黄芩 9g，黄柏 9g，生栀子 9g。7 剂。

2018 年 6 月 13 日二诊：患儿打喷嚏、流鼻涕大减，洗澡时红疹明显减退。舌胖有点刺，苔薄白腻减轻，脉偏弦。

处方：守初诊方，改当归 15g。10 剂。

2018 年 6 月 24 日三诊：患儿打喷嚏、流鼻涕明显缓解，洗澡时红疹消失。舌胖有点刺，苔薄白腻减轻，脉偏弦。

处方：守二诊方，加炒白芍 9g，姜半夏 9g，茯苓 9g，陈皮 9g。14 剂。

2024 年 7 月 3 日，患者因其他病症就诊，告知其过敏性鼻炎与荨麻疹再未复发。

【按语】

温清饮，由四物汤加黄连解毒汤组成，主治血分有热之病症。本案患儿怕热，容易出汗，洗澡之后身上起红疹；早上鼻子痒，打喷嚏，流鼻涕；肤色黑，脸色暗红，嘴唇红，舌有点刺。这些症状均为血分有热的表现，特别是肤色黑、脸色暗红、嘴唇红、舌有点刺，是最重要的指征，故用温清饮治疗即获显效。

# 泻黄散加味治唇炎案

T某，女，38岁。

2019年6月26日初诊。

主诉：嘴唇干痒不适一周。

病史：一周来嘴唇干裂而痒。此外，很长时间以来不放屁，大便干结费力，一两天一次，容易腹胀，乏力，不想喝水，睡眠正常。面色不华，舌苔薄白稍腻，脉弦。

处方：防风9g，藿香9g，石膏（先煎）12g，生栀子6g，茯苓12g，姜半夏6g，陈皮9g，蒲公英30g，青皮9g，甘草3g。7剂。

2019年7月10日二诊：服药的第二天开始放屁了，第三天嘴唇干痒不适消失，大便正常，腹胀未作，乏力改善，但仍不想喝水。舌苔薄白稍腻，脉弦。

处方：茯苓15g，猪苓15g，肉桂（后下）3g，泽泻9g，白术15g。14剂。

【按语】

本案患者嘴唇干痒不适，且不想喝水、大便干结、神疲乏力、舌苔稍腻，故辨证为脾胃湿热、气机郁滞，方取泻黄散合二陈汤加味而奏佳效。泻黄散出自钱乙的《小儿药证直诀》，原主治"脾热弄舌"，我用于脾胃湿热所致唇炎多有效验。

## 第三辑　新冠感染论治

# 新冠感染疫情暴发以来我对中医治疗外感热病的一些思考

新冠感染疫情以来，我听到、看到并且亲身经历很多，特别有两件事颠覆了我的认知，这让我想起了 20 多年前的一次感冒服药经历，而且在我 20 多年的阅读史里，一些相关的、有着颠覆性意味的记忆一个个浮现出来，它们促使我深思。于是，就有了下面这篇长文。

### 一、新冠感染疫情暴发前的设计与颠覆

因为当时还没有直接接触过新冠感染患者，仅根据所听闻的消息，我感觉患者偏热的可能性大，所以我拟的第一张处方是鸭跖草、葎草、马鞭草、石膏、滑石。取鸭跖草、葎草清热解表；石膏、滑石清里，且滑石利湿使邪气从小便走；马鞭草是先师颜德馨教授早年从被誉为"医之医"的盛心如先生那里学来的经验用药，擅治各种不明原因发热。

当时一位患者在外院配了此方，马鞭草缺货，给他配药的医生

换了江剪刀草。不料配药第二天（12月13日），他女儿即感染了新冠。高热39℃多，头痛、肢体酸痛，怕冷、不怕热，下午开始服药，到第二天热度下降不少，症状减轻，此时出现咽痛，第三天热退清。

同时还有一位患儿，我在此方基础上加用了柴胡、黄芩、金银花、连翘，给她备用。12月16日傍晚她开始咽痛、面红，晚上10点多开始体温超过37℃，新冠抗原检测阳性，她妈妈半夜摸她身体滚烫。12月17日一早开始服药，体温曾达到39℃多。患儿自觉恶寒，不觉得热，但也会蹬被子，昏昏沉沉。12月17日夜里热退。

这两位患者，服的都是我预先配的药物，体温都达到了39℃以上，结果分别在2天和1天内完全退热。这是几天后她们的家长反馈给我的。

我当然不是料事如神的诸葛亮，但本能地会去想，会去思考应对的办法。而对患者的那几次门诊，尽管很忙碌，但也会对大多数人都多关照几句，希望他们准备点中成药，能够及时吃上药，尽量不要去医院折腾。也有一些患者，为他们开上几剂中药，以备不时之需。希望大家都能早点好起来，避免医疗挤兑，让整个社会早日恢复正常。这是我当时的心愿。

但问题在于，如果这两位患者发热后，来找我当面看，因为她们都有比较明显的恶寒，而没有明显的恶热，我应该开麻黄汤或葛根汤之类的方，而不会开这两张处方。但事实上这两张处方的效果确实又很好。这让我想起了20多年前的往事，同时也引发了我的思考。

## 二、风寒表证能用清热药吗

1997年（也可能是1998年，记不太清了）寒假的最后一天，天气阴冷，我下午从上海中医药大学（当时在零陵路）宿舍骑自行车到虹桥一个中学同学家玩，傍晚返还时即感觉有点受凉感冒了。于是在晚上六七点的样子，我去学校附近的附属医院急诊看病。

当时刚开始学中医没多久（因为前 2 年在复旦学习），如果是 1997 年，那才半年；如果是 1998 年则为一年半。我那天恶寒很严重，自己判断属于风寒外感，当用麻黄汤。这之前我还从来没有去附属医院看过病，所以其实心里还有点期盼，想看看附属医院急诊是什么样子的，医生是怎么看病的，我自己下的风寒外感的诊断到底对不对，服中药的效果会是怎么样的。

那时的附属医院急诊暗暗的、空空的，很快我就走进了诊室，医生也很快给我看完了病，让我去付费拿药。他既没有察舌按脉，也没有问我是不是怕冷，我最后问了一句，我是不是风寒感冒，是不是应该吃麻黄汤啊？医生当时如何回复我的，我已记不得了。最后拿了一盒感冒退热冲剂回到宿舍。

感冒退热冲剂，现在的人一般都不太知道了。它由大青叶、板蓝根、连翘、拳参组成，是上海的一家国企生产的。不知道现在是不是已经破产了，反正药店里似乎见不到这个产品了。我回宿舍后，看着药品说明书，很犹豫要不要吃这个药。最后决定吃吧。结果第二天你们猜怎么着了？第二天完全好了，正常上课去了。

这件事给我留下深刻印象。当时我恶寒严重，没有明显热的征象，体温升高（具体多少度记不得了），应该辨为外感风寒证而用麻黄汤或荆防败毒散之类的方剂，却用感冒退热冲剂 1 包而愈。这是什么道理呢？

这件事从发生到现在已经 20 多年过去了，我始终不敢忘，我记得我曾多次与学生分享。但以前我对此并没有一个明确的观点，现在经历了新冠感染疫情，经过了思考，脑海里很多颠覆性的阅读记忆被串联了起来，下面我将一一与读者分享。

### 三、风热表证能用桂枝汤吗

上大学时曾翻阅过《上海老中医经验选编》一书，里面有位贾福华先生的医话很有可读性。其中一篇医话是这样说的：

感冒发热，一般分为风寒、风热，风寒给荆防败毒散之类，风热给桑菊饮、银翘散之类，似乎没有疑义。可是就有打破常规用药后取得非常满意疗效的例子。1965 年底，我在嘉定区人民医院带同学实习，就见到当地一位姓叶的老中医用黄芪桂枝汤治疗感冒发热，可以不分风寒与风热，疗效可靠，从而我也在临床上一再使用。

至于这位叶老中医，应该是叶治范先生，我日后读到他的文章《桂枝汤加黄芪治疗流行性感冒的疗效观察》，此文载于《江西中医药》1960 年第 1 期。当然，这篇文章谈的是流行性感冒，自有其叙述的重点，与贾先生所言并没有太大关系。回到贾先生的文章，他在实践中证明，不管风寒还是风热，都能用黄芪桂枝汤，这恐怕也是出人意料的吧，值得我们思考。

### 四、阳明实热能用麻黄汤吗

接着前面两个问题——风寒感冒能用清热药吗？风热感冒能用桂枝汤吗？现在提出新的问题——阳明实热能用麻黄汤吗？

我们先来看一则医案。

徐某，女，14 岁。
1990 年 11 月 30 日就诊。

病史：发热5天，体温38～39.5℃，无汗恶热，口渴欲饮，口干不苦，咳嗽无痰，咽痛，干哕，腹不适，大便正常，尿色黄。曾服复方新诺明5天，注射洁霉素（盐酸林可霉素）3天，热不退。每天下午至夜间发热39.7℃，今晨39.3℃。化验血：白细胞总数$6.6 \times 10^9$/L，中性粒细胞计数45%，淋巴细胞计数47%。

检查：脉浮弦数，舌苔少黄，咽红、扁桃体Ⅰ度红肿，肌肤干热，腹软，身无皮疹，体温38.4℃。

请问这样的病例你如何诊断？

从西医角度诊断看，当为上呼吸道感染，主要考虑急性扁桃体炎（但不知道患者之前扁桃体情况）。从中医角度诊断看，当为感冒、乳蛾。这是疾病、病症方面的诊断。辨证则为阳明经证、白虎汤证。当用白虎汤治疗。

但没想到医者诊断为：太阳伤寒恶热口渴型及乳蛾证。治法取发汗解表，处方用麻黄汤：麻黄6g，桂枝6g，杏仁5g，甘草6g，每剂水煎3次，日服3次。

患者12月1日复诊：服药2次，后盖被发汗，汗未出。晚上9时热退，体温37.5℃，精神好，口不渴，未大便，唯咳嗽，痰不多，今晨36.6℃。脉浮缓、舌咽（-）、心率96次/分，肺（-），口服牛黄清肺散、月石散、清解散以巩固治疗。

本案效果甚佳！其主治医生为内蒙古的李凤林先生，估计很多人不知道。我在大学时翻阅过他的《临证实践》。2007年回母校任教，重返图书馆，没想到又发现了少量在几年前求学时没有翻过的漏网之鱼（上大学时曾对图书馆书架上的中医药类书逐一翻阅），其中就有《李凤林儿科医萃》。李老的临床是颇有特色的，特别是对麻黄汤的使用。我后来写了《活用麻黄汤三大家》，除了许叔微、张锡纯，就是李老了。此文收录在拙著《半日临证半日读书》中。

下面再举一案。

杨某，女，6岁。

1986年8月15日上午初诊。

主诉：发热3天，体温39.4℃。

现病史：3天前开始流涕头疼，后则发热恶热，无汗，口不渴，身痛，恶心不吐，咽痛微嗽，大便干，小便黄赤，口服退热药无效，平素易患扁桃体炎。

检查：脉浮数，舌赤苔绛黄，咽红、扁桃体Ⅱ度红肿，心肺（一），肌肤干热，体温39.5℃。化验血：白细胞总数$16 \times 10^9$/L，中性粒细胞计数63%，淋巴细胞计数37%。

诊断：太阳伤寒恶热型，乳蛾证。

治法：发汗解表，清咽利膈。

处方：麻黄汤。麻黄6g，桂枝6g，杏仁6g，甘草6g，2剂，水煎服。

8月15日下午，服药2次后发汗不出，热稍减，体温38.2℃，重查白细胞总数$13.2 \times 10^9$/L，中性粒细胞计数70%，淋巴细胞计数30%。嘱其再次发汗，继续服药观察。8月18日再诊，家长诉说，经盖被出汗，汗出热减，夜里服药后继续出汗，汗出透彻，热降身凉，两剂服尽，诸症悉平。脉浮缓，舌（－），扁桃体虽大但红已不显，余（－），继服牛黄清肺散、月石散、清解散。

这一例按常规的认识，当属阳明腑证，用承气汤才对。最多说是有点夹杂太阳，用一些清热解表之品，如桑叶、菊花等。但没想到，李老也用大辛大热的麻黄汤而愈。以上两案都是出人意料的，那李老用麻黄汤的依据何在呢？

原来李老认为"凡无汗即是寒邪所致，无汗是辨别太阳伤寒证的关键"。突破"太阳病，或已发热，或未发热，必恶寒……"的束缚，将太阳伤寒分为四型：发热恶寒型、发热恶热型、发热不恶寒热型、发热恶寒或恶热口渴型。据此，他应用麻黄汤治疗小儿发热属太阳伤寒证者 305 例。结果：痊愈 294 例，治愈率 96.5%；好转 6 例，好转率 1.8%；无效 5 例，无效率 1.7%，总有效率达 98.3%。

这样分四型，其实有点拗口。因为都是发热的，所以这四型都有的"发热"二字可以删去。于是就变成：恶寒型、恶热型、不恶寒热型、恶寒或恶热口渴型。

其中第三种类型其实是很少见的，既不怕冷也不怕热，我们可不关注。第四种情况，严格说是应该分别归入第一种第二种类型的。因为第四型，就是恶寒加上口渴，或恶热加上口渴，本应该从属于恶寒或恶热型的，只不过有了口渴的症状，李老特意拿出来说而已。

这样看来关键就是第一型、第二型了。

第一型，恶寒无汗，本来就是太阳伤寒证，即麻黄汤证，当然没有疑问。

第二型，恶热无汗。我们都知道阳明病是啥样子的，后世总结白虎汤证有"四大"，当然这是不全对的。恶热、汗出固然是阳明病，而恶热、无汗其实也是阳明病。但李老却认为恶热无汗是太阳伤寒。这是为什么呢？他这样分析：

《伤寒论》云："阳明病外证云何？答曰：'身热汗自出，不恶寒反恶热也。'"有些医家只看到"不恶寒反恶热"之处，忽略了"身热汗自出"之句，把发热、恶热、无汗、口渴等症认成阳明经病，而不敢运用发汗解表之麻黄汤。而本型虽然有发热恶热，与阳明经之"不恶寒，反恶热"相似，但恶寒恶热不是关键所在，无汗才是辨证之关键。无汗发热为寒邪闭郁所致，故属于太阳伤寒表实证，而不属于阳明经病。《素问·举痛论》云"寒则腠理闭，炅则腠理开"；《灵枢·刺节真邪》云"寒则……皮肤致、腠理闭，汗不出"。先贤所论，昭昭明也。

他据此以麻黄汤主之，治疗发热恶热型138例，治愈率达96.5%。

也就是说，过去我们普遍诊断为阳明病的，在他眼里却是该用麻黄汤的。

是不是有点出乎意料？

但问题是古今医家没有他这样的认识，仍沿用白虎汤或承气汤，其实也有很好效果呀。这就是有意思的地方了。

## 五、刘级三先生一则让人意外的医案

我们再来看吉林省名老中医刘级三先生的一则医案。我把这则医案的辨证与处方隐藏起来，假定你是主治医生，见到这样一位患者，你会怎样辨证与处方。

刘某，男，42岁。该患三天前发热恶寒，今日更感身热，自觉不恶寒，反恶热，有时汗出，前额作痛，连及目眶，鼻孔发干，周身痛，口渴烦躁，坐卧不宁，大便正常，小便色黄，神清，面潮红，舌苔薄黄，脉浮长有力。

我在我的同学、学生中做了一点调查，共 20 多位医师。大体有这样 12 个回答。

1. 病在太阳阳明，用葛根汤加石膏。也有说阳明经证，同样用葛根汤加石膏。

2. 病在太阳阳明，用大青龙汤。

3. 病在太阳阳明，用桂枝加葛根汤加石膏。

4. 病在太阳阳明，用白虎汤合栀子豉汤。也有说阳明病，同样用白虎汤合栀子豉汤。

5. 太阳温病向阳明发展，银翘散合白虎加人参汤。

6. 阳明经证，用白虎汤。或尚有一点太阳病，所以用白虎加桂枝汤。

7. 病在阳明少阳，用银翘散合白虎汤、小柴胡汤，加葛根、白芷。

8. 表证入里，变成里热证，用升降散。

9. 火热内郁，升降散合银翘散。

10. 桂枝汤。

11. 桂枝二越婢一汤。

12. 太阳阳明稍夹杂少阳，麻黄汤合白虎汤加减。

我又将此案及初步调查发表在我的公众号——"读书写字与临证思考"上，在更大层面上做了一番调查。

共有 125 位读者参与了投票。

其中呼声最高的，是"病在太阳阳明，用葛根汤加石膏。也有说阳明经证，同样用葛根汤加石膏"，得 37 票，占 28%。

排第二位的，是"阳明经证，用白虎汤。或尚有一点太阳病，所以用白虎加桂枝汤", 得 23 票, 占 17%。

排第三位的, 是 "病在阳明少阳, 用银翘散合白虎汤、小柴胡汤, 加葛根、白芷", 得 18 票, 占 13%。

现在我把自己读此案的看法提出来。本案患者本来恶寒发热, 病在太阳。现在恶寒已罢, 只有恶热, 其他都是一派热象, 唯周身痛, 所以以阳明经证为主, 用白虎汤。因尚有一点太阳表证, 而用白虎加桂枝汤。

以这样的观点来审视排第一位的答案——病在太阳阳明——这没错, 但用葛根汤加石膏就有问题了。请问: 这位患者太阳与阳明孰轻孰重?《伤寒论》原文: "太阳与阳明合病者, 必自下利, 葛根汤主之。" 而一些读者现在用葛根汤再加石膏, 说明他们知道用葛根汤其实并不十分合适, 因为葛根汤本身就是治太阳病的方, 原文里虽也用治太阳与阳明合病, 但毕竟重点在太阳, 而现在患者以阳明为主, 单用葛根汤就不太合适了, 所以他们加了石膏。可问题是, 加了石膏就够了吗? 请大家仔细想想, 患者阳明与太阳的比例, 葛根汤加石膏里针对阳明与太阳的比例, 两者匹配吗? 此其一也。第二, 患者自汗出, 再用麻黄妥当吗? 所以, 根据这两点, 是断然不能用葛根汤加石膏的。至于也有说是阳明经证, 但同样用葛根汤加石膏, 这也离谱。既然是阳明经证, 却不用白虎汤, 反而用葛根汤加石膏? 显然是错误的。

这是我的分析。但是, 原案却既不用白虎汤或白虎加桂枝汤, 也不用葛根汤加石膏, 而是径用葛根汤。这就有意思了, 我前面"断然"二字看来是不能成立了。

现在我把原案的后一半公布出来:

……（接上文）刘老诊为"阳明表证", 治法: 解表散热, 葛根汤原方。

葛根 20g，麻黄 10g，桂枝 10g，生姜 15g，白芍 10g，甘草10g，大枣 12 枚。水煎服。

2 剂服后，诸症悉除。（《吉林省名老中医经验选编》，高光震、单书健主编，吉林科学技术出版社 1985 年出版）

刘级三先生原案提到阳明表证，那何谓阳明表证？刘老门人总结其观点如下：

刘老深析仲景学说，认为阳明当有表证。《伤寒论》184 条云："阳明病外证云何？"答曰："身热汗自出，不恶寒，反恶热也。"对此条，历代医家见解各殊。成无己云："阳明病为邪入府也，邪在表，则身热汗出而恶寒。邪即入府，则表证已罢，故不恶寒，但身热汗出，而恶热也。"柯韵伯云："阳明主里也，亦有外证者，有诸中而形诸外，非另有外证也。"汪苓友认为，此条乃承气汤证。

刘老认为，本条明确标出"阳明外证"字样，词旨甚为明显。《伤寒论》中的表里，是一个相对的概念，不可孤立片面地理解，六经各有表里。少阳有兼表者，如柴胡桂枝汤；少阴有兼表者，如麻黄附子细辛汤；太阴厥阴，亦有兼表者。

阳明病并非仅经证、腑证两端，此条乃指阳明表证而言。不可以以阳明之表作太阳之表，亦不可以阳明之表作阳明之里。刘老指出，此与阳明经证判然有别。

邪入太阳之里、阳明之表，故身自热汗自出，不恶寒，白虎汤证较此更深入一层，邪热蒸腾，故见身热、大汗出、口大渴、脉洪大。非手足濈然汗出，提示与胃家实之潮热有别。

对阳明外证之治疗，刘老主张治以葛根汤。葛根汤用桂枝汤调和营卫，解肌祛邪；君以葛根清泄阳明肌表之热，佐以麻黄透达于外。

刘老的观点，我不认为就是对的。首先，按康平本《伤寒论》"阳明外证"这一条是追文，而不是原文。读《伤寒论》为何一定要读康平本，何为追文，何为原文，请读拙作《伤寒论求真（上）》，这里不再赘述。其次，假定"阳明外证"是《伤寒论》原文固有的内容，那么它与太阳阳明合病如何区别，这又将成为一个问题。所以我是不取刘老观点的。但是刘老用葛根汤竟然获得了效果，这是事实。而我认为，用白虎加桂枝汤肯定也是有效果的。这到底应该怎样理解呢？

本案还可以与李凤林先生的经验作比较。按李老所述，恶热无汗者，我们认为属阳明经证的；而他认为是太阳伤寒，要用麻黄汤治疗。刘老的案例则是恶热有汗的，我们一般认为是阳明经证，或兼太阳表证，该用白虎汤或白虎加桂枝汤；他却认为是阳明表证，要用葛根汤。暂且不论阳明表证的说法是否正确，只看结果，那就是实际应用的是葛根汤，所以可谓暗合了李老的经验，而且两案放在一起看，似可得出无论有汗无汗，都能用麻黄汤或其类方的结论。

## 六、杨栗山眼中的表证

接下来要说的是杨栗山。我曾写过《杨栗山与赵锡武"有表证无表邪"论之比较》一文，现在又突然想起了他，是因为 2022 年 12 月新冠感染疫情时，我一位学生染病发热多日，他家里本有柴胡、黄芩等药物，因思其恶寒发热身痛，想在方中添加麻黄等药物，我本拟闪送过去。这时突然想起了杨栗山"有表证无表邪"之论。

这位清代名医，其论表证：

发热恶寒恶风，头痛身痛，项背强痛，目痛鼻干不眠，胸胁痛，耳聋目眩，往来寒热，呕而口苦，脉浮而洪，或紧而缓，或长而弦，皆表证也。在伤寒，风寒外入，但有一毫表证，自当发汗解肌消散而愈，其用药不过麻黄、桂枝、葛根、柴胡之类；在温病，邪热内攻，凡见表证，皆里证郁结浮越于外也，虽有表证实无表邪，断无正发汗之理。故伤寒以发表为先，温病以清里为主，此一着最为紧要关隘。今人一遇温病，便以为伤寒，遂引经论，先解其表，乃攻其里之说，此大谬也。总因古今医家，俱将温病与伤寒看成一证，不分两治。如王宇泰、张景岳旷代名手也，其论伤寒证治妙矣至矣，蔑以加矣。至说到温病，犹是老生常谈，他何足道。人每以大剂麻黄、葛根等汤强发其汗，此邪原不在经，汗之徒损经气，热亦不减，转见狂躁。盖发汗之理，自内由中以达外，今里热结滞，阳气不能敷布于外，即四末未免厥逆，又安能气液蒸蒸以透表，如缚足之鸟焉能飞升？又如水注之器，闭其后窍，前窍焉能涓滴？惟用升降、双解，里热一清，表气自透，不待发散多有自能汗解者。（《伤寒瘟疫条辨》）

归纳一下，他认为伤寒是风寒外感而见表证，故当发汗解肌而愈；而温病也能见到表证，但实际上并没有风寒之邪，实为里热浮越于外，所以"虽有表证，实无表邪"，断无发汗之理，而应采用清热的方法。具体治疗，杨栗山用升降散等十五方。其中升降散并非他原创，但此方被他视为总方，其他方是他在前人方剂基础上创制的。

如神解散，治"温病初觉，憎寒体重，壮热头痛，四肢无力，遍身酸痛，口苦咽干，胸腹满闷者"。

其方：

白僵蚕（酒炒）一钱，蝉蜕五个，神曲三钱，金银花二钱，生地二钱，木通、车前子（炒研）、黄芩（酒炒）、黄连、黄柏（盐水炒）、桔梗各一钱。水煎去渣，入冷黄酒半小杯，蜜三匙，和匀冷服。

此方之妙，不可殚述。温病初觉，但服此药，俱有奇验。外无表药而汗液流通，里无攻药而热毒自解，有斑疹者即现，而内邪悉除，此其所以为神解也。

篇幅有限，仅举杨栗山此方为代表。我在新冠感染疫情的某一阶段常以此方加减治疗而获佳效。

其实，不管杨栗山的论述在如今的新冠感染的治疗上用得上用不上，或者说今天的新冠感染究竟是伤寒还是温病，这些现实问题还有待多方面研究。即便单看杨栗山的论述，足以使我们震惊。原来古人已有这样的认识，"有一分恶寒便有一分表证"的论调决非金科玉律，不可撼动。

## 七、匡萃璋先生在杨栗山基础上大有发挥

当代江西医家匡萃璋先生在杨栗山观点基础上大有发挥。这一发挥在临床事实方面，相当系统、完备，最重要的是点出了问题的关键，那就是"辨证论治中象与质的矛盾统一性问题"。

还记得20多年前，在高我一级的同学宿舍里，志同道合的几位学友议论中医，我说中医辨证论治最大的问题就在于：哲人说，透过现象看本质。倘若透过现象，能看到本质，这当然最好，没有

问题。但问题在于，我们很有可能只看到现象，而并没有摸到本质。杨栗山说"虽有表证实无表邪"，用"透过现象看本质"这一观点来说，那就是：表证只是现象，本质是并没有表邪，而实际上是里证。现在让我们来看看匡萃璋先生是怎么说的：

栗山此论不但提出了一个重要的临床问题，而且从方法学上揭示了辨证论治中象与质的矛盾统一性问题，即作为象的"证"与其相关的"因"——质，既有相一致的一面，又有不一致的一面。表证为表邪所致，解散表邪即可以愈表证，这是象与质的统一；而"虽有表证实无表邪"就是象与质相矛盾。如何从理论与诊疗实践上，把握象与质的矛盾统一，这是提高中医学术水平的一个重要问题。

这是见道之言，难能可贵。匡先生接着说：

在热病学中，表证仅仅是疾病初露端倪时的一种证候，它可能是一种轻浅疾病的本证，可以通过正确的解表而消除；反之，如不能及时而正确地解表，则可由表入里地发展为某种严重疾病。如一个轻浅的上呼吸道病毒感染，可能因失治、误治而合并细菌感染，向下呼吸道蔓延，形成支气管炎、肺炎等严重疾病。因此，古人强调"但有一毫表证，自当发汗解肌消散而愈"，这显然是正确的。但是，作为一种严重疾病的前驱证或外证的表证，若误以为其邪也在表，而固守先表后里的次第，则不但表而表不已，甚至可能贻误病机，变生他证。于是，什么样的表证是表邪所致，什么样的表证"实无表邪"，什么时候应以解表为先，什么时候可以里清表和，这就成为问题的关键。

接下来，匡先生提出"恶寒非表""脉浮非表""头痛身痛非表""汗之不汗者非表""汗出而表不解者非表""热不为汗衰者非表""表而再表者非表""由里出表者非表""发斑发疹非表"等九论，如此系统完备，让我叹为观止。

所谓"某某非表"，意思是某某只是现象，不是或不一定是表证（本质）。如恶寒这一现象，当然很可能是表证，但也不尽然。匡先生举例说明，如火毒也可恶寒、肺热也可恶寒、疟病也可恶寒、阳明病也可恶寒、霍乱病也可恶寒、里寒证也可恶寒（邢斌按：这里的里寒证写作少阴病更妥），这是在外感热病范畴（邢斌按：其实外感热病概念本身也并不一定周全，用现在感染性疾病的概念或许更妥当，下同）里会出现的，需要鉴别诊断。另外，痰饮病也可恶寒，这在外感热病与杂病中均有，在外感热病中出现，也需要鉴别诊断。至于其他八论，我就不一一介绍了。

"某某非表"，某某只是现象，需要鉴别，而"相对而言，病则是一个较证更为稳定的概念，虽然中医学的病仍然是以病象学为依据的，但由于病或者以某种特异的病象为中心（如天花、麻疹的特异皮损），或者以某些病象之外的因素为依据（如暑温、伏暑等依季节流行因素），所以常能在证候之外，另立一个较大或较特异的尺度，据此更易于界定证候的本质。"匡先生言下之意就是要辨病。他进而指出：

在疾病的大坐标下，证的本质意义更易确认。所以杨栗山企图从伤寒与温病这两大病类来界定表证与表邪的关系：伤寒表证为表邪所致，温病则虽有表证实无表邪。然而其后的新感温病学派却认为，温病也有卫、气、营、血表里次第，所以伤寒与温病都存在表解里和与里清表和两种可能，只不过温病中里清表和的情况更为多见而已。进一步局限到温病中的新感与伏气相比较，则伏气温病"表证皆里证浮越于外"是其普遍规律，里清表和应是伏气温病的根本治法（新感引动伏邪仅是一个短暂过程）。在这一前提下，对于春温、暑温、湿温、伏暑等疾病过程中的表里问题就会有一个正确认识，不致误以其中的"表证"为表邪。这种方法也同样适应于杂病，凡淋症、痢疾、肺痈、肠痈、痹症等疾病中可能出现的表证皆应注意从其本病治，否则就易于舍本逐末。

只有看清疾病的本质，才能明白一些现象毕竟只是现象。某些疾病存在"有表证而无表邪"的情况，此时不必解表，否则就是舍本逐末，甚至是本末倒置。

匡先生提到的对伏气温病的看法，于我心有戚戚焉。有不少人把伏气温病的伏气理解为潜伏期，这是瞎比附，无稽之谈。其本质不过是前人在临床上看到这些厉害的传染病，一上来就是里证，或表证时间很短，或用解表无效，这与过去的"先表后里"的清规戒律不符合，于是便在古人的经论中找证据，从而提出伏气温病的概念。这是我上大学时就有的一点猜想，读了匡先生大作，仿佛找到了知音。

匡先生这篇杰作见《古今名医临证金鉴·外感热病卷（上）》，中国中医药出版社 1999 年出版。

以上两节说明辨证不易，或者说透过现象看本质不易。具体而言，则表明把恶寒便视为外感风寒或表证，未必正确。当然，杨栗山所论是有其语境的，他接触的可能主要是烈性传染病，而不是我们当代中医常遇到的普通感冒与流行性感冒。那杨栗山的见解能否推广到普通感冒与流行性感冒上呢？这会不会是一些通常以为的风寒表证，却用清热之法获效的案例的深层原因呢？

## 八、新冠感染疫情中另一件我没有想到的事

本文一开头，我说新冠感染疫情中有两件事颠覆了我的认知，接着就叙述了第一件事，并将与之相关的记忆里的颠覆性阅读分享给了大家。这里再说第二件让我万万没想到的事。

我从医以来，接诊的发热患者肯定不能说多，因为现在大多数人缺乏中医知识，遇到外感发热不知道可以看中医，只有一些本身熟悉中医的老患者才会在发热时找我看，但毕竟从医 20 多年，每年在外感流行的季节总会有一些治验。在我经验里，用中医的治疗方法，包括汤药、针灸，绝大多数都有明显效果。而我自己，小时候患感冒发热的记忆犹存。还记得小学三四年级时，每学期有一次发热，都是去妈妈的劳保医院看病、输液，差不多都要五六天方愈。这些经验、经历都使我认为，中医治感冒发热效果很好。但在新冠感染疫情暴发后，我不敢这么说了。

我这次感染新冠而发热差不多一天就好了，这也让我觉得中医疗效很好。在家休息一周（其间线上看了不少患者）后再出门诊，患者基本都已感染过新冠，于是我给每一位患者都问了一下他们得病及康复的情况，但经过这样密集地调查，却让我有些意外。

首先，这些患者多数都没有服中药汤剂，而是吃了些西药或中成药，或者什么药也没有吃，他们大多数都是两三天退热的。但也有一些患者退热很快。比如一位 11 岁女孩，她妈妈说她就发热了几小时就好了。一位 50 多岁男士，正在服我之前给他开的处方，一天下午感觉自己发热了，就停了药，晚上发到 38℃ 以上，第二天热退，整个发热过程不超过 24 小时。又一位 30 多岁女士，感染新冠后发热很高，超过 40℃，但两天就热退了，其间并没有吃什么药。

读者朋友们，请你们想一想，假定那位 11 岁女孩正巧也服用了我给她开的汤药，她几个小时后热退了。她和她家长会怎么想？她们肯定认为我是位神医，认为中医治新冠感染有奇效，而不会想到她是自愈的。

当然，我这样说并不是否定中医治疗新冠感染或其他感冒发热的效果。我想说的是，对这类自限性疾病，中医肯定是有效的，但究竟在多大程度上有效，或者说究竟起到了多大的效果，真的只有靠随机、双盲、大样本的临床研究才能搞清楚。

## 九、最后再说我的一点亲身经历

医生自身的患病经历值得珍视。譬如，学中医的人都知道的一个症状叫"恶寒发热"，那一个患者身上怎么同时又恶寒又发热呢？似乎不好理解。究竟什么样的感觉是"恶寒发热"呢，我看只有当你自己感冒发热了，你自己细心体会一下，才能明白究竟什么是"恶寒发热"。

这是题外话，暂且不去管它。我现在想说的是十几年前的一次感冒发热，我先是服用了中成药，效果不佳，便自己开了药方，请我爸爸帮我去药房配药。等了几十分钟，他抓了药来，浸泡，煎煮，等端到我面前，我却跟爸爸说：侬再去帮我配一副药吧。

其实，就在我躺在床上，等他配药的时候，我就感觉到这时身体与数十分钟之前已经发生了变化，之前的辨证用药与刻下的情况不一样了，证发生了改变，药可能也要变一变了，但我想等一下再看看。等到他煎煮了药，我确实觉得情况还是和一开始不一样，所以请他重新去配药。

因为是十几年前的事了，只是大概记得是这样，至于具体是什么脉症，什么处方，服药后的情况，这些都记不清了。

但经历了这件事之后，我在门诊遇到外感热病，就特别会叮嘱患者，你一定马上配好药，马上回家就浸泡煎煮，这个速度要快。

为什么？

因为外感热病是急性病，不是我们平时门诊常看的慢性病。它的变化是很快的，不像慢性病变化慢，看门诊时是这样，回到家也是这样，第二天也是这样，所以即使第二天才服药也不要紧。外感热病，就很容易变化。现在是这个样子，比如怕冷，说不定过了几十分钟后变成怕热了。这时候，证就发生了变化。证发生了变化，仍服原先的方，还合适吗？

接下来再说说这次我感染新冠的感受吧，这是一个鲜活的例子。

我这次发热的病程很短，差不多一天就好了。在这个过程里，我有过恶寒发热的感觉；还有过头稍微有点晕和恶心的感觉；后期也有纯热的感觉，即没有恶寒感；其他的症状，还有身体酸痛，这是一天里都有的，只是前面明显点，随着身体恢复，后面十几个小时越来越轻。大家知道，这就牵涉到三阳，三个证，三个方。

再举一个例子。

北京某中医馆的公众号在某篇推文里说，作者的同行们最近都积累了一些治疗新冠感染的经验。其中有位医生自己感染新冠35小时临床痊愈，为什么能取得这么好的效果？有一个原因是医生自己家里有中药材储备，可以随时根据病情变化调方抓药。"35小时痊愈的那位同行在此期间共用了5张处方，这是能够速效的一个关键。"

举这个例子，我是要说明，外感热病变化快，你看这位医生35小时内变化了5次。这说明我的亲身经历，不是个案。这里插一句，其实读了前文可知，35 小时真的不能说速愈，有的患者没有服中药，几小时就痊愈了。

大家想一想，一个普通人患外感热病去找医生看病，医生根据当时情况开了处方，但是由于外感热病变化快，患者服药的时候离开看病的时候最少也得 1～2 个小时吧，有可能病情发生了变化，此时这张处方究竟还对不对证呢？有可能是对证的，也有可能是不对证的。但患者并不懂这些，他肯定是照服不误的。而即便如此，根据我的经验，我看到的结果是大多数时候患者反馈还是很有效果的。简单说，就是患者服了并不对证的药方，却很有效果，这说明了什么？

## 十、一点小结与我的观点

这篇长文有我自身的体验，我治疗患者的体验，或者我接触到的患者体验，还有的则来自我读书时看到的古籍及名老中医的经验，以及网络上一些医生或患者的情况。据此，我提出了很多问题，现在我来把这些材料做一点归纳。

● 没想到风寒表证可以用清热药物治疗，例证见第一节、第二节。第六节、第七节所举的例子，可能主要讲的是烈性传染病，有点相关，未必恰当，但也可以参考。

● 没想到风热表证可以用散寒、益气药物治疗，例证见第三节。

● 没想到里热证（阳明经证，甚至阳明腑证）可以用散寒解表的麻黄汤、葛根汤治疗，例证见第四节、第五节。

以上三种类型，应该说已经涵盖了外感热病中实证的很大一部分。这些类型，没有按照传统方法去治疗，甚至是用相反的方法治疗，却取得了同样好的效果，我们究竟应该如何看待这一问题呢？

再结合第九节，我们想得很好，自以为给患者认真辨证了，开出了合适的处方，而实际情况呢？或许患者服药时，证已经发生了变化，原处方可能是不对证的，但现实是很可能也是获效的。至于第八节，则反映了这样的现实，就是一些外感热病患者，没有服中药也痊愈了，甚至有的患者好得非常快。

基于以上事实和可能存在的情况，我想提出自己的一些看法。

第一，外感热病范围太大，必须辨病，一个病一个病地研究诊治规律。古人当中，有的墨守成规，按照旧的方法通治不同病种的热病，但也有一些医家看到了其中的弊端，在当时就想办法辨病论治。杨栗山的观点，其实就是这种思路的产物。事实上，中医学就是这样发展、进步的。而我们现在所处的时代，是有西医学作为参照物的时代，那杨栗山的观点所涉及的病种，相当于西医学的哪种疾病或哪几种疾病呢？这是需要进一步去研究、界定的。

可现实是我们当代中医由于种种原因，很少有机会去看各种外感热病，特别是烈性传染病，能看的绝大多数就是普通感冒和流行性感冒，这就限制了我们中医对外感热病的进一步研究。

不过这里可以顺便推论，那就是对外感热病的统一辨证，如寒温统一论，可能并无价值。有价值的应该是系统研究伤寒、温病的历代各家学说，但并不企图去建立一个统一的体系，相反应该在现代医学背景下去验证、比较各医家对各病种的治疗经验，最后有可能得出这样的结论：某某疾病，某某的理论与经验最有效，而用在另一种疾病上未必最佳；另一种疾病可能是另一位医家更胜一筹。这样的系统研究，最终不谋求"大一统"，却可能更实在，用之临床更有效果。

第二，从杨栗山提出新的观点可知，古人治外感热病的理论与经验未必是完美的，不要尊经崇古，而要一代一代人去重新实践与完善。再举一个例子，陈苏生先生的三位亲戚先后患肠伤寒，叠经多位名医诊治却无效果而去世，后拜师祝味菊先生，祝氏的理论与经验与传统中医学不同却很有效果。再如鼎革后的三四十年间，中医仍有一定机会参与到外感热病的治疗中去，我们能读到不少这方面的论文与医案。这里我特别要提的是姜春华先生的截断扭转论，他认为卫气营血四阶段虽正确反映了温病发展的规律，但医者的作用更重要的是能够截断、扭转疾病的发展，而不是顺着这个规律去治，关键是要掌握截断的治法与方药，这是对中医温病理论的极大突破。

第三，当代中医尽管几乎没有机会去治疗烈性传染病了，无法真切体悟、验证杨栗山、祝味菊、姜春华等的理论与经验，但在我们能遇到的普通感冒与流行性感冒中，也应该大胆质疑，大胆尝试。这是这次新冠感染疫情期间我反复思考的结论，也可以说是这篇长文的主旨。

过去我们治疗普通感冒与流行性感冒这两种疾病，一般都用外感热病通用的方法即六经辨证与卫气营血辨证，往往都能够获效。所以我们沾沾自喜，以为疗效可靠，没有进行深入思考的契机与动力。但从前面的小结可知，这里面其实有着很多大问题。那就是按传统辨治方法固然有效，不按传统辨治方法却也有效，这就要求我们像杨栗山、祝味菊、姜春华诸先生一样，要敢于重新去思考，重新去实践，从而重建中医的理论与经验体系。

第四，重新去思考，重新去实践，一方面要求我们学用前人与众不同的经验，或自拟新的治疗方法与方药，另一方面很重要的是要注意临床研究的方法。

譬如风寒表证，可以用杨栗山神解散治疗试试看，或自拟方药如我新冠感染疫情刚开始时自拟的方（鸭跖草、葎草、马鞭草、石膏、滑石）试试看。又如阳明经证，不用白虎汤，而用李凤林、刘级三先生的经验试试看。当然这不是盲目地瞎试，而是在一定的实践基础上的试验。

另一方面一定要注意临床研究的方法。那是因为，普通感冒与流行性感冒这两种疾病对绝大多数患者来说，还是自限性的，是能够自愈的。如果不做随机、双盲临床试验，是很难判断疗效的。

最后再讨论一下，为什么按照传统辨治方法有效，不按传统辨治方法也有效，我想可能有两方面原因。

一是因为，这里讨论的普通感冒与流行性感冒，对大多数患者来说属于自限性疾病。患者本来就有自愈倾向，不用药也能在一定时间内康复，更何况是用药呢？那有人会说，不用药是会在一定时间内康复，但用错了药应该会导致病情加重啊。从理论上讲似乎是这样，但从实际情况看却并不如此。我这里再提供一个现实情况，那就是患者本来在我们这里治病服药，这时他感冒了。有的患者会自作主张，继续服原来的药，照理新病、标病应该先治，他原先的药很可能不符合新感之证甚至对新冠感染而言可以算是误治的，但临床上我们并没有看到哪位患者的感冒恶化了啊？还有一种情况，就是患者来问，现在他感冒了，应该怎么处理，我读大学时跟老师抄方，一般老师就是在原方基础上加几味药而已。我当时觉得似乎有点不妥。我后来临床，一般是这样处理的，如果感冒发热了，就暂停原方，先开几剂治疗感冒发热的方剂；如果未发热，就在原方基础上加几味药。但无论是过去抄方时所见，还是我自己的患者，我没有看到谁因为服原先的中药（或加了几味药）而感冒恶化的。那这就究竟是为什么呢？这就要说第二点原因了。

那就是症状都是表面的，此话怎讲？我想请大家先回顾一下本文第六、七节关于杨栗山观点的讨论。不要以为你看到的就是实质，说不定根本不是这样的。人体内部其实很复杂，疾病也很复杂，肯定有多个环节参与了病变。过去我们总结了一些规律是行之有效的，但不代表它就是全部。另一方面，中药与方剂的归类是人为的，贴标签而已，中药与方剂的内里也同样很复杂。比如桂枝，过去把它归在辛温解表药里，最差劲的中医师只记住了这个标签，其实桂枝还有多方面作用，如健脾、疏肝、温肾等，好一些的中医师知道这些。但这些其实同样是标签。桂枝一定还有更多我们不知道的效用。

所以，一位患者，我们以为他是 a 证，应该用 b 方，这固然没错。但为什么他吃了治 c 证的 d 方却好了呢？那是因为，表面上他不是 c 证，但很可能他的内在机理里有与 c 证相同的环节，所以用 d 方也好了。或者，表面上 b 方与 d 方是不同的，但很可能两方内在的药理方面也有相同的成分，所以用 d 方而愈。

前面举例的肠伤寒，时医按常规辨证没有治好，祝味菊先生用附子等药物却很有效，这里再补充一点，就是同时期江西的萧俊逸先生却用大黄等药物获效。姜春华先生的截断扭转理论，用具有截断效果的药物来治疗原先的根据卫气营血理论辨出的证。这些都是实例。

还可以比附的，西医不懂中医辨证，所有的属于细菌感染的感冒，不管中医辨证辨出来属什么证，都用抗生素治疗，而抗生素又有各种类别，各有各的机理，多种不同机理的抗生素都会有效果。又比如高血压等疾病，也是同样的道理。

这样说来，就是条条大路通罗马了。但是，尽管有许多条路，却一定有近路，有远路，我们当然要去找近路，而这还得要做随机、双盲临床试验。

以上就是这次新冠感染疫情以来我对中医治疗外感热病的一些思考。近来我时常觉得要对中医理论与实践经验进行一番重新评估，本文只涉及一个方面，其他问题将继续研究，慢慢写出来供同道们参考。

> 这篇长文的写作始于 2022 年 12 月 26 日，多数篇章随写随发在我的公众号上，后因为种种事情停顿下来。
>
> 最近整理、补充，2023 年 5 月 8 日完稿。
>
> 2023 年 6 月 7 日又做少量修改。

**附记：**

我在文章里说"我从医以来，接诊的发热患者肯定不能说多……"岂料新冠感染疫情后的一两年里，各类传染性疾病都在蠢蠢欲动。甲型流感、乙型流感、支原体肺炎、百日咳等，发病率都在上升，甚至有不少孩子每种感染都中招。所以这一年多，我看发热、咳嗽之类病症的机会大大增多了，因而这本《半日临证半日读书四集》写这方面经验与思考的文章也较多。

2024 年 9 月 9 日

# 重用薏苡仁治新冠感染后发热、咳嗽的经验

新冠感染疫情的暴发，促使我的认识也在不断变化。特别是一些患者发热时间比较长，有的患者出现肺炎，与普通感冒大相径庭，这部分患者显然不能按之前的思路了。这让我重新思考，设计新的治疗方案。当时考虑到两点。

第一，发热反复不退的患者，看他们的舌苔是白腻或黄腻的，要考虑湿热为患，缠绵不解。第二，不管患者有没有去做CT，不管他究竟有没有肺炎，发热一周甚至两周还不退，那先把肺部受邪的可能性考虑起来，至少也是先安未受邪之地。

根据第一点，要考虑甘露消毒丹和三仁汤之类的方剂。根据第二点，要重视清肺化痰的方剂，如千金苇茎汤，我之前的文章曾介绍张公让的方子（此文已收入《半日临证半日读书二集》），此方也是苇茎汤的加减方；还有上海曙光医院老一辈中西医结合专家黄吉赓先生的和解清化方（我实际应用的和解清化方与黄老师的原方有些不同）。

而这第一点与第二点的交集就是薏苡仁。

关于薏苡仁，20多年前看《长江医话》，就留意到钟新渊先生用薏苡仁清肺化痰的实践经验。后来又读到王幸福先生亲自实践，用大剂量薏苡仁治疗自己发热、咳嗽的文章。

根据以上四点，我开始在新冠感染患者中重用薏苡仁。其中有

的患者是单用薏苡仁，有的是在中药汤剂基础上，同时加用大剂量薏苡仁。今天介绍的几个案例是单用薏苡仁的。

一朋友妈妈，71 岁，2023 年 1 月 2 日傍晚来咨询。她在新冠感染后第六天，又发热 38.3℃，心率 104 次 / 分，没有明显的怕冷或怕热，舌苔黄厚腻，当时已经是傍晚，我让她服金荞麦片与薏苡仁 500g 煎汤。第二天一早告知，金荞麦片没有买到，只服用了薏苡仁，热退，心率 85 次 / 分。我本来让她停薏苡仁了，后来一想她舌苔那么厚腻，应该再吃几天。结果 1 月 4 日一早发来舌苔照片，舌苔明显好转。这位朋友今天又告诉我，她上周三（1 月 4 日）找我看病时说，也有点感冒，但新冠抗原检测是阴性，我让她服薏苡仁，第二天就好了九成。她的舌苔本来就是薄黄腻的。

又有上海应象中医门诊部的一同事，1 月 4 日看门诊时来找我，主诉新冠感染后咳嗽。嘱每天服薏苡仁 500g，服了 2 天就好了。她老公与公公因为也是新冠后咳嗽，老公咳嗽了 15 天，服薏苡仁 3 天明显好转；公公咳嗽了 20 天，服薏苡仁 2 天明显好转。

这位同事又告诉我，另一同事现在咳嗽非常厉害，因当时门诊忙，便让她转告，也服薏苡仁。结果这位同事是 1 月 6 日开始服薏苡仁的，今天问她，也好多了。而且她妈妈咳嗽服薏苡仁也好多了。

当然，这些都是个案。还有待更多的同道一起来研究、实践、验证。我写出来提供大家参考，唯一的目的就是希望能使目前的疫情快点好起来，患者能早一点好起来。

初稿写于 2023 年 1 月 9 日，2024 年 7 月 30 日定稿

**附记：**

此文草成于 2023 年 1 月 9 日，当即发布于我的微信公众号"读书写字与临证思考"。随即有读者留言，也有朋友告知他们学习重用薏苡仁治新冠感染的案例。所以第二天我把这几个案例发布在公众号上，于是又引来一些读者的留言。现综述如下，希望带给读者朋友们更多的信息。

一患者，2023 年 1 月 2 日开始发热至 37.7℃，新冠抗原检测阳性，热始终不退。1 月 9 日服薏苡仁 500g，1 月 10 日告知热退到 37℃以下。

一朋友转告，其小友感染新冠后咳嗽，她介绍每日服薏苡仁 100g，数天后咳除。

读者脯某留言说，其外甥感染新冠发热用升降散后热退，一开始就有咳嗽，但不严重。热退后，咳嗽加重两天，咳而无痰（但也可能是儿童不会吐痰），起床和躺下会加重，面、唇和舌尖红。读了我的文章，在第三天晚饭后服苇茎汤，重用薏苡仁 500g，当晚即安睡。

读者 Pan 留言说，她姐姐的外孙女 3 岁半，体温 37.8 ～ 38℃，按照这个方法连续服用两天，热度退下来了。她堂妹，服用薏苡仁两次，热度从 38.6℃降到了 37.3℃。"我告诉她要坚持，她目前还有些轻度腹泻，其他症状已经缓解很多，人看起来精神很多，谢谢邢医生的妙方！"

读者孙某留言说，"小区一个邻居，感染新冠的第五天，发热反反复复，舌暗红，苔黄腻，我想一定是湿热瘀阻的原因。让其用家中薏苡仁 100g，大白菜根 1 个，水煮 1 小时，喝汤。体温随之恢复正常，未再发热。唯有接下来几天咽痛出现，再让他吃了一些小柴胡而告愈。"

　　读者朱某留言说："试用了薏苡仁 500g，给先生的阳后咳嗽做一个了断。先生阳时立刻请邢医生帮忙辨证开药，共 2 次。每次都是 2～3 剂药，症状消除。唯遗留咳嗽，需要最后收尾。因最后的咳嗽也不甚厉害，只在喉咙痒时或有痰时咳几声。一开始也没当回事，想着让身体自己慢慢恢复。但后来看着咳的频率不减（此时已停药）且先生的精神不佳。一伸舌头，就看到白苔（不厚），水汪汪的。摸其肚子凉。想着可以试试薏苡仁加成药附子理中丸。薏苡仁我一共用了两斤，每次熬煮一斤，可以喝两天。四天喝下来，已不闻咳嗽声了。此方对我先生的证啊！谢谢邢医生！"

　　以上是有效的案例，但也有效果不明显的。我一忘年交的女儿，27 岁，新冠抗原检测阳性，发热数日，1 月 5 日找我咨询时体温 37.5～37.6℃，有点恶心，纳呆，咳嗽，感觉有痰，但吐不出。服薏苡仁后第二天恶心咳嗽缓解，胃口好转。但发热好转得慢，每天只好转一点点，今天（1 月 10 日）37.0～37.1℃。有点疲劳，其他症状都消失了。

　　根据我 2023 年 1 月 10 日整理的内容，以及后来读者的留言，
2024 年 7 月 30 日再次整理、定稿

# 单味石膏治新冠感染发热医案

目前临床上用单味药治病的机会很少，特别是用单味药治疗外感热病的机会极少。因为医生没有信心和动力这样处方，而患者一般也会觉得用单味药能治好病吗？但在新冠感染疫情期间，因为获取药物很难，直接现场看病的机会也少，倒是有了用单味药治病的机会。下面便是案例。

H某，女，6岁。

2022年12月18日初诊。

妈妈代诉：发热半天。

病史：患儿早上起来感觉咽痛、头晕，新冠抗原检测阳性，体温38.5℃。但没有明显感觉怕冷或怕热，精神也蛮好。舌偏红，苔薄白腻，网诊未把脉。

处方：因在新冠感染疫情期间，家里有多种中成药，即嘱服小柴胡颗粒。

2022年12月19日二诊：服小柴胡颗粒后，昨晚热退至38℃。但今天早上起来又升高到39℃，后升高到39.5℃，并一直维持在这一温度。自觉身热，微微出汗，但出汗后热并不退，精神还蛮好，仍有咽痛。舌偏红，苔薄白腻，网诊未把脉。

处方：家里有之前配的中药，里面是柴胡、葛根、石膏及达原饮等，问能不能服。嘱用单味石膏 90g，煎 3 次，服 3 次。

此时是傍晚，服第三次时已是夜间 12 点，服完后热渐退到 38℃。翌日上午体温 37.8℃，下午热退清。未再服药。

【按语】

患儿初用小柴胡颗粒，但第二天热增至 39.5℃，据其证，当用白虎汤，但适值新冠感染疫情期间，配药不方便，所以就用了家里现成的单味石膏，数小时后热开始退，第二天热退清。

2022 年 12 月 20 日初稿，2024 年 7 月 29 日定稿

# 新冠感染医案及经验方详解

新冠感染起起伏伏，我陆续诊治了一些患者。这些患者有的只表现为上呼吸道感染，有的属肺炎，有的合并细菌感染；有的表现为发热，有的表现为咳嗽。这里介绍一些个案，以及随之而产生的思考，进而形成的经验方。

## 一、和解清化方加"金鱼冬竹"并重用薏苡仁治新冠感染肺炎医案

F某，女，54岁。

2023年1月4日初诊。

主诉：发热近2周。

病史：患者2022年12月22日开始发热，最高39.6℃，新冠抗原检测阳性。之后持续低热，每天早上37.3℃，逐渐上升，到晚上达38.3℃。12月29日至外院就诊，胸部CT提示双肺各叶多发性活动性炎症，部分间质受累，相邻胸膜稍厚，诊断为肺炎，曾用希刻劳3天，效果不明显。目前发热情况如前，体温升高时没有明显怕冷怕热感觉；手足心稍有汗，其他地方没有汗；咳嗽与痰不多，但说话时会咳嗽，痰色白；稍感乏力，最近失眠，舌根部感觉干、苦，纳尚可，大便偏软。儿时曾患哮喘，已数十年未发。指氧饱和度98%～99%。舌胖而边有齿印，苔白黄腻带些褐色、少津

液，脉细涩。

处方：柴胡30g，黄芩30g，金银花30g，连翘30g，芦根60g，生薏苡仁60g，桃仁9g，冬瓜子60g，冬瓜皮90g，金荞麦90g，南沙参30g，鱼腥草（后下）90g，4剂。

另薏苡仁每日500g煎汤服，鲜竹沥每日服250mL。

2023年1月8日二诊：初诊当天晚上体温38.2℃，服药后（鲜竹沥因未买到而未服），第二天晚上就降到37.6℃，昨天晚上只有36.8℃，今天早上37.1℃。舌根部干苦除，咳嗽减轻，睡眠好转。舌胖而边有齿印，苔白黄腻带些褐色，脉细涩。

处方：守初诊方，加姜半夏15g，北沙参30g，天冬9g，6剂。

2023年2月15日，患者因其他病症求治，告知二诊当晚体温正常，此后体温一直正常。

【按语】

从2023年初开始，我主要采用和解清化方加"金鱼冬竹"（金荞麦、鱼腥草、冬瓜皮、鲜竹沥）来治疗新冠感染。

和解清化方在《半日临证半日读书》里就有介绍，它是上海中医药大学附属曙光医院老一辈中西医结合专家黄吉赓教授的经验方。我读大学时，曾随黄老师抄方而学习了这一验方。但我后来的用方与他有些不同。我的常用药物与剂量是：柴胡30g，黄芩30g，金银花30g，连翘30g，芦根30g，生薏苡仁30g，桃仁9g，冬瓜子30g。但感染新冠后病情较重，我用的剂量比平时更大一些，如芦根常用60～90g，冬瓜子60～90g，薏苡仁除了汤剂中用外，还另外嘱患者服用，一天500g，这在本书的另一篇文章中有详细介绍，请参阅。此外，我还常加"金鱼冬竹"四药。特别是其中金荞麦、鱼腥草、竹沥，都是治疗肺部感染的佳品。

金荞麦。20世纪50年代，朱良春先生发现民间有一位郎中擅治肺脓疡，他用的就是金荞麦。朱老把这位郎中请进了医院，并开展了科研，后来还把金荞麦做成了中成药，使这味本来默默无闻的民间草药成为一味常用中药，在各种肺部感染及鼻窦炎的治疗中每能一展身手。当代名医史载祥在《宗中汇西临证实录》中谈及，他当时就在朱老所在的南通市中医院工作，参加并见证了金荞麦治疗肺脓疡的药物研发过程。史氏亲自治疗一位36岁男性患者，发热，胸痛，咳吐脓血，胸片显示多发空洞及液平（双肺仔细观测共大小空洞23个），5次血培养均为金黄色葡萄球菌生长，诊断为金黄色葡萄球菌败血症伴多发性肺脓肿，用金荞麦制剂纯中药治疗。史氏坦言，当年他从未见过如此重症，十分恐惧，便邀请多位南通医学院（现为南通大学医学院）的教授、主任会诊，他们都惊愕：这样的危重症，必须大剂量用抗生素至少2～3种，否则非常危险。但当时的卫生局局长指示，只能纯中药治疗，至多在金荞麦治疗基础上加中药制剂。史氏只得遵命，单纯以金荞麦加辨证中药煎剂，治疗月余，患者取得23个空洞闭合、血培养转阴之效。我在新冠感染的治疗中常用金荞麦30～90g。

鱼腥草。鱼腥草是临床常用的清热药，上能清肺化痰，下能清化湿热，在肺部感染、尿路感染中都很常用。因为它是一味药食同源之品，所以临床上可以大剂量用之。我在新冠感染的治疗中常用60～90g。

竹沥。竹沥本就是清肺化痰的常用药，但我治疗新冠感染喜用竹沥，是因为想到了四川省名老中医江尔逊先生的亲身经历。江老年轻时体弱多病，屡发悬饮。1939年那次病情危急，症见气喘痰鸣、痰涎稠厚胶黏至口边而吐不出，需用手捞，7天饮食不进，口干欲饮，呼吸急促，水入则呛咳不已，其师拟豁痰丸治疗。因夜间难备竹沥，乃用生菜菔汁代之，连服两煎，病无进退。后仍用豁痰丸，加入竹沥几大碗，服两煎而症减，服三煎而病竟大减，死里逃生。竹沥清肺化痰之效如此强大，但需用大剂量。对新冠感染患者，我常用100～250mL。但本案患者没有买到鲜竹沥，故没有用。

至于我用冬瓜皮，是根据张公让先生的亲身经历。1936年，张氏参与会诊一严重肺炎患者，高热昏迷，两肺满布大小水泡音，这位患者服用了一张看似平淡的处方而痊愈。此方组成是：冬瓜皮一斤，竹茹一两，竹黄六钱，另有鸭脚皮、兔羽箭，但剂量不详。这一经历是蛮有戏剧性的，因《半日临证半日读书二集》已详细介绍，所以这里不赘。我在本案中即重用冬瓜皮90g以清热化痰。

患者发热已近2周，胸部CT提示双肺各叶多发性活动性炎症，部分间质受累，相邻胸膜稍厚，诊断为肺炎。但症状却不明显，根据其舌胖而边有齿印、苔白黄腻带些褐色、少津液、脉细涩，判为痰热盛而津液虚，故予和解清化方加"金鱼冬竹"（鲜竹沥缺）。其中冬瓜皮清肺化痰，南沙参及芦根养肺阴而生津液。结果服药1剂即获效验，服完4剂热退清。

## 二、重用薏苡仁及和解清化方加承气白虎"金鱼"治新冠合并细菌感染医案

Z某，男，78岁。

2023年1月5日初诊。

主诉：发热5天。

病史：发热已有5天，测新冠抗原阳性，昨天最高体温到38.8℃，在发热门诊就诊。化验白细胞计数10.33×10⁹/L，中性粒

细胞计数 80.8%，C 反应蛋白 59.71mg/L；胸部 CT：左肺下叶少许炎症。诊断为新冠感染合并细菌感染，给与头孢克洛胶囊治疗（医嘱 0.25g，一天 3 次。患者未遵医嘱，实际一天服 2 次）。刻下体温 38.2℃，不恶寒，身上稍有热感，微微出汗，乏力，纳减，稍有咽痛、咽痒，1～2 小时会咳嗽一阵，痰多、易咯、色白、口不苦。素来便秘，三天一解，最近也是如此。指氧饱和度 95%。舌苔黄腻、中后焦黑，因网诊未把脉。

处方一：薏苡仁 500g，4 剂。

处方二：柴胡 30g，黄芩 30g，金银花 30g，连翘 30g，冬瓜子 30g，薏苡仁 30g，桃仁 6g，芦根 60g，大黄（后下）3g，石膏（先煎）60g，知母 9g，炒枳实 9g，姜厚朴 9g，金荞麦 90g，鱼腥草 60g，南沙参 30g，北沙参 30g，4 剂。

2023 年 1 月 11 日二诊：患者网诊当晚服薏苡仁，第二天服汤药，下午 4 点多体温降至 37℃。继续服药后，咳、痰均除，精力恢复，大便解过 2 次。1 月 10 日复查白细胞计数 $5.29×10^9$/L，中性粒细胞计数 65%，C 反应蛋白 13.93mg/L。补充：过去长期是怕冷的，2022 年出现脚底麻木，走路有点不稳，西医诊断为脊髓病、亚急性脊髓联合变性病。舌苔薄白，唯右侧还有点黄腻，脉弦细。

处方：柴胡 20g，黄芩 20g，金银花 20g，连翘 20g，冬瓜子 30g，薏苡仁 12g，桃仁 6g，芦根 60g，大黄（后下）3g，金荞麦 60g，鱼腥草 60g，南沙参 30g，北沙参 30g，太子参 30g，钩藤（后下）9g，鸡矢藤 9g，7 剂。

【按语】

高龄新冠感染的患者合并细菌感染，白细胞及中性粒细胞计数、C 反应蛋白均明显升高，曾服抗生素（当然没有按医嘱服），但热不退，其舌苔黄腻、中后焦黑，痰热伤津之象也。因中药要第二天才能到，所以先取薏苡仁500g煎服，第二天开始服中药。结果下午4点多体温就降到37℃，看来重用薏苡仁应该是起到了重要作用的。患者的中药处方是和解清化方合白虎汤与承气汤，加金荞麦、鱼腥草、南北沙参清热化痰而养阴益津。几天后，舌苔明显好转，化验指标也接近正常了。

### 三、和解清化方加"金鱼冬竹"治新冠感染医案

Y某，女，74岁。2023年1月14日初诊。

主诉：咳嗽近4周。

病史：2022年12月18日发高热伴咳嗽，有黄痰，并有血丝，新冠抗原检测阳性，自己服药未见好转。12月30日急诊查C反应蛋白30.82mg/L；做CT显示慢性支气管炎、右肺中叶局限性肺气肿、两肺散在炎症（建议抗炎治疗后复查）、左肺上叶舌段纤维化，静滴哌拉西林他唑巴坦，当晚发房颤，于第二天收治入院。入院后予头孢哌酮钠舒巴坦钠、二羟丙茶碱、乙酰半胱氨酸、氨溴索等治疗而好转，今年1月4日出院。但停药后又反复出现咳嗽气喘等，1月11日再次急诊，查CT示两肺多发感染性病变，用地塞米松、左氧氟沙星治疗3日仍无效，今天开始不用西药而专程来沪求治。刻下：咳嗽较剧，痰多而不易咳出（黄绿脓痰），胸痛气喘，胸口发热像火烧，口干口苦舌头硬，容易出汗，下午浑身发冷，其他时间则怕热，近几天彻夜不眠。最近一周体温正常。舌紫红而苔薄黄腻，脉弱而偏滑。

处方一：柴胡30g，黄芩30g，金银花30g，连翘30g，炒桃仁9g，芦根120g，薏苡仁30g，金荞麦10g，冬瓜子30g，冬瓜皮90g，南沙参30g，北沙参30g，玄参30g，鱼腥草90g，鲜竹沥

250mL，5剂。

处方二：薏苡仁500g，5剂。

1月18日二诊：当晚7点多收到药，9点多服1次，12点多被叫起来又服了1次（当时薏苡仁和鲜竹沥还没有吃）。当晚痰就减少，质地变稀薄，咳嗽大减，睡眠明显好转。第二天精神、胃口好转，大便一天两三次。因为药煎得比较多，从14日晚上服药，到昨晚一共服了2剂，相当于一天服半剂。15日开始，薏苡仁每天服500g，鲜竹沥每天服90mL。上症基本消失了，但感觉腰冷、下肢冷。舌紫，苔薄黄腻，脉偏滑。

处方一：剩下的3剂，每剂加姜半夏24g，茯苓24g，党参60g，蛤蚧粉4g。1剂药服2天。

处方二：薏苡仁500g，6剂。

【按语】

患者感染新冠后，反复发热、咳喘，曾用西药有一定效果，但停药后复发，最近这几天用激素、抗生素仍无效，所以停西药而专程来沪就诊。

患者胸口似火烧而下午浑身发冷，口苦胸痛，属少阳病。因和解清化方本身含柴胡、黄芩，故仍用此方，并重用芦根、薏苡仁，加"金鱼冬竹"清热化痰，因患者脉有弱象而加南沙参、北沙参。没想到就诊当晚，患者尚未服薏苡仁与鲜竹沥，只服了2次中药，病情即明显缓解。

此后，患者一天实际服药半剂，再加上服用薏苡仁与鲜竹沥，总共4天服2剂而诸症基本消失了，可见此方有神效！

此时患者尽管诸症基本消失，但考虑内在肺部感染不可能那么快完全消失，故仍用原方，但加入温补温化之品。数月后，患者因其他疾病来诊，告知药后发热咳喘等再未发生。

最后要说明一点，患者处方中金荞麦为10g，因为医案并非当时整理，而是过了一段时间才整理，所以也弄不清当时为何开10g，或许是抄方学生录电脑时录错了，已不可知，但查了原始资料确实是10g。

## 四、麻杏石甘汤合小柴胡汤加味治新冠肺部感染医案

L某，女，44岁。

2023年1月8日初诊。

主诉：发热1天。

病史：2022年12月15日出现感冒症状，但比较轻微，没有发热，新冠抗原检测阳性。昨天开始发热，体温超过38℃。症见手心热，脚心冷，心跳快。今天全身有热乎乎的感觉，手指关节疼痛，下午稍有膝关节不适，但不厉害；胸口不适，咳嗽，有痰但咯不出，无鼻涕，口稍苦。刻下体温38℃。面色晦滞，舌苔薄白腻，脉弦。

处方一：炙麻黄4g，苦杏仁6g，石膏（先煎）90g，炙甘草6g，北柴胡24g，黄芩30g，姜半夏12g，生姜6g，大枣9g，太子参12g，知母12g，羌活9g，马鞭草25g，冬瓜皮60g，金荞麦60g，3剂。

处方二：生薏苡仁500g，3剂。

2023年1月11日二诊：当晚服薏苡仁，中药吃了一半的量，第二天下午热退，手指痛、膝关节不适除，胸口不适大减，咳嗽减轻，无痰，口稍苦，睡眠不佳。患者去外院检查胸部CT提示右肺上叶、两下肺轻度炎症，纵隔淋巴结轻度肿大。血常规示单核细胞升高。脸色好转，舌苔薄白稍腻，脉弦。

处方一：炙麻黄 3g，苦杏仁 6g，炙甘草 9g，石膏（先煎）30g，北柴胡 24g，黄芩 30g，姜半夏 12g，生姜 6g，大枣 9g，太子参 12g，冬瓜皮 60g，金荞麦 60g，金银花 24g，连翘 30g，芦根 60g，4 剂。

处方二：生薏苡仁 500g，4 剂。

2023 年 1 月 15 日三诊：患者咳嗽大减，痰少，但未吐出来过，鼻涕少而清；昨天下午胸口有些不适，偶有口苦，睡眠不佳。面色好转，舌苔薄白，脉弦。

处方一：守二诊方，去麻黄、生姜、大枣，改太子参 30g；加冬瓜子 30g，白茅根 60g。3 剂。

处方二：生薏苡仁 500g，7 剂，水煎服。

2023 年 1 月 18 日四诊：患者诸症基本消退，偶有口苦，唯睡眠欠佳。面色好转，舌苔薄白，脉弦。

处方：北柴胡 9g，黄芩 9g，姜半夏 12g，太子参 30g，冬瓜皮 30g，金荞麦 30g，连翘 15g，芦根 30g，白茅根 30g，北沙参 30g，南沙参 30g，石斛 9g，炙甘草 9g，10 剂。


【按语】

患者 2022 年 12 月 15 日即见轻微感冒症状，且测新冠抗原阳性，但 2023 年 1 月 7 日才发热，1 月 10 日做胸部 CT 则提示右肺上叶、两下肺轻度炎症，纵隔淋巴结轻度肿大。她的病程与胸部 CT 的情况都提示我们这是新冠感染不是普通感冒，我们宁可把它想得严重一点，把它按肺炎来治，也不能轻视它。

本案辨证属三阳合病。关节不适、脚心发冷属太阳；全身症状特别是手心热，考虑阳明；胸口不适且口稍苦，病在少阳。所以用麻杏石甘汤合小柴胡汤，加羌活助麻黄之力，加知母配伍石膏有白虎汤之意，加马鞭草、冬瓜皮、金荞麦并重用薏苡仁以清肺化痰。服药第二天热即退。二诊参入和解清化方，咳嗽大减。

## 五、针药并用藿香正气散治新冠感染发热医案

T某，女，42岁。

2023年7月2日初诊。

**主诉：**怕冷、身痛半日。

**病史：**今天早上起床就感觉怕冷、身痛，自觉胸口特别冷，无汗，自己用热水泡手泡脚后出汗而有所好转。但不久又感觉身体酸痛、怕冷加重，且流清水鼻涕，咽喉有点痛，神疲乏力，胃脘不适，纳呆，进食则有点恶心，大便今天未解；没有发热的感觉，只是感觉冷，刻下体温38.3℃。自测新冠抗原阳性，为第一次感染。舌苔薄白黄腻，脉细滑数。既往有强直性脊柱炎病史。

**处方：**广藿香12g，大腹皮9g，白芷9g，炒紫苏子9g，茯苓15g，姜半夏24g，陈皮9g，桔梗9g，炙甘草6g，姜厚朴9g，麻黄3g，羌活9g，独活9g，炒苍术12g，3剂。

并予针刺治疗（取穴百会等），针刺后即感觉全身舒适，且体温降至37.6℃。

2023年7月5日二诊：患者就诊当日晚上症状还有些反复，但次日（7月3日）醒来后身上酸痛即大减，至中午则恢复正常且纳开，测体温为37.2℃。7月4日体温完全正常，诸症消失。但晚上出现咽痛，一个鼻孔塞，咽痒而咳，有白痰，易咯不多；尿道口有灼热感。刻下体温36.3℃。舌苔薄白黄腻，脉沉细。

**处方：**炒僵蚕9g，蝉蜕9g，甘草30g，桔梗30g，木蝴蝶9g，玄参30g，炒牛蒡子25g，大青叶25g，板蓝根25g，4剂。

2023年7月9日三诊：服药次日早上，尿道口灼热感除，小

便正常，余症减轻。舌苔后半白腻带黄，脉沉细。

处方：姜半夏24g，黄芩9g，干姜3g，炙甘草6g，黄连3g，大枣12g，党参15g，3剂。

药后咳除，但稍有点痰。

【按语】

既往我接诊的这类新冠感染患者，因为现实原因多数在线上看，也有线下看的，但往往已经是在后期。而这次是在发病第一天到线下当场看病，所以还采用了针灸之法，其效果是立竿见影的。至于汤剂则采用藿香正气散加味，一天多的时间热退。后又出现化热现象，先后予玄参利咽汤加清热解毒药和半夏泻心汤而解。

本文的前三案，用方用药大体相同。第四案，以辨证为主，因为本身有少阳的病机，所以用药也有雷同的地方，且用了冬瓜皮、金荞麦，所以更相似了一些。

而本案则与前几案截然不同，没有和解清化方的影子，而以辨证为主，藿香正气散温化寒湿，加麻黄、羌活、独活发汗解表。我想问，若换成和解清化方加味，会不会同样有效呢？

请读者读完本文以及本书的其他有关文章，再来回答这一问题。

## 六、清解三草汤治新冠感染发热医案

X某，男，17岁。

2024年2月7日初诊。

主诉：发热半日。

病史：患者早上开始出现发热，体温38.8℃。乏力，恶寒，稍有咽痛、鼻塞，无鼻涕，无痰，不咳嗽，纳可，测新冠抗原检测阳

性。舌偏红，苔薄白黄腻。（网诊，未把脉）

处方：柴胡30g，黄芩30g，金银花30g，连翘30g，鸭跖草30g，葎草30g，马鞭草25g，大青叶30g，4剂。

2月19日电话随访，患者服药后第二天早上就退热了。


【按语】

患者无身热的感觉，只感觉恶寒，其他的热象也不明显，唯稍有咽痛，但舌偏红，苔薄白黄腻，用清解三草汤治疗，很快退热。

清解三草汤是我在治疗新冠感染实践中开始用的一个经验方，并在甲型流感、乙型流感、支原体感染反复实践，逐渐研究定型。

它的渊源有两个。一，"清解"，源于和解清化方。二，"三草"源于我在新冠感染疫情初期开始用的一张方子：鸭跖草、葎草、马鞭草、石膏、滑石。

清解，用柴胡、黄芩、金银花、连翘，即和解清化方8味药的一半，也是小柴胡汤与银翘散的主药。其实，它们在本方的作用与小柴胡汤、银翘散已无实际的关系。

当年大学实习时，我问和解清化方的创制者黄吉赓教授：您创用的这张方中的柴胡、黄芩是不是起和解少阳作用？金银花、连翘是不是起辛凉解表，清热解毒作用？因为我看患者似乎并没有少阳证或风热表证的表现。

黄老明确告诉我，不是的。此方名"和解清化"，有和解、清热、化痰的字面意思，表明来源或者说是取自小柴胡汤、银翘散，以及千金苇茎汤中的药物，但仅仅只是表明来源便于记忆，和解清化方的方义与小柴胡汤的和解、银翘散的辛凉解表与清热解毒已经没有关系了，实际上我用这些药物的目的就是清热化痰。方中的柴胡、黄芩、金银花、连翘四药合用是极好的清热剂，若从西医学的角度看，就是抗炎。

黄老用柴胡、黄芩、金银花、连翘的常用剂量均是 30g，有时柴胡、黄芩可用至 100g 以上。而我在新冠感染的治疗及之后各种热病流行时的实践中逐渐定型的清解三草汤之清解，就是清热解毒的意思，此沿用了黄老的经验。因为金银花价格很贵，有时我用忍冬藤代替，常用量也是 30g。

三草，是鸭跖草、葎草、马鞭草。

鸭跖草是民间常用的治疗感冒发热的有效药，具有很好的清热退热效果。我的常用量是 30g。

葎草为四川名老中医陈源生先生所欣赏，是治疗结核病的特效药。此外，还是治疗不明原因低热、肺炎、上呼吸道感染的良药。陈源生先生的老友张觉人先生受陈老影响也常用葎草，在其《红蓼山馆医集》中有介绍，读者可参看。我的常用量是 30g，也有用到 60g 的时候。

马鞭草能治不明原因发热，此经验渊系旧上海名医盛心如先生。先师颜德馨教授曾写过一篇题为"医之医"的医话，谓旧上海有两位著名的"医之医"，皆知识渊博、经验丰富，能为后学析疑解难，一是程门雪先生，另一位便是盛心如先生了。颜师悬壶之初，治一久热不退的患者，汗后遍投通腑、化浊、育阴等法都不为功。请益盛先生，嘱以小柴胡汤加甜茶叶、马鞭草，2 剂热退。后颜师将此法用于多例不明原因之发热，多有效验。而其他医家亦有以马鞭草治疗上呼吸道感染的经验。我的常用量是 20 ～ 30g。

清解三草汤可以视为和解清化方加"金鱼冬竹"的简化版。后者治热毒盛、痰热重的患者，前者清热解毒而治疗无明显痰热的患者。

## 七、半夏泻心汤加味治新冠感染低热并"食复"医案

Y 某，女，72 岁。

2023 年 10 月 14 日初诊。

主诉：低热、心悸 10 余天。

现病史：患者 9 月 28 日开始发热，最高 38.5℃；伴有腹泻，大便一天五六次。外院新冠核酸检测阳性，经治疗 3 天后，大便恢复正常，热势下降。但下午始终有低热，一般在 37.3～37.4℃，且出现心慌、早醒、晨起口苦、怕热而容易出汗、纳呆；舌痛以前便有，本次感染后更明显。过去脾气急躁，现在可。去年 12 月曾经发热，当时新冠抗原检测阳性。舌紫，苔薄白腻，脉偏弦滑。

处方：姜半夏 15g，黄芩 9g，干姜 3g，甘草 6g，大枣 9g，太子参 30g，龙胆草 5g，淡竹叶 6g，莲子芯 6g，柏子仁 30g，酸枣仁 30g，生龙齿（先煎）30g，生牡蛎（先煎）30g，7 剂。

2023 年 10 月 21 日二诊：服药 3 天，诸症均消失，且胃口大开。这时家里人说要好好补补，吃了很多荤腥油腻之品，特别是鸡肉、鸡汤后，胃口又变差，下午低热又起，感觉鼻腔内发热。舌紫，苔薄黄腻，脉偏弦滑。

处方：守初诊方，加南沙参 9g，北沙参 9g，神曲 9g，7 剂。

2023 年 10 月 28 日三诊：药后体温恢复正常，胃口开，心慌消失，睡眠正常，舌痛减轻。仍有口苦，怕热，动则汗出。舌紫，苔薄黄腻，脉偏弦滑。

处方：守二诊方，加通草 3g，桂枝 2g，7 剂。

2023 年 11 月 4 日四诊：舌已不痛，口已不苦，出汗减少（其实最近上海气温异常，最高温度达到了 28～29℃）。舌紫，苔薄

黄，脉偏弦滑。

处方：守二诊方，7 剂。

【按语】

新冠第二次感染后低热缠绵，且伴心悸、舌痛、口苦，予清化湿热药物而清心肝之火，迅即获效。患者胃口大开，心情很好，家人也很开心，做了很多菜，让患者好好补一补，毕竟十多天吃不下什么东西了。不料进食油腻后，诸症复起，懊悔不已。这就是中医所谓的"食复"，复诊与原方加味而愈。

## 八、半夏厚朴汤合玄参利咽汤治新冠感染咳嗽医案

L 某，女，55 岁。

2023 年 1 月 8 日初诊。

主诉：咳嗽近 1 个月。

病史：2022 年 12 月 10 日左右，家里多人发热，检测新冠抗原阳性。此时患者也出现了咽痒咳嗽，但没有发热等其他症状，检测新冠抗原阴性。到了 12 月 26 日出现发热症状，此时新冠抗原呈阳性，热很快退了，但咽痒咳嗽从 12 月 10 日起始终未除，且感觉咽喉有口痰，吐不出，咽不下。余无所苦。舌偏紫，舌边有齿印，苔薄白腻，有瘀点，脉弦。

处方：姜半夏 12g，茯苓 12g，生姜 12g，紫苏叶 9g，姜厚朴 9g，玄参 30g，炒僵蚕 9g，蝉蜕 9g，甘草 6g，桔梗 6g，木蝴蝶 9g，7 剂。

2023 年 2 月 1 日二诊：服药 5 剂后，咳嗽基本缓解，但仍要清嗓子。最近睡眠欠佳，春节期间胸部曾有抽住的感觉。舌边有齿印，苔薄白腻，脉弦。

处方：守初诊方，去玄参，改甘草9g，桔梗9g；加苦杏仁9g，枇杷叶（包煎）15g，柏子仁15g，7剂。

药后清嗓子症状消失。

【按语】

此案咳嗽之辨治，仍遵循了我治疗咳嗽的经验。即患者既有湿阻，又有咽燥，所以用半夏厚朴汤与玄参利咽汤合方，很快收到良效。

### 九、玄参利咽汤合半夏泻心汤、半夏厚朴汤治新冠感染咳嗽医案

L某，男，49岁。

2023年1月8日初诊。

主诉：咳嗽2周余。

病史：患者诉2022年12月19日无明显诱因下出现咽喉不适，发热，新冠抗原检测阳性。后热退，但开始咳嗽，有白痰，尤其是晚上7～10点咳嗽多，咽痒而咳。此外，还有鼻涕色白。纳可，寐安，二便调。舌苔薄黄腻，脉弦滑。

处方：玄参30g，炒僵蚕9g，蝉蜕9g，姜半夏15g，黄芩9g，干姜3g，炙甘草9g，黄连3g，大枣15g，党参30g，姜厚朴9g，紫苏叶9g，茯苓30g，7剂。

服药第二天，咳即大减，唯睡前稍微咳几声，仍为咽痒引发，痰大减，鼻涕除。1月15日起咳嗽除。

【按语】

本案患者与上一位患者是同一天来看病的，临床表现有些相

似，即都有咽燥咳嗽。本案患者一方面痰色、鼻涕色白，另一方面舌苔呈薄黄腻，故用玄参利咽汤是没有疑问的，但同时合上半夏泻心汤与半夏厚朴汤，前者偏寒，后者偏温，两方一起用准确率更高一点。

## 十、小青龙汤合玄参利咽汤、玄参润痰汤、凉膈法治新冠感染咳嗽医案

Z 某，男，43 岁。

2024 年 4 月 17 日初诊。

主诉：咳嗽 3 周。

病史：患者 3 周前首次感染"新冠"而出现咳嗽，自觉咽痒而咳，吸到凉气也会咳，咽喉有痰，刚开始痰是黄绿色，目前是白色稀薄的、黏的，粘在喉咙口很难受，不容易咳出来，时常清嗓子，喝热水会缓解。伴纳呆，胃胀，吃一点就饱，怕冷（从 3 周前至今，最初有发热，热退了仍怕冷），心跳比过去快，乏力。寐可，二便调。舌胖而边有齿印，舌质偏红，有很多裂纹（自诉是天生如此），苔薄白，脉沉细弦。

处方：生麻黄 1g，干姜 1g，桂枝 1g，细辛 1g，醋五味子 1g，姜半夏 1g，生白芍 9g，玄参 30g，炒僵蚕 9g，蝉蜕 9g，甘草 9g，桔梗 6g，木蝴蝶 9g，天冬 9g，麦冬 9g，南沙参 30g，北沙参 30g，黄芩 9g，连翘 9g，栀子炭 9g，7 剂。

服药 1 剂，咳嗽即减轻；服完 3 剂，咳嗽咯痰等症即除。

【按语】

读过《半日临证半日读书》可知，我治咳嗽强调从痰、从咽辨治。本案患者咳嗽之病机有寒痰、燥痰、热痰，又有咽燥，故用小

青龙汤合玄参利咽汤、玄参润痰汤、凉膈法，药物很多，达 20 味，但其实就是原方合方，只有减味，没有加味。因此，虽然 20 味药，但思路很清晰，是有制之师。另一方面，虽有多重病机，但需要把握轻重，用药也根据病机的轻重而做剂量的调整，因药合病机，故显效很快。

## 十一、麻杏苡甘汤合和解清化方加减治新冠感染医案

Q 某，女，66 岁。

2024 年 8 月 18 日初诊。

主诉：头胀 4 日。

病史：患者长期怕冷，夏天喜欢晒太阳，但太阳底下也只有少量汗出，平时经常头昏脑胀，乏力。患者 8 月 15 日开始出现头胀，颈项板滞，自觉身体像覆盖在塑料纸上面一样更出不了汗，于是吃生姜红糖发汗，出了一点汗，自觉身体发烫，但未测体温。16 日开始咽痛，持续至今，且自觉咽喉有黏痰，咯不出来，但不咳嗽。大便 2 天未行，纳可。有湿疹病史 10 余年。舌苔黄腻，脉弦涩。

处方：生麻黄 3g，苦杏仁 9g，生薏苡仁 30g，葛根 30g，甘草 6g，柴胡 30g，黄芩 30g，金银花 30g，连翘 30g，广藿香 9g。每次煎煮 15 分钟，煎煮 3 次，服 3 次，4 剂。如症状完全消失了，停后服。

2024 年 8 月 21 日二诊：当晚服 1 剂（3 次）出汗了，第二天起来咽喉就不痛了，也没有痰了，头不胀，头项无不适，并解出很多黏的大便，一共服了 2 剂。患者告知，这几天家里多人感冒发热，均测新冠抗原阳性，她自己在 8 月 19 日新冠抗原检测阳性。原症康复，现在要求治疗湿疹。全身除头、手外都有皮疹，有时有渗出。舌紫，舌苔薄稍白腻，脉弦。

处方：柴胡 12g，黄芩 9g，广藿香 9g，生麻黄 2g，苦杏仁 9g，生薏苡仁 30g，葛根 30g，姜半夏 15g，干姜 3g，黄连 3g，大枣 9g，党参 30g，茯苓 30g，猪苓 15g，秦艽 12g，漏芦 12g，甘草 6g，4 剂。（后略）

【按语】

患者素来阳气虚弱，8 月 15 日感受湿热之邪，困于肌表与肺卫，故自觉头胀、颈项板滞、身体像覆盖在塑料纸上面一样更出不了汗。自服生姜红糖发汗，虽出了一点汗，但热邪更盛，自觉身体发烫，且出现咽痛，后二日大便亦未解。舌苔黄腻，脉弦涩，是湿热困阻、气机不畅之象。拟方麻杏苡甘汤发汗解表，开肺祛湿；合和解清化方之半，即柴胡、黄芩、金银花、连翘解表清里，泻火解毒；加葛根解表清热舒筋。药后出汗即增多，第二天早起即症状明显减退。

患者就诊时并不知道自己已经感染了新冠，医者也不知道，甚至连患者就诊前几天自觉身体发烫是不是发热也不得而知，只知道在诊室当场测了体温是没有发热的，但这并不妨碍中医辨证论治，而且获得显著效果。

## 小结

• 从我有限的经验看，对于第一次感染新冠切莫掉以轻心。尽管有不少轻症，但严重者并不少见，特别是老年人或本身有比较严重基础疾病的患者尤须"火烛小心"。而从我接手的患者看，似乎多痰热证，因此和解清化方加"金鱼冬竹"并重用薏苡仁是一个比较好的方案。从本文所举医案看，由于种种原因，他们实际所用的药物有个别存在缺货的情况，但仍不妨碍有很好的疗效。这表明和解清化方加"金鱼冬竹"并重用薏苡仁的所用药物都是堪当大任的。因此，有个别药物即使没有使用（尽管这个别药物也是"王牌药"），却仍有很好效果。

● 新冠感染的轻症，第二次感染新冠一般症状都会比第一次轻，类似于普通感冒，可以按普通感冒的治疗方案去处理，即辨证论治，如第五、第七、第十一案。也可以按我在《新冠感染疫情暴发以来我对中医治疗外感热病的一些思考》一文中所指出的，突破辨证论治的常规。比如用最初自拟的方剂：鸭跖草、葎草、马鞭草、石膏、滑石。当然我更推荐用后来逐渐定型的清解三草汤，如第六案。

● 新冠感染的后遗症，本文主要举例的是咳嗽。从这几则医案看，所用的方案都是既往我常用的。也就是说，新冠感染导致的咳嗽并无特殊之处。我既往经验可以参考《半日临证半日读书》及《半日临证半日读书二集》。

● 其他新冠感染的后遗症，比如失眠、月经不调、冠心病、痴呆，我在临床上也曾遇到，但不多，按一般的辨病与辨证治法处理可也。

2024 年 9 月 10 日

# 下篇　与心谋

# 第一辑　读书一得

## 李东垣：辨惑内外伤

### 一、东垣的问题意识

我认为中医的临床发展史，就是一个不断在辨惑析疑中前行的历史过程。

说到辨惑析疑，人们自然会想到李东垣的那本名著——《内外伤辨惑论》。其书名，就是此书的问题意识。而此问题意识，在《内外伤辨惑论》的自序中更是一览无余。

仆幼自受《难》《素》于易水张元素先生，讲诵既久，稍有所得。中年以来，更事颇多，诸所诊治，坦然不惑，曾撰《内外伤辨惑论》一篇，以证世人用药之误。

这一段话表明，李氏早年从学于张元素，打下了中医学的基础；中年之后，在临床中积累了很多经验，达到了"坦然不惑"的境界；并撰写著作，目的当然是要指出时人的错误，为之"辨惑"。

所以东垣的问题意识是很清楚的，他写文章绝不是无的放矢。

## 二、"举世医者"之误及东垣之辨

接下来我们便读到正文的第一篇，即《辨阴证阳证》，在这里东垣把必须"详辨"的缘由讲得更清楚了。他说：

> 外伤风寒，六淫客邪，皆有余之病，当泻不当补；饮食失节，中气不足之病，当补不当泻。举世医者，皆以饮食失节，劳役所伤，中气不足，当补之证；认作外感风寒，有余客邪之病，重泻其表，使荣卫之气外绝，其死只在旬日之间。所谓差之毫厘，谬以千里，可不详辨乎？

说"举世医者"似乎夸张和笼统，还是举出实例吧：

> 向者壬辰改元，京师戒严，迨三月下旬，受敌者凡半月。解围之后，都人之不受病者，万无一二。既病而死者，继踵而不绝。都门十有二所，每日各门所送，多者二千，少者不下一千，似此者几三月，此百万人岂俱感风寒外伤者耶？大抵人在围城中，饮食不节，及劳役所伤，不待言而知。由其朝饥暮饱，起居不时，寒温失所，动经三两月，胃气亏之久矣。一旦饱食太过，感而伤人，而又调治失宜，其死也无疑矣。非惟大梁为然，远在贞祐、兴定间，如东平，如太原，如凤翔，解围之后，病伤而死，无不然者。余在大梁，凡所亲见，有表发者，有以巴豆推之者，有以承气汤下之者；俄而变结胸、发黄，又以陷胸汤、丸及茵陈汤下之，无不死者。盖初非伤寒，以调治差误，变而似真伤寒之证，皆药之罪也。往者不可追，来者犹可及，辄以平生已试之效，著《内外伤辨惑论》一

篇，推明前哲之余论，历举近世之变故，庶几同志者，审其或中，触类而长之，免后人之横夭耳！

那么问题来了！何以那么多医生都搞错了，造成误治？这正是东垣要回答的问题。

脾胃之气不足而反下行，极则冲脉之火逆而上，是无形质之元气受病也，系在上焦，心肺是也。……肺绝则皮毛先绝，神无所依，故内伤饮食则亦恶风寒，是荣卫失守，皮肤间无阳以滋养，不能任风寒也。皮毛之绝，则心肺之本亦绝矣。盖胃气不升，元气不生，无滋养心肺，乃不足之证也。计受病之人，饮食失节，劳役所伤，因而饮食内伤者极多，外伤者间而有之。世俗不知，往往将元气不足之证，便作外伤风寒表实之证而反泻心肺，是重绝其表也，安得不死乎？古人所谓实实虚虚，医杀之耳！（以上引文俱见《内外伤辨惑论·辨阴证阳证》）

东垣谓脾胃之病，心肺也会受损，所以"亦恶风寒"，而世俗之医一看到恶风寒，便以为是外伤风寒表实之证，这就导致误治。类似的话，东垣又说过一遍，说得更明确。

外伤寒邪之证，与饮食失节、劳役形质之病，及内伤饮食，俱有寒热，举世尽将内伤饮食失节、劳役不足之病作外伤寒邪、表实有余之证，反泻其表，枉死者岂胜言哉！皆由不别其寒热耳。

其实，此类话在《内外伤辨惑论》的其他篇章里还有，确实有点啰唆了。不过接下来，他将"细为分解之"做出具体的鉴别诊断。先看外伤寒邪之证。

外伤寒邪，发热恶寒，寒热并作。其热也翕翕发热，又为之拂拂发热，发于皮毛之上，如羽毛之拂，明其热在表也，是寒邪犯高之高者也。皮肤毛腠者，阳之分也，是卫之元气所滋养之分也。以寒邪乘之，郁遏阳分，阳不得伸，故发热也。其面赤，鼻气壅塞不通，心中烦闷，稍似袒裸，露其皮肤，已不能禁其寒矣。其表上虚热，止此而已。其恶寒也，虽重衣下幕，逼近烈火，终不能御其寒，一时一日，增加愈甚，必待传入里作下证乃罢。其寒热齐作，无有间断也。

再看内伤饮食不节，或劳役所伤者。

亦有头痛、项痛、腰痛，与太阳表证微有相似，余皆不同，论中辨之矣。内伤不足之病，表上无阳，不能禁风寒也，此则常常有之；其燥热发于肾间者，间而有之，与外中寒邪略不相似。其恶风寒也，盖脾胃不足，荣气下流，而乘肾肝，此痿厥气逆之渐也。若胃气平常，饮食入胃，其荣气上行，以舒于心肺，以滋养上焦之皮肤腠理之元气也；既下流，其心肺无有禀受，皮肤间无阳，失其荣卫之外护，故阳分皮毛之间虚弱，但见风见寒，或居阴寒处、无日阳处，便恶之也，此常常有之，无间断者也。但避风寒，及温暖处，或添衣盖，温养其皮肤，所恶风寒便不见矣。是热也，非表伤寒邪，皮毛间发热也，乃肾间受脾胃下流之湿气，闭塞其下，致阴火上冲，作蒸蒸而燥热，上彻头顶，傍彻皮毛，浑身燥热，作须待袒衣露居，近寒凉处即已，或热极而汗出而亦解。彼外伤恶寒发热，岂有汗出者乎？若得汗，则病愈矣。以此辨之，岂不如黑白之

易见乎！（以上引文俱见《内外伤辨惑论·辨寒热》）

东垣把外伤寒邪与内伤饮食不节或劳役所伤者的辨证要点讲得很清楚了，归纳起来主要有三点。第一，前者是寒热齐作，无有间断；后者是时时恶寒，而热则为燥热，并不时时有。第二，前者即便重衣下幕，逼近烈火，依旧恶寒；后者若避风寒，及温暖处，或添衣盖，便不再恶风寒了。第三，前者之热，是皮肤表面的热；后者则为燥热，其发上彻头顶，傍彻皮毛，待袒衣露居，近寒凉处即已，或汗出而解。

上面这种情况是东垣重点辨析的，用了比较多的篇幅。另外还有一种"难决疑似之证"，就是"中热"，也需要鉴别诊断。东垣说：

复有一等，乘天气大热之时，在于路途中劳役得之，或在田野间劳形得之；更或有身体薄弱，食少劳役过甚；又有修善常斋之人，胃气久虚，而因劳役得之者。皆与阳明中热白虎汤证相似，必肌体扪摸之壮热，必燥热闷乱，大恶热，渴而饮水，以劳役过甚之故，亦身疼痛。始受病之时，特与中热外得有余之证相似，若误与白虎汤，旬日必死。此证脾胃大虚，元气不足，口鼻中气皆短促而上喘，至日转以后，是阳明得时之际，病必少减。若是外中热之病，必到日晡之际，大作谵语，其热增加，大渴饮水，烦闷不止，其劳役不足者，皆无此证，尤易为分解。（《内外伤辨惑论·辨证与中热颇相似》）

尽管东垣论述阳明中热与饮食劳役所伤相似相异的篇幅较短，但表述得很清晰，毋庸我再作申论。在我看来，虽有必要引用东垣原文，读懂他的原义，但从一个临床医生的实际需求看，这些其实并不十分要紧。因为所谓的内伤饮食不节或劳役所伤者之寒热或大热，尽管是他亲眼所见，从临床细心观察来的，但这究竟是什么病的具体临床表现呢？很难给出一个确切答案。但可以确信的是，一定是某种烈性传染病，现代不少学者认为是鼠疫。显然这在今人看来，恰恰不是内伤而属外感，但这有点扯开去了，其实不必苛责东垣。如果我们不能确定东垣所述是何种病，那其鉴别还有多大意义？如果我们确定东垣所说的是某种烈性传染病，又如何？今天的中医临床工作者能有多大机会遇到这样的疾病？所以从这一角度讲，完全按照东垣所说的外伤、内伤来鉴别，并无实际的临床意义。我们学习历代医家的著作，固然要求真，因为这是学史，这是必须的；但作为临床医生来讲，更重要的是要借鉴古人的智慧而用于今日之临床。

明白了这个道理，《内外伤辨惑论》里其他诸篇，如《辨脉》《辨外感八风之邪》《辨手心手背》《辨口鼻》《辨气少气盛》《辨头痛》《辨筋骨四肢》《辨外伤不恶食》《辨渴与不渴》《辨劳役受病表虚不作表实治之》，固然都需要读一读，但不必"逗留"太久。

### 三、内伤的病因病机——阴火理论

以上我们从脉症角度做了讨论，明白了当时医者致误之由和东垣的所见与辨析。接下来再看他对内伤的病因病机论述，也就是大名鼎鼎的阴火理论，当然东垣本人讲的是饮食劳倦论。但让人不免遗憾的是，东垣本欲辨惑，可他的阴火理论却因语焉不详，且不尽一致，又散在各处，而使后学众说纷纭。我曾写过《补中益气汤立方原意》一文，收录在《半日临证半日读书》中，此文对阴火理论做过初步的梳理，今在此基础上补充，以裨完备。

### 1. "阴火"产生的根本原因

东垣说："夫元气、谷气、荣气、清气、卫气、生发诸阳上升之气，此六者，皆饮食入胃，谷气上行，胃气之异名，其实一也。既脾胃有伤，则中气不足；中气不足，则六腑阳气皆绝于外。故经言五脏之气已绝于外者，是六腑之元气病也。气伤脏乃病，脏病则形乃应，是五脏六腑真气皆不足也。唯阴火独旺，上乘阳分，故荣卫失守，诸病生焉。其中变化，皆由中气不足，乃能生发耳。后有脾胃以受劳役之疾，饮食又复失节，耽病日久，事息心安，饱食太甚，病乃大作。"（《内外伤辨惑论·辨阴证阳证》）可见，中气不足是"阴火"产生的根本原因。

### 2. "阴火"形成的主要机制

（1）脾胃之气下流：脾胃虚衰，中气不足，"脾胃之气下流，使谷气不得升浮，是生长之令不行，则无阳以护其荣卫，不任风寒，乃生寒热，皆脾胃之气不足所致也。"（《内外伤辨惑论·饮食劳倦论》）

类似的说法还有："脾胃气虚，则下流于肾肝，阴火得以乘其土位。"（《内外伤辨惑论·饮食劳倦论》）"脾胃之气不足而反下行，极则冲脉之火逆而上。"（《内外伤辨惑论·辨阴证阳证》）"脾胃不足，荣气下流，而乘肾肝，此痿厥气逆之渐也。"（《内外伤辨惑论·辨寒热》）"肾间受脾胃下流之湿气，闭塞其下，致阴火上冲。"（《内外伤辨惑论·辨寒热》）说法不尽一致，只能大体明白其意。

（2）阴火上冲：阴火是什么概念，东垣并无明确定义，从其散在各处的文字看，心火、相火、阴中之伏火、伏溜之火、冲脉之火、下焦胞络之火等名目应该都是阴火的同义词。

阴火是怎么来的？从上一段的引文已能看出，关键还是脾胃气虚，则荣气（一说湿气）下行而导致阴火上冲。而阴火上冲的起点在哪里呢？在下焦，或说是肾，或说是肝肾。这从上一段引文中已可窥见。下面再引一段文字，因为写得相对比较详细、全面。

脾胃虚衰，元气不足，而心火独盛。心火者，阴火也，起于下焦，其系系于心，心不主令，相火代之。相火，下焦胞络之火，元气之贼也。火与元气不能两立，一胜则一负。脾胃气虚则下流于肾肝，阴火得以乘其土位。（《内外伤辨惑论·饮食劳倦论》）

### 3. "阴火"形成的次要机制

"脾胃气虚，不能升浮，为阴火伤其生发之气；荣血大亏，荣气不营，阴火炽盛，是血中伏火日渐煎熬，血气日减；心包与心主血，血减则心无所养，致使心乱而烦，病名曰悗。"（《内外伤辨惑论·饮食劳倦论》）"阴火"炽盛，则伤生发之气，荣血大亏；反过来，荣血大亏，更加剧"阴火"炽盛，可谓恶性循环。所以，荣血亏虚应属形成"阴火"的次要机制。

又，东垣论酒客病之病机与此颇有相似之处，引之如下。

酒性大热，已伤元气，而复重泻之，况亦损肾水，真阴及有形阴血俱为不足。如此则阴血愈虚，真水愈弱，阳毒之热大旺，反增其阴火……（《内外伤辨惑论·论酒客病》）

### 4. "阴火"涉及的主要脏腑

（1）脾胃：脾胃虚衰，则中气不足而下行，是"阴火"形成的根本原因和始发因素。"阴火"上冲，又"乘其土位"（《内外伤辨惑论·饮食劳倦论》），影响脾胃的功能。

（2）肾：脾胃气虚，则下流于肾，"燥热发于肾间"（《内外伤辨惑论·辨寒热》），阴火上冲。

（3）心肺："若胃气平常，饮食入胃，其荣气上行，以舒于心肺，以滋养上焦之皮肤，腠理之元气也；既下流，其心肺无有禀受，皮肤间无阳，失其荣卫之外护。故阳分皮毛之间虚弱，但见风见寒，或居阴寒处，无日阳处，便恶之也。"（《内外伤辨惑论·辨寒热》）这是一方面。另一方面"阴火"系于心，心不主令，相火代之，其内涵可能是指"阴火"在上冲过程中表现出类似心火的征象。

这里我们讲到了脾胃，讲到了肾，还讲到了心肺，但是没有提及肝。而我们之前讨论"阴火"形成的主要机制时，引用了一些东垣的话语，大家可以看到涉及肾的文字有时候是肝肾并提的，或者说东垣是把肝附在了肾的后面，但他没有单独提到过肝，所以肝在阴火理论中其实是无关紧要的。当然，在《脾胃论·脾胃盛衰论》中，有涉及肝木旺的内容，但这无关阴火。

## 四、内伤的治法与补中益气汤用药解析

理解了"阴火"的形成原因与机制，我们自然就能理解其治疗要抓住这样几个环节：补脾胃，升阳气，泻阴火，补肺气，滋荣血。当然东垣本人不是这么说。他说："当以甘温之剂，补其中，升其阳，甘寒以泻其火则愈。《内经》曰：劳者温之，损者温之。盖温能除大热，大忌苦寒之药泻胃土耳。今立补中益气汤。"

下面对补中益气汤的具体用药作一分析。

### 1. 黄芪

东垣对黄芪论述，摘引原文如下：

"补肺气，实皮毛，泻肺中火……善治脾胃虚弱。"（《药类法象》）

"（人参、黄芪）益元气而泻火邪。"（《内外伤辨惑论·饮食劳倦论》）

"肺气先绝，故用黄芪以益皮毛而闭腠理，不令自汗，损其元气。"（《内外伤辨惑论·饮食劳倦论》）

"补五脏诸虚不足，而泻阴火，去虚热……退热之圣药也。"（《用药心法》）

"（黄芪、甘草、人参）除湿热、烦热之圣药。"（《脾胃论·饮食劳倦所伤始为热中论》）

可见，按东垣的认识，黄芪可补脾胃益元气，补肺气实皮毛，泻阴火而退热。

**2. 人参**

东垣对人参论述，摘引原文如下：

"治脾肺阳气不足，及能补肺，气促、短气、少气。补而缓中，泻脾肺胃中邪火，善治短气。非升麻为引用，不能补上升之气。"（《药类法象》）

"上喘气短，人参以补之。……脾胃气虚，不能升浮，为阴火伤其生发之气，荣血大亏，荣气不营，阴火炽盛，是血中伏火日渐煎熬，血气日减，心包与心主血，血减则心无所养，致使心乱而烦，病名曰悗。悗者，心惑而烦闷不安也，故加辛甘微温之剂生阳气，阳生则阴长。或曰：甘温何能生血？曰：仲景之法，血虚以人参补之，阳旺则能生阴血……"（《内外伤辨惑论·饮食劳倦论》）

"（人参、黄芪）益元气而泻火邪。"（《内外伤辨惑论·饮食劳倦论》）

"（黄芪、甘草、人参）除湿热、烦热之圣药。"（《脾胃论·饮食劳倦所伤始为热中论》）

按东垣的认识，一方面，人参与黄芪治中气不足、阴火上冲的主要作用环节是相似的，而对气促、气短、少气之类症状尤效；另一方面，东垣赞同仲景之法，血虚以人参补之，阳旺则能生阴血，故人参还作用于形成"阴火"之次要机制。

### 3. 甘草

东垣对甘草论述，摘引原文如下：

"心火乘脾，须灸甘草之甘以泻火热，而补脾胃中元气；若脾胃急痛并大虚，腹中急缩者，宜多用之，经云：'急者缓之'。"（《内外伤辨惑论·饮食劳倦论》）

"（黄芪、甘草、人参）除湿热、烦热之圣药。"（《脾胃论·饮食劳倦所伤始为热中论》）

"生用大凉，泻热。火灸则温，能补上中下三焦元气。调和诸药，共为力而不争。……补脾胃不足，能大泻心火需用之。"（《药类法象》）

按东垣的认识，灸甘草补脾胃益元气，补肺气实皮毛，泻阴火除烦热，作用面不及人参、黄芪之宽。

### 4. 白术

东垣说"白术苦甘温，除胃中热"（《内外伤辨惑论·饮食劳倦论》），可理解有轻微的补脾胃、泻阴火作用。

### 5. 当归

东垣说"血虚以人参补之，阳旺则能生阴血，更以当归和之"。（《内外伤辨惑论·饮食劳倦论》）当归在补中益气汤中作用于形成"阴火"之次要机制。

### 6. 升麻、柴胡

东垣说："胃中清气在下，必加升麻、柴胡以引之，引黄芪、人参、甘草甘温之气味上升，能补卫气之散解，而实其表也，又缓带脉之缩急。二味苦平，味之薄者，阴中之阳，引清气上升也。"

（《内外伤辨惑论·饮食劳倦论》）可见，升麻、柴胡作用是比较专一而可倚重的，即主要作用于升阳气这一环节。

### 7. 橘皮

橘皮亦升阳气而较弱，并有调理气机之功。东垣说："气乱于胸中，为清浊相干，用去白陈皮以理之，又能助阳气上升，以散滞气，助诸甘辛为用。"（《内外伤辨惑论·饮食劳倦论》）

## 五、东垣的问题意识与后人的问题意识

前文已明确，东垣的问题意识就是为时医辨惑，分清外伤风寒与内伤不足的差异。而时医之困惑缘于外伤风寒与内伤不足有相似的临床表现，即均恶风寒，为此东垣花了大量篇幅予以辨析。另外还有一种"难决疑似之证"，前文已提及的"阳明中热白虎汤证"，也需要鉴别诊断，但东垣着墨不多；还有前文未提及的，如当归补血汤，东垣谓："血虚发热，证象白虎，惟脉不长实为辨，误服白虎汤必死。"另有零星文字，涉及表现为热的症状。其实这种表现为热的症状，如燥热、闷乱、恶热、烦热、肌热、面赤、掌中热等在临床上并不鲜见，反而是更需要正确鉴别的。所以东垣《内外伤辨惑论》《脾胃论》行世后，因为阴火理论里面阴火究竟为何，有些讲不清道不明，以致众说纷纭。反倒是"甘温除大热"之说更脍炙人口，其实《内外伤辨惑论》《脾胃论》两书中并没有这一语，这可能是后人根据书里"白术苦甘温除胃中热""温能除大热"等语而做的概括。但这颇能说明后人更关注的疑似病证不是寒而是热。

## 六、阴火究竟是虚火还是实火

后人更关注的疑似病证是"热"，这就必然要追究这种"热"

的性质是虚还是实，而且阴火理论本身就不能回避这一点：阴火到底是虚火还是实火。但这的确是一个很难回答的问题。因为阴火究竟是什么，过去众说纷纭，那又怎么可能说明白其性质呢？

本文在前面已经将阴火产生的根本原因，其形成的主要机制、次要机制，以及涉及的主要脏腑都做了一番梳理，我想在此基础上来回答阴火究竟是虚火还是实火，应该不难了吧？！我过去认为，而且我相信我的读者们也一定会认为，阴火当然是虚火。特别是我们看补中益气汤的立方原理有"温能除大热"一语，且此方组成药物如人参、黄芪、甘草、白术，按东垣的说法都是能泻火除热的。此外，还有很重要的一点，就是东垣将白虎汤证作为鉴别对象，而后者众所周知是实火为患，那阴火当然就是虚火了。

说到这里，似乎再无可疑之处了。但是，且慢……

仔细读东垣原著，我们可以发现东垣亦常用黄柏、黄连、黄芩、石膏等品。

如东垣在补中益气汤"立方本旨"里，讲完了方中八味药的运用意义之后，便说：

少加黄柏以救肾水，能泻阴中之伏火。如烦犹不止，少加生地黄补肾水，水旺而心火自降。如心浮气乱，以朱砂安神丸镇固之则愈。

而黄柏与朱砂安神丸里的黄连都是苦寒的，东垣自己在他处也是这么说的。所以与前"大忌苦寒之药泻胃土耳"不免矛盾。但可以将此理解为"从权"的用法，因东垣在其他地方多次这么说，仅补脾胃泻阴火升阳汤中就三次提及"从权"的用药方法。

补脾胃泻阴火升阳汤（柴胡、甘草、黄芪、苍术、羌活、升麻、人参、黄芩、黄连、石膏），此方方名即把治疗阴火的主要方法暴露无疑，具体用药也与补中益气汤大同小异。所谓小异主要表现在补中益气汤里未用黄芩、黄连、石膏之类药物，而仅在方后说可以用黄柏、生地黄、朱砂安神丸；而补脾胃泻阴火升阳汤则直接把黄芩、黄连、石膏放在了方里，尽管石膏后注明是"从权"而用的，另外在方后注明黄柏、知母以及利小便、行大便之药亦可以"从权"用之。

用上"从权"二字似乎把自相矛盾的程度降低了一些，但他毕竟说得那样斩钉截铁，什么"大忌苦寒之药泻胃土耳"，又说"若误与白虎汤，旬日必死""误服白虎汤必死"，不免有点危言耸听！那到底是怎么回事呢？

我揣测东垣可能想要表达的，是治疗阴火最重要的是补脾胃。如果辨证错误，没有看出脾胃虚衰，反以为是火热，因此不补脾胃，却用黄连、石膏之属，那将带来灾难性的后果。但是，如果在补脾胃升阳的基础上，用黄连、石膏，这属于"从权"——甚至他都没有这样说——这是可以的。

那人参、黄芪之属针对的是脾胃气虚、肺气虚、元气虚、中气不足；黄连、石膏之属针对的又是什么呢？

显然，只能是火。而且，不可能是虚火，而只能是实火。这似乎又有点难以理解了。

说到这里，我必须提出，其实阴火者有广义的，也有狭义的。

所谓广义者，就是整个阴火理论所包含的内容。即我们前面讲的，中气不足是"阴火"产生的根本原因，则荣气（一说湿气）下行而导致阴火上冲。这是主要机制，尚有次要机制，前述甚详，这里不赘。

而狭义的阴火，就是上述整个机制中"阴火上冲"的那个

"阴火"。

广义的阴火机制，包括的内容很多，但最重要的是脾胃气虚、中气不足。因此，从这个意义上讲，可以认为阴火是虚火。

狭义的阴火呢？就是整个阴火机制中那个上冲的火，这个火以药测证的话，可知它是实火。这里顺便说一句，虚火（虚热）的概念是很让人困惑的，我认为实际上无所谓虚火（虚热），也无所谓清虚火药（清虚热药），只有实火（实热）。这个问题说起来太复杂，以后详加讨论，这里只是简单提一句。另，本书尚有《重读董廷瑶先生桂枝汤加青蒿白薇运用经验的思考》一文，也谈及虚火与清虚火药，可参看。

而明白了狭义的阴火是实火，并且实际上并无虚火这么个东西的话，我们反过来可以说广义的阴火最重要的机制是虚，但其中夹杂了实火。

## 七、结语

李东垣本意是要在内外伤方面进行辨惑，这在他是有特殊经历的。即他遇到了一场大瘟疫，用既往的方法审视、治疗是无效的，这让他重新思考，重新进行辨证论治。但这种疫病，究竟是一种什么病，从史学角度看，当然需要研究清楚。

但我以为，这恐怕很难说清楚。举两个例子。一是2003年的"非典"，尽管一度来势汹汹，却不料很快就销声匿迹了。另一个例子就是2019年末、2020年初开始传播的新冠感染。

以此审视壬辰年的那场瘟疫，我们可知它未必就是现在一些学者认为的鼠疫，而可能像"非典"一样，昙花一现，后来再也没有重现人间；也可能像新冠感染一样由原始株演化为毒性较低的毒株并且再次感染病情较轻一样，当时没有检测手段，于是给人的感觉一样是从此在人间绝迹了。

这是从史学角度看，但作为临床医生，我们更想从临床借鉴的角度看。结果我们发现，东垣当年主要是从内外伤角度进行辨惑，后世却更看重从实热、虚热的角度进行辨析。为此我们在上一节又进行了一番辨析，最后得出了这样的结论：狭义的阴火是实火，广义的阴火以虚为主，但虚中夹杂了实火。

初稿写于 2023 年 2 月 7 日，2024 年 10 月 1 日增补、定稿

# 这三味药的处方，领我们走进
# 大塚敬节的内心

　　医家自己患病，是一个体验病痛与治疗是否有效的绝佳机会。让我们来读一读日本汉方名家大塚敬节先生的自疗经历吧！

　　数年前三月上旬的一天，我参加了一个集会，深夜才回到家中。因为太疲劳，就合衣睡着了。天快亮时醒来，感觉从喉咙至口腔非常干燥，并有灼热感。大概是因为平时入睡时把取暖炉挪开，而这一天因为太累，就这样睡着了的缘故。早饭进食很少，几乎是用茶冲下去的。从下午开始发热，超过38.0℃，变成了急性扁桃体炎的状态，咽痛难忍，咽口唾液就疼得掉眼泪。于是试用桔梗汤和半夏散来缓解咽痛，但没有效果。到了第二天，咽痛更甚，黏稠的分泌物覆在扁桃体的周围，想咯出黏痰而咳嗽时，全身汗出，痛苦不堪。这一天用了驱风解毒汤，也无效。这时忽然想到对食道癌患者使用利膈汤去除黏稠的黏液，减轻通过的困难，现在覆在扁桃体周围的黏稠分泌物能否用它来去除呢？自己现在的苦痛不也正是栀子剂使用指征之一的"心烦"表现吗？栀子豉汤是以"心中结痛"和"胸中窒"为应用指征的，咽痛不是可以看作是其延长吗？唾石之类的病变，栀子剂不也是有效的吗？这样一考虑，便觉得自己早就应该想到栀子剂了。于是，迅速取栀子 3.0g，半夏 3.0g，甘草2.0g 水煎，慢慢地喝下去。随着一口一口地咽下，咽喉部的烦热得以去除，咽下也轻松了，第二天已基本痊愈。没有比此时更能够亲身体会到栀子的难能可贵之妙处了。

大塚敬节先生罹患急性扁桃体炎，曾先后用桔梗汤和半夏散、驱风解毒汤均无效。最后用栀子、半夏、甘草三味药组成的方剂取得立竿见影之效。他之所以这样拟方，缘于这四点联想。

第一，想到了利膈汤能消除食道癌的黏液，而后者与扁桃体周围的黏液有类似之处。第二，想到了栀子剂主治的"心烦"，与其目前的痛苦表现类似。第三，想到了栀子豉汤的主治，"心中结痛"和"胸中窒"是食道的病变，而现在咽痛的发生部位正是食道的上方。第四，想到了自己曾用栀子剂治唾石，其思维方式也是联想，即唾石与食道息肉有类似处，而后者是曾用栀子剂取效的；另一方面，栀子、甘草又被认为有抗炎作用，曾用于唾石有效，那是不是也会在急性扁桃体炎上获效呢？

大塚敬节先生的医案是这样的引人入胜，他的夫子自道，让我们走进了其内心深处。我们不仅收获了治疗急性扁桃体炎的临床经验，也得到了思维方法上的启迪。回味之余，我想提出这样的问题：

首先，因为类似而引起联想，这本身不意味着必然，即便联想有四点之多，最终仍要通过临床实践的检验。显然在本案中，这三味药的方子是站得住脚的。然而我仍希望获得更多人的检验。我相信，不仅我，大塚敬节先生本人也一定有这样的期待。

其次，最后获效的那张三味药的处方，其中的半夏、甘草其实早已出现在第一次的处方上了。何以初次处方毫无效验？是症情发生了变化？因为第一天并无黏痰，而第二天开始有了黏痰。还是由于配伍的关系？因为初次处方里有桂枝，不适合病情；而栀子与半夏、甘草相伍会有特殊的效果？经方里本无栀子与半夏的配伍，这是后世的发展。大塚敬节先生此举与其说是学习后世的配伍经验，不如说是他自己根据实际情况自行组方的结果。这说明尽管他是一位经方家，但他并不恪守"经方不能加减"的信条，而是富有创新精神，通过拆方而试图去发现药与证的真正关系，进而能精简处方、重新组方。因此，他称得上是中医界里的科学家。

我愿读者诸君都来学用这栀子、半夏、甘草三味药的处方（并用慢慢咽下的方法），以试治急性扁桃体炎，看看大样本情况下的此方真实效果。不仅如此，我们还要学习大塚敬节先生的治学精神，做一个中医界的科学家，而不仅仅是做一个能看好病的医生。后者认真读书，能继承前人经验，便已足够。我们应有更大抱负。

2023 年 6 月 6 日

# 另辟蹊径，四藤调阴阳

### ——赵炳南晚年的问题意识

赵炳南（1899—1984），现代著名中医外科专家。早在1975年，其临床经验即由学生整理成《赵炳南临床经验集》一册行世。在那个书是稀罕物的年代，全国没出版过几本中医经验集，可见赵氏在当时是相当被认可的。

至于我，在大学时代即翻过这本书，但当时中医外科的病种似乎离我还有些距离，所以只是稍作浏览。直到自己临证后，慢慢接触较多皮肤病患者了，才开始对赵氏的研究。然而作为一个更多地看内科杂病的中医师，我更想谈一点赵氏晚年的问题意识。这体现在《赵炳南临床经验集》出版之后的1979年，赵氏在《新医药学杂志》上发表的《调和阴阳在皮肤科的临床应用》一文的思想与经验中。

顾名思义，此文讲的是"调和阴阳"，而讲"调和阴阳"又必须先明白什么是"阴阳不调"。赵氏谓"阴阳不调主要是表现在阴阳的偏胜、偏衰"，即阴胜、阳胜、阴虚、阳虚。但这仅仅是蜻蜓点水般一笔带过，后面则详细叙述了他在皮肤科临床实践中看到阴阳不调的具体表现。

如不定时的头疼头晕，手足常发凉，而手足心又发热；自觉畏寒，又有五心烦热，腰疼。有时出现心肾不交、水火不济症状，如心悸、心烦、失眠、健忘、头晕、耳鸣、腰酸腿软、潮热盗汗，或见睡眠不实，多梦易惊；有时出现上热下寒、上实下虚等证候，如口舌生疮、口渴唇裂，而又经常出现腹胀、腹泻、腹疼等症；女患者常有经血不调、带下淋漓，甚或小女孩虽然月经未来潮，亦可出现有白带；男患者还可因肾虚、肾寒而出现遗精、早泄、阳痿或阴囊寒冷等症，甚或出现神经衰弱、记忆力极度减退、神志错乱、视物不清等症状。脉象多表现为寸关弦滑，双尺沉细，或见中空旁实的芤脉，或三五不调的涩脉。在皮肤上的表现则是多种多样，但非特异的，如面部蝶形红斑或面部蝶形黑斑、结节性红斑、皮肤瘙痒、脱发等。最常见的病种是狐惑病（类似白塞综合征）、红蝴蝶（类似红斑狼疮），特别是这些病经过大剂量皮质类固醇激素治疗后症状更为典型。此外，皮肤瘙痒症、斑秃、皮肌炎、硬皮病等亦非罕见。总之，皮肤科疾病中如果出现上述症状者，应首先考虑阴阳不调。

透过这些文字，我们不难发现，赵氏所谓的阴阳不调，其实并不是其文一开头讲的单纯的阴胜、阳胜、阴虚、阳虚。他讲的其实是寒热错杂的复杂局面，同时还可能包含了郁证的状态。

寒热真假与错杂，是中医临床发展史上一个永恒的主题，赵氏晚年也注意到这一问题，并研究它，所以才有了《调和阴阳在皮肤科的临床应用》这篇文章。为什么他到了晚年才有这一问题意识呢？我想可能是因为赵氏早年治疗的多为中医外科疾病，阳证多，阴证少，且病情比较单纯，寒热真假与寒热错杂少之又少。而到了晚年，他的主攻方向转到了皮肤科，有的皮肤病既属于皮肤科范畴，也属于内科范畴，即便是单纯的皮肤病，他所治疗的也多是慢性疾患、疑难病症，和很多内科病一样，寒热真假与寒热错杂的问题逐渐多了起来，这时单纯用皮肤科常法、套方，效果多半不好。

我想，这应该是他晚年在临床中发现的问题。

而从赵氏叙述的患者脉症看，所谓的阴阳不调不仅是寒热错杂，还包含郁证。我们知道，针对寒热错杂，古往今来有半夏泻心汤及其类方、乌梅丸、二仙汤等，尽管用药上有差异，但寒温并用则一。而赵氏拟定的调和阴阳的用药方法却没有走类似的路径，可以说独具一格，或者说是另辟蹊径。他说：

阴阳不调的治疗原则是调和阴阳，根据临床体会，常用的药物如下。其基本方药为天仙藤、鸡血藤、首乌藤、钩藤。因天仙藤味苦性温，入肝脾肾经，苦主疏泄，性温得以通经，故可活血通络，而使水无不利，血无不活，风无不除，周身上下得以调达。鸡血藤性温味苦微甘，入心脾二经，功能活血舒筋，可祛瘀生新，乃行血药中之补品，可治腰膝酸软、麻木瘫痪、月经不调等症，长期服用可调理气血之运行。首乌藤性平味甘微苦，入心肝脾肾经，功能养血安神，祛风通络，可补中气，行经络，通血脉，能引阳入阴。钩藤性凉味甘，入肝、心包二经，其轻能透发，清能泄热，故可清热平肝、息风定惊、舒筋除眩、下气宽中。以上四药合用，可通行十二经，行气活血，通调血脉，舒筋通络，承上启下，以达调和阴阳之功。

是不是出人意料？赵氏没有常规兼施温补与凉泻，而是像他用花类药、皮类药、根类药治疗皮肤病那样，是根据药物之象来使用，那么他是不是考虑藤类药有"沟通""走窜"等特点，从而使气血、经络舒畅，阴阳得以交通而平衡？这是我的揣测。

赵氏身后，其哲嗣恩道先生说：

有关"四藤"方面的论述，到目前为止，还为数不多。"四藤"的综合作用及其机理尚不明确，所有面世的文章对"四藤"中每味药的功效，还仅仅停留在单独描述上。

我想，这是正常的，毕竟赵氏本人因为谦虚谨慎，尽管已使用"四藤"多年，但也没有最后定方。恩道先生是这样回忆的：

赵炳南在他生命的最后十年中，可以说一直有"四藤"相伴。跟随赵炳南抄方的同志都知道，几乎每一个患者的处方上都有"四藤"，特别是一些症状复杂、体质偏弱的中老年患者，尤其是中老年女性，几乎每方必用"四藤"。赵炳南的初衷，就是要比较一下用"四藤"与不用"四藤"对这些患者有哪些不同，从而验证"四藤"的特殊功效。直到1984年病重、病危时，在病榻上，赵炳南仍念念不忘"四藤"，他认为十年的时间只是走过了"初级阶段"，时间虽然不长，但"四藤"的功效、药理作用是可以肯定的，"四藤"是一个不可分割的整体，组合中的每一味药，除了发挥其固有的药性外，"四藤"整体相加，一同煎煮，还产生了某些特殊作用，这些特殊反应究竟是什么？人体吸收后又产生了何种反应？这些反应又对人体起到何种作用？这一切都有待于后人继续努力探索研究。赵老临终前，有人建议将"四藤"正式定名为"四藤汤"以慰赵老。他听后说："作为藤药可以使用，但作为一个方剂则尚不成熟，未来的路还很长。"这番话体现了赵老严谨的治学态度，也寄托了他对后人的殷切期望。

恩道先生虽是这样说的，但其实他已根据庭训及自身理解，对"四藤"做了进一步的发挥。这里剔除与《调和阴阳在皮肤科的临床应用》相同的内容，而摘录如下：

赵炳南对四藤的描述是："如果说'四藤'是一个方剂，那么天仙藤肯定是君药，占主导地位。但是，天仙藤作为一味中药，在中医皮肤科，乃至中医内、外、妇、儿科都很少得到使用。"不过，据说在 100 多年前，赵炳南在德善医室学徒时，恩师丁庆三老中医就擅用天仙藤。后来，赵炳南正式悬壶，在赵炳南医馆行医的三十年中，也用过此药，那时也是针对顽湿所致皮肤病而治疗，取其疏泄通达、除湿疏风、活血通络之功。但在医馆停业后的二十多年里不见多用。直至 20 世纪 70 年代初，"调和阴阳"一法提到日程上后，赵炳南开始再次选用此药，并给予重用。问之缘由，未得其解。

对于天仙藤，赵炳南认为："欲使人体阴阳得以调和，疏通是前提，没有疏通，其他药性的发挥必然受阻。"

在养血、活血药中，鸡血藤可以说是赵炳南所爱之药。大凡运用鸡血藤时，多有当归、丹参为伴，这也是他用药的习惯。三药为伴，也多次在赵炳南的验方中出现。在组方中，鸡血藤多用作臣药……加以川芎、香附配伍，是调和气血之要药。赵炳南之所以重视此药的运用，旨在发挥其调理人体全身气血运行的重要作用，从而达到调和阴阳之目的。

如果是组方，首乌藤多用作佐药……此药是四藤中入经最广（多达四经）的一味。具有养血安神、祛风通络、补中益气之用，能行经络、通血脉，还可以引阳入阴，促进阴消阳长，达阴平阳秘之目的。赵炳南曾称"首乌藤是一味多功能药"，盖因其涉及脏腑之多、功效之广，气、血、神、风、通、引六个方面综合调理，使人体已经紊乱的阴阳得以调和，他称赞首乌藤"用一药而益全身"。

赵炳南先定下来"三藤"，后来他又感到在舒筋、息风方面不足，于是增补了钩藤……

以上四药中，天仙藤以疏泄通经为主；鸡血藤以气血运行为长；首乌藤以布达全身为长；钩藤以舒筋息风为用。四药合用，可通达十二经，疏泄通经，行气和血，通调血脉，舒筋活络，承上启下，以达调和阴阳之目的。"四藤"功能广泛，但多而不乱，广而协调，诸药各司其职，又相互补充，使人体失调的阴阳得以平衡，诸病得去，身自安康。

从以上的论述可以看出，尽管患者是寒热错杂，或者说是上热下寒，但赵氏组方并没有寒热并用，或清上温下，而是采用"四藤"疏通而协调，以此来达到调和阴阳的目的。这自然是非常有新意的，值得临床进一步验证、探究。

此外，前面我还说道，从赵氏所叙述的脉症看，患者除阴阳失调外，应该还有点郁证在。这一点，赵氏原文及恩道先生均未谈及，只是我的揣测。而历来治疗郁证多用柴胡剂、越鞠丸之类，调畅气血是常用的方法。从赵氏父子对"四藤"的论述看，他们也强调"四藤"组方的行气活血效果，这似乎说明我的揣测还是有点依据的。

在文章的结尾，我想说"调和阴阳"和"四藤"的运用，是这位一辈子钻研中医外科，进而专攻皮肤科的老中医的最后心悟。我觉得这可以说是"皮肤科大内科化"的一种表现，正是这种"大内科化"，使古今医家、不同科别的医家有了"心灵沟通"的基础。

2022 年 12 月 5 日

# 《朱涛如临床治验》体例上的新意

最近读到一本刊行于 1977 年的非正式出版物——《朱涛如临床治验》（芜湖市卫生局）。此书在临床经验上倒没有特别让人惊艳的地方，却于著述体例上颇有点与众不同，那就是在病症的诊治上区分"多见类型"与"偶见类型"，并依此进行论述。

作者认为："既要发挥中医学辨证论治的优越性，又应尽可能地简化辨证论治的方法，划分辨证论治的范围。既要认识病因发病的一般性，也要认识疾病演变的多样性。""为此，特把某些专题中必须分型论治的，标明为'多见类型'和'偶见类型'两类，俾在临床的实际操作中胸有成竹，不致因分型之繁而莫衷一是。"而"所谓多见类型，乃每日所见之多发病；所谓偶见类型，是对多见类型相对较少的病例或较重的病例而言。幸勿误认为'罕见仅有'者而忽视。"（以上引文见该书《凡例》）

不能不说，朱涛如先生的文字不甚流畅，读来有点疙疙瘩瘩，甚至有不太妥当之处，如把"较重的病例"也纳入"偶见类型"是不符合逻辑的，但无论如何，作者的大致意思是清楚的。

所谓的"常见类型"与"偶见类型"，用古人的话说，就是"常"与"变"、"经"与"权"。这样的话题，尽管古往今来，常有人谈及，但在著述的体例里鲜明地提出，且在诸病症里均辟出"常"与"变"而分别论述，就我有限的读书范围言之，是未曾见的。

诚如朱先生所言，作为医者，"既要认识病因发病的一般性，也要认识疾病演变的多样性"，"常"和"变"都要掌握，这样才是全面的。因此，作者在《凡例》中说"幸勿误认为'罕见仅有'者而忽视"，似乎只是希望读者不要忽略"变"，而未强调"常"。其实在《自序》里，还有"为了使初学临床工作者掌握发病规律，特提倡在处理常见疾病中必须熟悉每一病种中的'多见类型'和'偶见类型'的病例区分。突出重点，以简御繁，循序渐进，是必要的学习途径和工作方法"。这样两句话之意显然是先要掌握"常"，以"以简御繁"；进而掌握"变"，即所谓"循序渐进"。把这分别见于《自序》与《凡例》的两段文字结合起来看，才是完整的、不偏不倚的。

我曾在《〈圆机活法与达方效药丛书〉总序》一文里写道：

"常"与"变"都是很重要的。"常"是基础，"变"是提高。"变"是需要不断变的，这意味着进步；"变"是需要不断总结的，这样"变"才能变为"常"，因而"常"也在不断变，不断完善。这是中医发展之路。

对个人而言，当然首先要学常法，打基础，之后广读书，多临床，其不断提高的过程，就是多识变法，实践变法，总结变法，将变法转化为常法的过程。

因此，当读到朱先生之书时，对这位老中医能有这样创新体例的做法感到难能可贵。但作为一个藏书万卷的老书虫和"中年临床工作者"，则更愿意读到充满变法的医书，只是这样的书确实太少了。

2024 年 1 月 23 日

# 金庸和我不谋而合

2023 年 7 月，我曾在微信公众号上发表过一篇短文，题目是《我不喜欢〈世说新语〉》。文章说：

过去的 20 年里，我曾两度拿起《世说新语》，却都只读了一小部分，便废书不观。这样一部人人都叫好的书，缘何我就读不进去呢？

近来明白了，原来是我讨厌里面人物的装。

真的追求自由，或获得了自由，何须故作姿态？只是自然而然地生活、工作，这本就是平淡无奇的，原没有那么多令人称美的轶事。退一步说，即便有轶事，也根本不必让世人皆知。现在搞得世人皆知，这正说明他们是有意传播出去的。

所以，《世说新语》里的很多名士，不过假名士而已。真正的名士，必是隐士，人们绝少知之。

今时那些有名士样子的，或有名头，或有轶事传来的，大抵也是如此。

至于世人喜读《世说新语》，喜谈《世说新语》，那是因为缺什么就喜欢什么。这个社会历来便是如此，过去缺，现在还是缺，因此假名士依然风头正健，而人们喜欢这一套。

2023 年 7 月 2 日

最近读到金庸先生的一篇文章，没想到他和我的观点一致。

在《蔡澜是一个真正潇洒的人》中，金庸先生说：

我小时候读《世说新语》，对于其中所记魏晋名流的潇洒言行不由得暗暗佩服，后来才感到他们矫揉造作。几年前用功细读魏晋正史，方知何曾、王衍、王戎、潘岳等这一大批风流名士、布衣子弟，其实猥琐龌龊得很，政治生涯和实际生活之卑鄙下流，与他们的漂亮谈吐适成对照。我现在年纪大了，世事经历多了，各种各样的人物也见得多了，真的潇洒，还是硬扮漂亮一见即知。

前一阵，我和大女儿一起读一本文言短文的选本，里面即有两则《世说新语》的故事，我问她读后有什么感觉，她说就一个字——装！

我十二岁的女儿一看便知，金庸先生却要到"后来才感到他们矫揉造作"，也许人单纯一点，或者愿意从常识出发思考问题，更容易接近真相吧！

2024 年 9 月 27 日

# 第二辑　人物故事

## "索性不看病了"与"索性不吃药了"

### ——程馥馨教授的两个故事

　　20多年前我读大学时,《西医诊断学》和《西医内科学》的主讲老师是程馥馨教授。他是新中国成立前医学院（印象里，好像是圣约翰大学医学院）毕业的老一辈的西医大夫。程老师年近古稀，长得很瘦小，高度近视，可以说是其貌不扬，但上起课来极其认真，对我们的要求也非常高。

　　关于程老师，有两件事给我留下了很深的印象。

　　第一件事，发生在《西医诊断学》课上。这应该是程老师在讲西医体格检查时，说起他退休后，为什么不看专家门诊。因为他以前对每一位患者都要做一遍体格检查，而做一遍体格检查至少得十几、二十几分钟，现在年纪大了，没这个精力了。而不做一遍体格检查，他会觉得心虚，会觉得没法做出正确的判断，那这样还怎么做医生呢？所以他宁可选择不再看门诊了。

　　另一个故事，是程老师教研室的陈主任在讲课时说起来的。他说程老师如果感冒发热了，不会吃一粒药的，再难受也不会吃药。因为感冒的病因，绝大多数都是病毒，而西医当时并没有针对性的药物，只有对症的，即缓解症状的药物，比如解热镇痛类药物。所以他选择硬扛。陈主任笑程老师有点老派，他说我感冒了就吃对症的药，因为不想让自己难受。

　　老先生的个性如此！或许有人说他迂腐，但我更愿意说他有信念，有原则，不敷衍。因为深信他数十年所学和所从事的工作，所以坚持原则。他不想糊弄患者，也不想糊弄自己。因为他知道目前病毒性感冒没有什么好的对因治疗的药物，仅有改善症状的药物，那索性就不吃药了。他有信念，有原则，绝不敷衍患者，也不敷衍自己。这是让我对他肃然起敬的地方。

　　而程老师如果活到今天，应该90多岁了。如果他现在还在医院里看急诊，我挺担忧他的。对那些来看病希望用药，甚至希望静脉输液的患者，以他有点不近人情、绝不敷衍的特性，会不会和患者吵起来……

　　但我想，这就是老一辈知识分子的风骨！

　　当然我今天所讲的，纯粹从西医角度出发，因为程老师是不懂中医的，所以他没有选择中医。这是另一回事儿，这里姑且不谈。

　　初稿写于2022年12月18日，2024年7月26日修改定稿

# 想起了一位爱看云的老人

那年夏天买到本《剑风楼诗文钞》，原来裘沛然先生是位爱看云的老人。那时暑假也会到大学宿舍里住几天，我们的房间在走廊尽头，尽头有窗，透过窗户可以看到夕阳下的云变幻无穷。此时会想，也许那位老人正在附近的剑风楼上吸着烟，看着云吧。其时读裘老《壶天散墨》钦佩不已，视其为见道高人。

不过，我看云不多。舍友花满楼常搬张凳子出来一边看云，一边吞云吐雾。

2023 年 8 月 9 日

# 回忆段逸山老师与我们班的课堂

今天收到了段老师寄来的《段逸山解读医古文》，思绪一下子回到了 1996 ～ 1997 年的《医古文》课堂。

那个青葱岁月，我们班有幸，《医古文》全国统编教材的主编段逸山老师亲自给我们讲授这一课程。老师那时五十六七岁，站在讲台上，身板挺得很直，声音洪亮，板书拙朴而大气，有一种雄壮的美。他的课显然是经过精心设计的，有时通过讲故事而带出课文，有时一上来就让我们讨论，有时突然就做一次断句测验，所以上段老师的课不会有四平八稳的感觉，反而会有点出其不意的趣味。老师是非常热爱课堂的，若干年后我回到母校任教，教学处请老师给大家讲如何上好课。我记得段老师说，他每次讲课都有激情，讲完课就是一身汗，哪怕是冬天。

曾有一次，段老师让我们前后同学四人一组，讨论某篇课文所附短文的断句练习题。这篇短文出现了"……汤证……"这样的文字，我们组的另三位同学认为句读应该放在"汤"字后面，即"证"属于下一句。因为当时我们刚接触中医课程，只知道某方剂，哪里知道"方证"的概念，看到某汤，当然就认为应该断在"汤"字后面，否则断在"证"字后面，那"某汤证"是个什么玩意儿。而我因为其时已经读过《名老中医之路》，喜欢刘渡舟、江尔逊、胡希恕等先生关于伤寒方证的学问，好像那时黄煌教授的《中医十大类方》刚出版，我已在南京东路新华书店买到并拜读，所以能正确断句，这就引起了其他同学的惊讶，有的同学还跟我打起赌来。因此，《医古文》的课堂讨论，气氛是很热烈的，我想这正是段老师想要的效果。

这次断句讨论，最后由我这个《医古文》课代表来报告答案，结果基本都对，因此得到了老师的肯定。而同学们则惊奇为啥我能把"汤证"给断对了。其实是没啥可稀奇的，无非是多看了一点书而已。

讲到这里顺便一提，在我印象里，药证、方证概念在我们中医药高等教育体系中几乎是阙如的。如果有，那也是在《伤寒论》的课程里有一点，但也要看教师是否看重这一概念，如果只重视普通的辨证论治而不把药证、方证当回事儿，那恐怕就不会讲。除此之外，我印象中，好像就是在《医古文》教材某篇课文后的一道练习题里悄悄藏着呢。

当然，这是题外话了。我觉得当年给我们授课的老师里，属段老师最喜欢组织课堂讨论了。所以，后来我当老师的时候，教学处组织 PBL（基于问题的教学方法）教学，我真觉得没有必要。说穿了这不过是一种形式，真正好的老师没学过什么 PBL，却自然而然地就懂得如何设计教学，就懂得如何引导学生思考，就懂得如何调动课堂气氛。

段老师就是这样的榜样。

因为曾亲身体会过段老师给我们上课，知道好老师是怎样的，所以我成为教师后也很热爱课堂，并琢磨怎样才能上好课。

我的教学生涯不长，完整讲《中医各家学说》课程就两年。后来辞去公职，教过一些中医课程，做过一些中医讲座，不算多，但我觉得自己对于教学的思考与实践还是比较深入的。

　　我认为作为中医教师，首先，当然是要自己有临床心得，有与众不同的东西可以分享，否则就是自己的嘴巴在讲别人的东西。其次，就是要设计课程。这里的关键是要把引导学生或听众独立思考作为指导思想。这样你就会设计并抛出很多问题，让他们从一开始就进入"烧脑"的状态，然后步步深入，讲到最后，要让大家有恍然大悟的感觉，这就成功了。

　　由段老师与我们班的《医古文》课堂回忆起头，后来却讲起了我自己的教学理念与实践，这也不能算太跑题，毕竟我是段老师的学生，得老师亲授三门课程（《医古文》、《医古文（二）》、《中医文献学》），但现在还是要说回到段老师。

　　老师在耄耋之年，将毕生讲授《医古文》的精华汇集成册，这实际上就是"《医古文》精品课程"的文字版呀，所以无缘亲聆这位全国中医药高等学校教学名师讲课的读者朋友们，不妨读一读这本厚重之书。

2024 年 8 月 16 日

# 取舍之间

前些天去看望著名法语文学翻译家周克希先生，谈到上半年他的画展。周先生说那全是去年画的，今年不画了。我问为啥。他说："去年拾起青年时代画画的爱好，虽然经过尝试，也获得乐趣，但毕竟精力有限，想要再画得好一点是很难了。如果我还年轻，哪怕是五十多岁，我也会再继续画，但现在毕竟已八十多岁了，还是把仅剩的精力留给写毛笔字吧。"我说那您还翻译吗？周先生说："现在再翻译，无非是量上的区别了，所以也没必要再做这样的工作了。时间还是用在写字上吧，或许我的字还能写得再好些。"

周先生早年从复旦大学数学系毕业，后在华东师范大学数学系任教，中年转行从事法语文学翻译。这样的跨界，当然非智者不能，更非勇者不能。在上海译文出版社退休后，立志翻译《追寻逝去的时光》这部翻译难度极大的鸿篇巨制。但十年一剑，不想仅翻译了这部名著的七分之三，年过古稀的周先生决定放下。我想，当年拿起来固然是需要底气，也需要勇气的；但放下，个中的取舍也是需要智慧，并需要勇气的。今年81岁的他，又有新的拿起和放下，这显示了他多方面的修养、能力和不老的心态，同时也显示了他会取舍的智慧和勇气。

说到这里，我不禁想起了辛丰年先生的暮年散书。这位著名的书虫在晚年将大部分的藏书都散出去了，"最后留下的只是百十来本"，并谓"我将靠这小小一堆书送走自己的残年"。在这篇题为《杂食书虫的残梦》的文章里，辛先生列出了"艰难的抉择"后留下来的书的部分书目。其中有些书过去他都曾反复读过。如《鲁迅全集》，"虽曾通读，还不止一遍……现在要抓住最后的机会，'带着问题'好好再读一遍"；曹聚仁先生的《我与我的世界》前后看过大约十来遍了"；张岱的《陶庵梦忆》"读了无数遍"；丘吉尔的《第二次世界大战回忆录》（中译本）"我仔细通读过两遍，做了笔记，留下它是还想再读"；斯蒂文森的《金银岛》（原文本）"重看过多少遍也说不清了"。在文章的最后，辛先生说："看看如今的局面，想起不知天高地厚的青年时代，求知欲爆炸，竟做过'读尽天下好书'的春梦，真是啼笑皆非！"

年轻时精力充沛，想要"读尽天下好书"，虽不免天真，但勇气可嘉；老年人精力涣散，仍期望做点自己喜欢的事，还能有所"得"（已经无关乎名与利了），辛先生自嘲这"如今的局面"，其实却有着老年人历经沧桑的智慧。

我自少年时代就喜欢买书；而立之年便坐拥书城；40岁后稍知取舍，但控制不住对书的贪欲，所以一边散书一边买书；去年疫情期间倒是整整一个季度未购置一本书，但此后故态复萌。不过，很快就到知天命之年了，读了半辈子的书，近来似乎更懂得精读与专注的好处，所以于周克希先生的谈话及辛丰年先生的文章别有体会，大概是到了应当少买书而精读书的年纪了。

2023 年 10 月 17 日

# 第三辑　方药发明

## 栀子豉汤及其四首类方古今运用详解

标题所说的栀子豉汤之四首类方，指的是栀子甘草豉汤、栀子生姜豉汤、栀子干姜汤和栀子厚朴汤。本文主要从这五首方的原主治阐述、后世古往今来的诸多运用这两方面作详细论述，最后则介绍笔者的治验。

### 一、原主治阐述

#### （一）方源

宋本《伤寒论》76 条：发汗后，水药不得入口为逆。若更发汗，必吐下不止。发汗吐下后，虚烦不得眠，若剧者，必反复颠倒，心中懊恼，栀子豉汤主之；若少气者，栀子甘草豉汤主之；若呕者，栀子生姜豉汤主之。三十八。

**栀子豉汤方**

栀子（十四个，擘）　香豉（四合，绵裹）

上二味，以水四升，先煮栀子，得二升半，内豉，煮取一升半，去滓，分为二服，温进一服。得吐者，止后服。

### 栀子甘草豉汤方

栀子（十四个，擘）　甘草（二两，炙）　香豉（四合，绵裹）

上三味，以水四升，先煮栀子、甘草，取二升半，内豉，煮取一升半，去滓，分二服，温进一服。得吐者，止后服。

### 栀子生姜豉汤方

栀子（十四个，擘）　生姜（五两）　香豉（四合，绵裹）

上三味，以水四升，先煮栀子、生姜，取二升半，内豉，煮取一升半，去滓，分二服，温进一服。得吐者，止后服。

宋本《伤寒论》77条：发汗若下之而烦热，胸中窒者，栀子豉汤主之。三十九。用上初方。

宋本《伤寒论》78条：伤寒五六日，大下之后，身热不去，心中结痛者，未欲解也，栀子豉汤主之。四十。用上初方。

宋本《伤寒论》221条：阳明病，脉浮而紧，咽燥口苦，腹满而喘，发热汗出，不恶寒反恶热，身重。若发汗则躁，心愦愦反谵语。若加温针，必怵惕烦躁不得眠。若下之，则胃中空虚，客气动膈，心中懊憹，舌上胎者，栀子豉汤主之。方十一。

肥栀子（十四枚，擘）　香豉（四合，绵裹）

上二味，以水四升，煮栀子，取二升半，去滓，内豉，更煮取一升半，去滓，分二服，温进一服。得快吐者，止后服。

宋本《伤寒论》228条：阳明病，下之，其外有热，手足温，不结胸，心中懊憹，饥不能食，但头汗出者，栀子豉汤主之。十五。用前第十一方。

宋本《伤寒论》375条：下利后更烦，按之心下濡者，为虚烦也，宜栀子豉汤。方十六。

肥栀子（十四个，擘）　香豉（四合，绵裹）

上二味，以水四升，先煮栀子，取二升半，内豉，更煮取一升半，去滓，分再服。一服得吐，止后服。（此条亦见《金匮要略·呕吐哕下利病脉证治》44 条）

以上为栀子豉汤证之原文，兼及栀子甘草豉汤证与栀子生姜豉汤证。下面是栀子干姜汤证、栀子厚朴汤证之原文。

宋本《伤寒论》79 条：伤寒下后，心烦腹满，卧起不安者，栀子厚朴汤主之。方四十一。

栀子（十四个，擘） 厚朴（四两，炙，去皮） 枳实（四枚，水浸，炙令黄）

上三味，以水三升半，煮取一升半，去滓。分二服，温进一服。得吐者，止后服。

宋本《伤寒论》80 条：伤寒，医以丸药大下之，身热不去，微烦者，栀子干姜汤主之。方四十二。

栀子（十四个，擘） 干姜（二两）

上二味，以水三升半，煮取一升半，去滓，分二服，温进一服。得吐者，止后服。

### （二）原主治之脉症归纳

从上述《伤寒论》《金匮要略》条文可知，栀子豉汤证主要脉症涉及三方面。

第一，是精神症状。如"虚烦""不得眠""反复颠倒""心中懊侬"等。

第二，是心胸部及胃脘症状。如"心中懊侬""胸中窒""心中结痛""胃中空虚，客气动膈""饥不能食"等。

第三，是发热症状。如"烦热""身热"，可伴有"手足温""但头汗出"等。

此外，原文还提及舌苔异常、按之心下濡。

如兼见"少气"，则用栀子甘草豉汤。如兼见"呕吐"，则用栀子生姜豉汤。如兼见"腹满"，则用栀子厚朴汤。至于栀子干姜汤证，原文仅述"身热不去""微烦"两症，但因为此两症本身即包含在栀子豉汤证中，现既然另立一栀子干姜汤，以药测证而知此方证当有下利之症。

### （三）原主治之病机分析

前人及时贤常把栀子豉汤证之病机称为"余热郁扰胸膈"。即病因为热，病位在胸膈。说病因为热，自无疑问。但把热说成"余热"，则未必恰当。猜想他们这么认为：一是因为以药测证，以为栀子豉汤药仅两味，而清热唯有山栀，似乎效力不强；二是因为经文有"发汗吐下后"之语，以为病邪已经攻逐法而衰减，故称之为"余热"。其实这样的认识属于想当然。若读过相关医案（见下）可知，栀子豉汤的威力绝不可小觑，故千万不要用"余"字来限定"热"字。

至于病位在胸膈则更属似是而非。因为，胸膈在这里只是一个症状所在的部位，而非具有辨证意义的病位。譬如一患者舌尖痛，我们结合其他脉症，说他心火旺。在这里，舌尖只是症状发生的部位，心才是病位。同理，胸膈是不能作为病位看待的。

那栀子豉汤证的病位在哪里呢？坦率说，用我们习用的固有术语是很难表达的。

如按《伤寒论》本身的六经框架，此证显属阳明。但范围还嫌太大，阳明病之下还有白虎汤证、诸承气汤证等，如何用病位的术语与此两者相区别？

或说热在气分，尽管这不是《伤寒论》的固有术语了，而是后世温病学的术语，但不妨借过来一用。说它是气分，这是没错的，但同样失之范围太大。

也有说热扰心胸的。"胸"不具备真正的辨证意义，而"心"则为脏腑辨证的病位。说病位在心，应该也是妥当的，但这么说与黄连类的方剂之病位又该如何区别，似又成为一个问题了。

总之，栀子豉汤证之病位，说在阳明，在气分，在心，并无不妥，但又都不是最为精当。由此我们也可知前人或时贤把病位说成胸膈是不妥当的，却也不能说一无是处，那好处就在于它可以与其他方证的病机做出区别。

至于栀子甘草豉汤证、栀子生姜豉汤证、栀子厚朴汤证之病机，自然与栀子豉汤证病机雷同，只有少许之差异，读者自能领悟，不必赘言。而栀子干姜汤证之病机，则在病因中有"热"而又有"寒"，病位则同样难以给予精当的表述，而只能笼统地说上热下寒，其问题与"热扰胸膈"是一样的。

## 二、后世运用详解

栀子豉汤是著名的经方，但因其仅两味药，后世虽运用甚多，然多加了不少药味，真正用原方而极少加味者还是比较少见的。栀子豉汤之类方栀子甘草豉汤、栀子生姜豉汤、栀子厚朴汤、栀子干姜汤也是同样的情况。下面的介绍从两方面展开，一是医家，二是运用的突破或特色。

### （一）医家方面

日本医家松川世德、大塚敬节，我国现代的刘渡舟、曾荣修、费维光、崔章信、闫云科、赵俊欣、张立山对栀子豉汤或其类方极少加减，这是很难能可贵的。而清代名医叶天士用栀子豉汤虽然加减较多，但用得极广，足以启发后学。下面按此顺序分别介绍。

### 1. 松川世德

（1）血证

邑民金五郎妻，年二十五，下血数日，身体倦怠，心烦微热，服药罔效。予与本方二帖，下血减半。妇人喜而乞药，与上方数帖痊愈。

岳母某君，因跌仆而损伤腰部，近日下血，小腹微痛，服药无效。余以为跌仆惊惕所致，乃进本方数帖而痊愈。

伴藏之妻，产后下血过多，忽唇舌色白，气陷如眠，脉搏似有若无，几濒于死。乃作荐嗅苦酒（邢斌按：据《皇汉医学》，荐嗅即川芎，苦酒是醋），于本方中加甘草与之，半时许尽服五六帖，忽如久睡方醒，豁然病愈。

月洞老之妃，年七十余，鼻衄过多，与诸止衄方无效。予问其状，颇有胸烦之候，因作本方与之，四五日后来谢曰：服方后立止。

柳皋田长助，年八十许，一日鼻衄过多，郁冒恍惚，乃与本方而愈。

某妇人，年二十五六，稍动作即心中悸而下血，病发则寻医乞药。以余不亲诊之，固辞不已，因附之以本方三帖。数日后，遣一仆来告曰：服良方已痊愈。

（2）便血后浮肿、烦悸、呕吐等症

松川邑兵藏，便血数日，虽服药渐愈，但身体无色，面部及两脚浮肿，心中烦悸，头微痛，时时呕，寸口脉微。与本方加生姜而愈。

（3）感冒后泄泻、纳呆等症

一老人冒风，发寒热，使服发表之剂，下利数行，饮食不进，疲倦怠甚。与本方，利止，食进，病愈康复如常。

（《腹证奇览》，稻叶克、和久田寅原著，梁华龙、陈玉琢、陈宝明编译，中国中医药出版社 2017 年出版）

邢斌按：我们看上述医案，患者大多有心烦之症，这自然是秉承了《伤寒论》的条文，可以看成栀子豉汤证的主症。至于出血，是上述医案中多数患者的最主要症状，或者说是最需要解决的问题，也是松川世德对栀子豉汤及其类方临证发挥的一大贡献。但这是基于栀子这味药本身具有的凉血止血作用。

除此之外，我们还要留意一点，那就是不少患者有虚象。如邑民金五郎妻"身体倦怠"，伴藏之妻"唇舌色白，气陷如眠，脉搏似有若无"，松川邑兵藏"身体无色……寸口脉微"，一老人"疲倦怠甚"。这些虚象多数可能是失血引起的，最后一则医案的老人"疲倦怠甚"则可能是湿热导致的。前者可用血止而正气来复解释，最后一案取效则是正确的辨证论治的结果。当然，这样的分析是根据传统的中医理论，抑或栀子豉汤本身即能补虚也未可知。但不管怎样，这些案例提示我们，见到虚象未必不能用栀子豉汤，甚至应该大胆尝试着去用。

### 2. 大塚敬节

（1）痔疮术后肛门瘙痒

57 岁男性，连续 3 次痔疮手术后出现肛门周围瘙痒。手术医生给予了某种软膏，外涂后仍不见效果，瘙痒程度丝毫未减，甚至影响夜间睡眠。无蛲虫，大便无特殊异常，肛门周围干燥，略显青色。投予栀子甘草豉汤，治疗三周左右，基本痊愈。

《伤寒论》论述栀子豉汤治疗"身热不去""虚烦不得眠""心

中懊恼"等症。栀子甘草豉汤用于有上述症状而处于急迫状态者。我从以上各点得到启发，而对该患者使用了栀子甘草豉汤。

（2）食道炎和食道息肉

我喜欢吃糯米黏糕，而且不管吃什么，速度都很快，是急性子。在宴会上或者和朋友一起吃饭，我搁下筷子时，再看周围的人，一般刚吃一半。鉴于这种情况，我努力让自己慢慢吃饭，可是这种小时候形成的习惯，很难改变。因为这种急性子，就不时有被热茶烫嘴或喉咙被烫疼的事情发生。

一次，当急急忙忙地吃下一块热的烤黏糕时，感觉食道疼痛，大概是引起了食道烫伤。随后即使进流食也感觉胸口堵塞样疼痛。我想起了《伤寒论》栀子豉汤条对"胸中窒者"和"心中结痛者"应用栀子豉汤的论述，便想试用栀子豉汤治疗。栀子豉汤为栀子和香豉二味药物组成，但不凑巧手头没有香豉，便代之以甘草入了药。之所以用甘草，是想到了它具有的镇痛作用。没想到服药一次就感觉到了显著的效果，为其如此好的效果吃了一惊。

基于这次的实际感受，我写了一篇栀子豉汤有效治疗食道炎的报告，发表在1933年春阳堂发行的《汉方临床提要》上。三四年以后，福冈一位名叫栎本的药剂师读到了《汉方临床提要》，对一名在九州大学被诊断为食道息肉，只有牛奶等流食才能通过食道，必须手术治疗的患者，采集自家庭院栽种的栀子的果实（栀子），制成煎剂，成功治愈。我看到了这篇刊登在药学杂志上的报告，该病案也是以"胸中窒者"为应用指征的。

邢斌按：本案医家本拟用栀子豉汤，不料手头没有豆豉，而以甘草替换，不意效如桴鼓。这说明经方不能加减之说未必正确，相反还提示我们甚至应当主动地做一些加减的试验，特别是减去一些药物，从而逐渐弄明白这些经方中药物的真正用途。

（3）急性肝炎

26岁男性，约10天前出现超过38.0℃的高热，两三天后体温下降而随之出现黄疸。现在的症状有胸中感觉堵塞，恶心，心情沉重，全身到处瘙痒，口渴，小便呈茶色且量少。大便为灰白色，一天3次，量少。全腹软弱，心窝部无膨满。对于急性肝炎的黄疸患者，多为茵陈蒿汤证。但该患者腹部柔软，各处均无膨满的感觉，并且也没有便秘，我觉得使用茵陈蒿汤很勉强，便投予了栀子生姜豉汤。

服药四五天后，胸部的堵塞感和瘙痒消失了，但尿量少和黄疸仍存在，便改投茵陈五苓散。服药一周后来诊，黄疸已完全消失。

栀子生姜豉汤为栀子豉汤加生姜而成，以胸中堵塞感和恶心为应用指征。但该病例也许应该一开始就使用茵陈五苓散为好。

邢斌按：此案先后用栀子生姜豉汤与茵陈五苓散而愈，一开始用栀子生姜豉汤也是有一定效果的，但大塚敬节先生却说："该病例也许应该一开始就使用茵陈五苓散为好"。其反思与精益求精的精神让人肃然起敬。但尽管大塚敬节先生对这则医案还不甚满意，我仍选录于此，因为这对我们理解栀子生姜豉汤的应用指征还是有益的。而且，大塚敬节先生说此方"以胸中堵塞感和恶心为应用指征"，而实际上患者不仅胸中堵塞感消失了，而且瘙痒也消失了。这应该是此方中栀子的疗效。

（4）舌下长出的唾石

一位在锦丝街经营美容店的妇人，两三天前发现舌头下面长出一个小舌，疼痛，影响睡眠。我想过去所说的重舌大概就是指这种情况吧。模仿治疗食道息肉的例子，对该患者投予了栀子加甘草。于是在服药的第二天，患者拿来了蚕豆大的淡褐色石头。原来服药后第二天早上，患者对着镜子看到新出的小舌端有个破口，有个硬东西要冒出来，随即用镊子夹了出来，便是这个石头，是一块唾石。这是一个使用栀子剂去除舌下腺结成唾石的病案。

前年，有一例与上述相同的病案。患者是埼玉县某镇一个蔬菜店的女主人。前一段时间，舌下长出一个小肿物，数天前突然增大，渐渐地疼痛加重，甚至合不上口了。外科医生说不做手术治不好。我诊察后，认为与前例相同，也是唾石。这次以栀子代替排脓散的桔梗，制成栀子枳实芍药汤予患者。前例的患者并没有清楚诊断唾石，给予栀子加甘草的目的是抗炎，如果确实是唾石的话，还应当加入枳实和芍药为好。该患者也是在服药的第二天，自然排出一个蚕豆大的唾石而愈。

邢斌按：这里两则医案，前例因食道息肉而引起联系，用栀子、甘草而愈；后例医者想到的是排脓散及之前的成功经验，故用排脓散去桔梗加栀子亦愈。可惜病例太少，否则应做更多尝试，如用单味栀子，如用排脓散原方，观察它们的不同疗效，从而确定究竟是什么方或什么药在起作用。

（5）急性扁桃体炎

邢斌按：这一经验，为避免重复，请参看本书下篇的《这三味药的处方，领我们走进大塚敬节的内心》，此处不赘。

（6）十二指肠溃疡

43岁男性，约1个月前被诊断为十二指肠溃疡而进行治疗，但效果不明显。初诊为1958年9月15日。

主诉食后30分钟左右上腹部疼痛。这种疼痛在安静睡眠时不发生。其他有眩晕、肩凝、背痛。大便一天1次，潜血阳性。小野寺氏压痛点（肢体深部按压感知点——译者注），左右均为强阳性。

腹诊：上腹部正中线略偏右处有压痛。我投予甘草4g，栀子2g，黄连2g治疗。服药四五天后疼痛减轻，但大便变硬、有便秘倾向。于是给予栀子3g，黄连1g。大便每天有，并且排便通畅。服药2周后，疼痛完全消失，小野寺氏压痛点亦转阴性。

继续服药1周，心窝部疼痛完全消失，大便潜血转阴性，工作时也没有疲劳感了。

（7）胃溃疡和痔疮

48岁男性，曾经行痔疮手术。三四年前胃部不适，曾被诊断为胃酸增多症。现痔疮发作，在服用民间疗法的鱼腥草及其他药草，服药后大便通畅。约3个月前因背部疼痛，在某医科大学附属医院被诊断为胃溃疡，服用某药物治疗，好转了一段时间后再发。现在症状除胃痛外，后背部也疼痛，身体极感疲惫。左下肢痉挛并感觉无力。两三天前呕吐过1次，脉略数。腹诊，心窝部略膨满，幽门部周边有压痛。我对此投予了甘连栀子汤，仅服用1次，胃痛即消失，胸中舒畅；继服3周后，病痛完全解除，痔疮也好转了。于是1个月后，在上述医院再行X线检查，未发现溃疡。

邢斌按：以上两案均用甘连栀子汤治疗。此方系大塚敬节自拟方，由甘草、栀子、黄连三味药组成，因组成与栀子甘草豉汤近似，故附载于此，供读者参考。

（《汉方诊疗三十年》，大塚敬节著，王宁元、孙文墅译，华夏
出版社2011年出版）

### 3. 刘渡舟

（1）懊侬

王某，男，28岁。病证始于外感，数日后，心中烦郁至极，
整日坐卧不安，懊侬难眠，辗转反侧。家人走近与其交谈则挥手斥
去，喜独居而寡言，全家人为之惶惶不安。询知大便不秘，但小便
色黄，脉数而舌苔薄黄。张仲景称这种情况为"虚烦"，治当清宣
郁火。

处方：生山栀9g，淡豆豉9g。

服药后不久，心胸烦乱反而更加严重，继而气机涌逆而作呕
吐，伴随全身汗出。家人唯恐服药有误，派人前来询问。被告知服
药后得吐而汗出，乃是气机调畅，郁热得以宣透的好现象，其病将
愈，不用惊慌。果如所言。

原按：栀子豉汤以善治虚烦证而著称。"虚烦"是一种证候名
称，其病理特点为火热邪气蕴郁，而使胸膈气机阻塞不利。"虚"
是指无形火热邪气，"烦"是指心烦。"虚烦"并非一般的心烦，仲
景称之为"心中懊侬"。形容其心中烦乱，难以名状，而又不能制
止，无可奈何，往往使人坐卧不安。由于是火郁气结，所以有时可
兼见"胸中窒""心中结痛"或"心烦腹满"等气血郁滞不利的特
点，可统称为"火郁证"。

火当清之，郁当发之，所以用栀子豉汤清宣郁火。栀子苦寒清
热，但因其体轻而上行，清中有宣，与芩、连苦降直折不同。凡火
热郁而烦者，非栀子不能清，所以丹栀逍遥散及越鞠丸的火郁都用

栀子而不用其他。豆豉气轻味薄，既能宣热透表，又可和降胃气，宣中有降，善开火郁，同栀子合用治疗火郁虚烦甚为合拍。

服用栀子豉汤后有"得吐"的反应，这并不是药物本身能催吐，而是火郁作解的一种表现形式。因为火热郁于胸膈，气机被困，服药后火郁得以宣发，气机得以伸展，正气拒邪外出，所以会发生呕吐的情况。临床所见，凡是郁烦越严重，服药后得吐的机会也就越多。如果郁烦并不严重，那么服药后也有不吐而愈的，不可绝对而论。

邢斌按：刘渡舟教授称栀子豉汤证的病机为火郁气结，进而分析了栀子与黄连的不同，当然这只是一种解释，但这种解释我认为至少比较圆满。读者于此，可再回首前文"原主治之病机分析"一节。

（2）懊恼腹满

董某，女，37岁。症见心中懊恼不能自控，昼轻夜重，甚则奔出野外空旷之处，方觉稍安，并有脘腹胀满如物阻塞之感。小便色黄，但大便不秘，舌尖红绛，舌根有腻苔，脉弦数。此属心火内盛而有下移之势，然未与肠中糟粕相结。

处方：生山栀9g，枳实9g，厚朴9g。

一剂而愈。

原按：本案的辨证要点在于大便不秘。症见心烦而腹胀满，已有阳明胃肠腑气不利之势，所以仍为火郁虚烦证。

（3）懊恼腹满

刘某，男，36岁。心中懊恼，卧起不安，胸中窒闷，脘腹胀满。舌尖红而苔腻，脉弦。辨为气火交郁心胸之证。

处方：生山栀 9g，枳实 9g，厚朴 9g，淡豆豉 9g。

二剂而愈。

原按：本案与上一案相似，因为心中懊恼，胸中窒闷，所以用栀子豉汤宣郁，病位下及于腹，脘腹胀满，则取枳实、厚朴以利气结。

栀子厚朴汤具有清宣郁热，利气消满的作用。它既可以被看作是小承气汤的变方，即由小承气汤去大黄加栀子而成；亦可被看成是栀子豉汤与小承气汤合方的化裁。把它们作一动态观察，就不难发现其间的关系与变化。

（《经方临证指南》，刘渡舟著，天津科学技术出版社 1993 年出版）

### 4. 曾荣修

（1）呕吐、失眠

刘某，女，成人。1976 年 5 月 19 日初诊。症见吃饭即呕，见肉类则想吐，心烦失眠两三年不愈。脉寸弦数，苔白。

处方：栀子 15g，香豉 20g，生姜 15g，2 剂。

1976 年 5 月 26 日二诊：吃饭已基本不呕，见肉食也不呕，但多吃仍想呕。睡眠大有好转，心烦基本消失。予原方 2 剂，巩固疗效。

（2）心烦、失眠

黄某，女，成人。1975 年 11 月 25 日初诊。症见心烦失眠，心悸气短。脉滑数，苔白。

处方：栀子 15g，香豉 20g，甘草 10g，2 剂。

1976 年 1 月 28 日二诊：服完 2 剂后，心烦不寐、心悸气短痊愈，目前复发。再予原方 2 剂。

（3）歇斯底里

陈某，女，45 岁。1980 年 7 月 4 日初诊。患者因歇斯底里入院 5 天。目前心慌失眠，胃脘不达（邢斌按：原文如此），不痞塞，大便结、四五日一解。腿软无力，两人架扶不能起步，发病 20 余日，卧床 10 余日，初起即腿软头晕。脉沉濡偏数，苔白黄而腻。

处方：栀子 10g，香豉 12g，苍术 10g，黄芩 10g，薄荷 10g，连翘 10g，木通 10g，薏苡仁 15g，甘草 6g，3 剂。

1980 年 7 月 7 日二诊：心烦失眠好转，饮食好转，余平稳。予原方 3 剂。

1980 年 7 月 9 日三诊：进一步好转，饮食大增，有饥饿感，能坐起说说笑笑，大便已解，较干燥，头晕好转。予原方 3 剂，明日出院。

邢斌按：本案虽呈虚象，但参之舌脉，实属湿热为患，故用栀子豉汤合清热化湿诸药。虽药味较多，但仍引录，为的是与松川世德诸案合参。

[《伤寒田曾流传习录》，曾荣修著，柯捷出版社（纽约）2012 年出版]

### 5. 费维光

（1）郁证

杨某，女，30 岁。自言患精神病，看什么都心烦，不能料理家务，无任何原因，不能和丈夫一起生活，定要离婚。服栀子豉汤 10 余剂而愈。

（2）胸痹

费某，女，31 岁。自诉胸部不舒服，服栀子豉汤 20 剂而愈。

（3）冠心病

费氏本人，1999 年 7 月因心脏不好住院治疗无效而停服各种西药，改用瓜蒌薤白半夏汤、栀子豉汤、变制心气饮亦无效，后于同年 12 月 1 日发生较大面积心肌梗死。

邢斌按：从最后患心肌梗死的时间往前推，费氏服中药时冠脉应该已经堵塞得相当严重了，故不能因为短期内未获得效果，而以为所服汤方无效，而应该继续服用下去。

（4）中风后吞咽困难

费氏学生诊一 86 岁女性，中风后吞咽困难，自诉"嗓子不能下咽，不能吃硬点的食物，连喝口水都十分困难"，费氏建议用栀子豉汤治疗。患者服药 3 剂后，喝水就不困难了；5 剂后，能吃地瓜做的饭，并且食欲大增，每天下午能喝 3 袋牛奶及一两个月饼。

（《中医经方临床入门》，费维光编著，天马图书有限公司 2003年出版）

### 6. 崔章信

（1）发热后心烦不寐

房某，男，45 岁。

患者因熬夜而患太阳病寒证，开始未加注意，拖延八日，恶寒轻，发热重，胸中烦热，开始饮水则减轻，后来则无效，进而影响睡眠。床头床尾交换而睡，反复颠倒，心烦不得眠，胸膈懊恼，而且有气向上向下攻窜，故呕欲利。心中怒火上冲，与大夫大吵一场。回到家中，思考无策。于是依从妻子劝告，赴中医院诊治。本来患太阳伤寒证，未有及时治疗，耽误病情。风寒之邪，郁遏化热，侵犯胸膈，扰乱神志而成，即懊侬怫郁证。

处方：山栀 6g，生姜 6g，豆豉 10g，甘草 6g，香附 10g。

1 剂服完，果然见效。当日入眠，酣睡一夜，小疾告愈。为防复发，与逍遥丸。

（2）心烦不寐

张某，女，35 岁。

病史：患者查体发现胃癌甚早，手术成功，复查各项指标皆正常，因而未做化疗放疗。为防下岗，拉长上班，努力工作。不久，感体力不支，常常感冒，虽经服药打针输液不效，日渐消瘦，心烦意乱，睡眠不安，胸中烦热，懊侬不止。无可奈何，悔恨不该上班，于是停职，赴医院看病。

处方：山栀 6g，生姜 5g，豆豉 10g，甘草 6g，川厚朴 10g。

1 剂胃气开，纳食好；2 剂已入睡；3 剂懊侬去。再与逍遥丸，以防复发。

患者精神抑郁，朝思暮想，悔恨上岗。大夫不用多讲，只说"你的病可以治好"。悔恨思愁解决了，当晚则酣睡。复加中药宣泄郁热，所以本证治疗得心应手。

（3）腹满心烦

于某，男，30 岁。

病史：患者为拉锯工人，身大力强，饮食亦多，一顿饭吃三斤馒头，咸菜就馍。东家见其卖力，予猪肉炖白菜。于某高兴，用餐过饱，上腹饱胀，连连打嗝，饮食不下。病延三日，心烦而坐卧不安。东家陪他前来就诊。舌苔腻黄，舌质红，脉滑数。证乃食郁化热，气机不畅，扰乱神志，故心烦腹满矣。

处方：栀子 6g，厚朴 10g，枳实 9g，焦三仙各 12g。

服 3 剂，病愈三分之一；又服 3 剂，又去三分之一；再 3 剂，病痊愈。

（4）病毒性心肌炎

刁某，男，15 岁。

病史：患者感冒，低热、流清鼻涕、咽痛、咳嗽等。因期末考试，无暇看病，病延半月余，病情加重，神疲乏力，汗出而低热不退，心悸，胸闷，上腹胀满，饮食渐少。赴医院就诊：体温37.5℃，咽红，胸闷腹胀，稍事活动则心悸气短。心电图提示房室传导阻滞，诊断为病毒性心肌炎。输液打针，用青霉素、谷氨酸、维生素 C 等整整 10 天，毫无效果，故要求中医诊治。舌苔薄腻，舌质红，脉数（100 次 / 分）而结代。证属热入胸膈，胃气不畅而致心烦腹满证。

处方：栀子 6g，厚朴 10g，枳实 6g，金银花 12g。

服药 3 剂，咽痛减轻，低热已退。再与 7 剂，病好大半。上方加减，再服半月而愈。为防复发，予红花 6g，桂枝 3g，麦冬 10g，生甘草 3g，代茶饮，日 1 剂。

（《伤寒论临证实践录》崔章信著，人民卫生出版社 2018 年出版）

### 7. 闫云科

（1）不寐

王某，女，68 岁。近来胸闷，最近三晚心中焚热、烦躁不寐、后背疼痛，并见小便灼热，额颐泛红，舌质如朱，脉沉弦略数，腹软无压痛。

处方：栀子 10g，豆豉 10g，麦冬 15g，竹叶 10g。

服药 2 剂好转，4 剂而诸症皆失。

（2）懊恼

李某，女，45 岁。懊恼半年余，病发时心烦意乱，胸憋心悸，如坐针毡，欲卧不卧，欲便不便，颠倒不安，不能自主，一二时方缓解。近日每日皆发，多发于中午。伴失眠多梦，胸中烦热，痰黄，口苦，便秘。面色暗红，形容急躁，舌边尖红赤，苔黄腻，脉沉滑略数，腹柔软无压痛。

处方：栀子 10g，豆豉 10g。

服药 2 剂，懊恼即止。继服 2 剂，症再未发。

（3）食管贲门炎

王某，女，30 岁。事因邻里纠纷，但气愤而不得伸张，嗳逆叹息，胸脘胀闷，未几更增心烦不宁，坐立不安，吞咽时食管至心下灼痛及于后背，消化科诊断为食管贲门炎，用螺旋霉素、B 族维生素等治疗月余而无效。舌边尖红，苔黄白相杂，脉沉滑略数。

处方：栀子 10g，豆豉 15g，紫苏 10g。

服药 3 剂而愈。

（4）食管憩室

卢某，女，55 岁。胸憋，嗳逆，吞咽噎塞由偶作至频发，由轻微至明显，业已 3 个月。做 X 线造影，显示食管憩室 2 处，钡剂充盈 1cm 左右，建议手术治疗。患者症见胸部发热，口苦口干，吞咽时胸部有压迫感、窒塞感，甚则汗出心烦，并见心下沉重、烧灼、恶心；大便溏而不畅，食水果、油腻即肠鸣腹泻；神疲乏力，上午尤甚。舌尖红，苔薄白，脉沉滑，腹软无压痛。

处方：栀子 10g，干姜 10g，炙甘草 10g，5 剂。

药后噎塞明显减轻，后又加半夏、豆豉、党参等，噎膈、灼心、便溏依次消失，共治疗 3 个月余，服药 60 剂，复查 X 线，病灶处微有钡影，憩室几至不见。

（《经方躬行录》，闫云科编著，学苑出版社 2009 年出版）

### 8. 赵俊欣

（1）肺炎

欧阳某，男，中年。发热，体温 41℃，咳喘，胸痛，结合实验室检查，诊为肺炎，西药治疗无效。诊之，发热喘息，鼻翼煽动，谵妄错语，脉动洪数，心中懊侬，在床上翻来倒去，与栀子豉汤，2 剂治愈。

（2）失眠

陆某，女，青年。夜不能眠，久治不愈。心中烦乱，坐卧不安，咽燥口苦，饥不能食，脉象弦数，舌红苔腻，与栀子豉汤而愈。

（3）肝癌疼痛

高某，男，老年。1 个月前由某研究所确诊为肝癌晚期，疼痛剧烈，吗啡亦难以控制。刻诊，心中懊侬，坐卧不安，与栀子豉汤，1 剂痛止。

（4）咽、食管憩室

洪某，男，中年。自觉食管中阻塞不利，吞咽困难，食物钡餐检查发现憩室囊，食管镜检见憩室口与食管腔间有一嵴突样间隔。诊之，脉弦，舌质红，舌苔黄，烦乱不安，与栀子豉汤，1 日显效，3 日症状消失。5 日后食管钡餐及食管镜复查结果：食管未见异常。

（《方证学习精义》，赵俊欣著，学苑出版社 2009 年出版）

邢斌按：前面介绍了闫云科、赵俊欣治食道病变三案，效果极佳，这里不妨再介绍胡希恕先生的一则医案。胡老说："昔时邻居老工人尹某一日来告，谓经过钡餐造影检查，确诊为食道憩室，请我治疗。因笑答曰：食道憩室我未曾见过，请告所苦。据述只觉食道阻塞，心烦不宁。因与栀子豉汤三服后，症大减，但食时尚觉不适，续服 20 余剂，症全消。后再进行钡剂造影检查，未再见憩室形象。"（《经方传真》，李惠治，冯世纶编著，中国中医药出版社1994 年出版）

### 9. 张立山

（1）急躁易怒

朱某，女，40 岁，急躁易怒一周。说话多时胸闷，乏力，舌胖红，苔薄黄，脉弦。予栀子甘草豉汤加太子参，3 剂而解。

（2）烦躁失眠

闫某，女，75 岁，烦躁失眠一周。夜间腹胀满，不能平卧，口干，大便正常，舌胖淡红，脉细滑。予栀子厚朴汤加生姜、半夏、甘草、党参，3 剂而解。

（《六经八纲用经方——竹雨轩经方临证体悟》，张立山著，中国中医药出版社 2015 年出版）

### 10. 叶天士

我国古代医家中，叶天士对栀子豉汤的运用甚广，尽管有较多加味，但作为拓展应用的示例，可以给我们不少启发。张文选先生著《叶天士用经方》，书中第一篇就是关于栀子豉汤的，内容翔实，这里摘录文中的一点小结——叶氏变通应用栀子豉汤的基本思路与手法。

栀子豉汤药仅两味，豆豉微辛，栀子微苦，寓"轻苦微辛"之法。其微苦微辛配合，既可辛散苦泄而疏宣卫分、气分邪热，又可辛开苦泄而宣泄内伤郁火，还可一升一降而开达无形湿浊或陈腐郁结。因其"轻"，药效部位主要在上焦。不论外感热、湿之郁，或者内伤气、火、湿、痰之郁，均会使三焦气机运行滞涩不畅。而肺主一身之气，上焦肺气宣肃有序，则气化通行，升降出入有常，三焦气机通畅。基于这一认识，叶氏用栀子豉汤加杏仁、瓜蒌皮、郁金为基本方，或再加枇杷叶，或再加橘皮等药，微辛以开、微苦以泄，开宣上焦肺气，使肺气旋转而中、下焦气机旋转，从而治疗气、火、湿、痰郁痹上、中、下三焦的病证。以此为基本的制方手法，气结甚者，或加降香，或加枳壳、桔梗开畅气结；火郁甚者，或加石膏，合杏仁清宣泻火，或合凉膈散法加黄芩、连翘降泄火热；燥郁伤津者，加沙参、麦冬润燥生津；湿痰郁甚者，合二陈汤、温胆汤法加半夏、陈皮、竹茹等除湿化痰；肠痹不通者，加紫菀宣肺润肠；脘痞甚者，合半夏泻心汤法，加半夏、黄连苦辛降泄痞结；肝火犯胃，脘中痛者，合金铃子散泻肝止痛。等等变化，总不离轻苦微辛、一升一降之法，均以开宣上焦痹郁为着眼点。

叶氏以此法广泛地治疗外感热病风温、秋燥、暑湿、湿温上焦卫气分证，内伤杂病火、气、湿、痰痹郁所致的胸脘痹塞、胀闷、食入不安、痰多咳逆、食下欲噎、劳倦嗔怒、身热、呕吐不饥、心胸映背痛、气阻咽喉、吐涎沫、咳嗽、咳血、吐血、肠痹、便秘、淋浊，以及木乘土脘痞纳谷哽噎、胃脘痛、肿胀喘满、二便不通、不饥能食、不寐、腹痛呕吐、湿热黄疸等病证。这些众多病证均以邪郁三焦，气机痹结不通为基本病机，均可用栀子豉汤开宣上焦法治疗。（《叶天士用经方》，张文选编著，人民卫生出版社 2011 年出版）

### （二）运用的突破或特色

后世医家在运用方面，突破原主治，或者说是特色方面，我想有三点是特别值得介绍的。

#### 1. 症状发生在咽喉的病症

有关栀子豉汤及其类方的原文，我们可以看到病症发生的主要部位是心胸部和胃部，后人注解则把病位定在胸膈，而前文已指出胸膈之说的不妥。后世运用栀子豉汤及其类方则把病症的部位拓展到了咽喉。为何能有此拓展呢？因为栀子豉汤及其类方所谓能治疗胸部疾患，有很大一部分病症是食管方面的。而咽喉在食管的上方，所以就不难理解了。前面所引医案有好几例就是食管病变，而前引费维光及其学生治中风后吞咽困难医案也体现在咽至食管这一段。至于前引大塚敬节治扁桃体炎的案例更是明证。下面再举一些例子。

（1）《杨氏家藏方》二气散，即栀子干姜汤。其中栀子炒用，治阴阳痞结，咽膈噎塞，状若梅核，妨碍饮食，久而不愈，即成反胃。

（2）武简侯《经方随证应用法》中的栀子甘草豉汤一节，引陈修园语，谓少气者，为中气虚不能交通上下之意，如咽下困难、胸中窒痛亦属少气之症。又引《汉药神效方》，该书转引多纪氏说，栀子甘草豉汤治噎膈食不下者。又引《伤寒论方解》，谓食道热结，吞咽不爽，胸中窒痛，用本方可能见效。假使食道或胃部有慢性的器质性病变真正成为噎膈者，本方殆无能为力。武氏赞同其说，并举其医案。一女性，年五十余，饮入口即吐，脉两手见弦，病由其子在外未归，时时忧虑，心烦气郁，先为针中脘一穴，气即得下，并写栀子甘草豉汤与服。数日后有人来致谢，云已能完全进食矣。武氏认为，此属神经官能症，若已成为器质的食管癌及胃癌，则非

此类方剂所能治。(《经方随证应用法》武简侯编著，中医古籍出版社 2007 年出版)

**2. 症状发生在胸部，现代的观点看属肺炎、哮喘之类疾病**

无论是肺炎还是哮喘，都并非轻浅之病，严重者都可能致命。栀子豉汤及其类方的药味极少，看似平淡，却取得出人意料的效果。前已举赵俊欣先生案例，下面再举 2 案。

(1) 矢数道明治肺炎案

49 岁妇女，体温高达 40℃，持续数日，因脑症发谵语狂乱之状。根据患者主诉，胸苦，由胸正中线至右乳下苦闷，咳嗽，咯铁锈色痰，舌苔褐而厚，尚有津液，脉沉迟。腹诊右季肋、心下有抵抗，压之苦闷，诱发咳嗽。右胸遍及浊音与大小水泡音，诊为大叶性肺炎。与柴胡桂枝汤、桃核承气汤小量煎服，未能好转。翌日出诊，口渴，水一刻亦不离口，喘急并有呼气性困难。呼气有如呼噜呼噜奇异之声，处于烦躁闷乱状态。颜面潮红，无因由而胸烦苦闷，体温 39℃。因有"发汗吐下后，虚烦不得眠，反复颠倒，心中懊侬"及"急迫之状"，根据大塚敬节建议，与栀子甘草豉汤。服后时余，黏痰排出，奇异呼吸音消失，热解，食欲增进，咳嗽亦显著好转，数日痊愈。(《临床应用汉方处方解说》，矢数道明著，李文瑞等译，学苑出版社 2008 年出版)

(2) 宋孝志治哮喘医案

早年随中医界前辈宋孝志老师临诊，有一哮喘 3 年的患者，每年 5 ～ 9 月发作。宋老根据其 3 年前因在大热、大饥、大渴又十分疲劳的情况下，饱餐冷食、痛饮冰水，从而诱发这一病证。辨为热郁胸膈，郁热扰肺，肺失宣降，用栀子豉汤治疗。药仅两味，焦栀子和淡豆豉各 15g。连服 2 个月余，竟然收功。栀子豉汤在《伤寒论》中治疗热郁胸膈，郁热扰心，轻者见心烦不得眠，重者则反复颠倒，心中懊侬。原文所提供的主症并没有哮喘。宋老用它来治疗哮喘，则是从热郁胸膈的病机入手。(《郝万山伤寒论讲稿》，郝万山著，人民卫生出版社 2008 年出版)

### 3. 外感热病表现为神昏谵语

前文曾说，前人及时贤常把栀子豉汤证之病机称为"余热郁扰胸膈"。其中"余热"不妥当。读了赵俊欣、矢数道明先生治肺炎案，我们已经知道栀子豉汤绝不可小觑，故千万不要用"余"字来限定"热"字。下面再举 2 例。

(1)《小儿药证直诀》之栀子饮子，治小儿蓄热在中，身热狂躁，昏迷不食，大栀子仁七个捶破，豆豉半两，共用水三碗煎至两碗，看多少服之无时，或吐或不吐，立效。

(2)余子修治伤寒发热神昏谵语

余子修先生此案写成文章，并命名为"简单的栀子甘草豉汤挽救不简单的危候"，现摘录如下：

马某，男性，29 岁，1961 年 3 月 27 日入院。

患者此前在某医院住院 2 个多月，病情反复无常，后转本院治疗，终能痊愈出院，现在仅将治疗经过简录于下。

据某医院诊断为伤寒复发合并肠出血，病历载：患者未入院前已发热 20 天左右，体温多在 39 ～ 41℃；伴有咳嗽，流鼻水，头昏头疼，四肢无力疲软，精神不佳，疲倦，大便每日 1 ～ 3 次、呈稀黄色，病情逐渐加重，于元月 28 日入院。查体：精神淡薄，皮肤失水，呈贫血状，巩膜不黄染，结膜充血，心肺(-)，肝未扪及，脾偶尔可扪及肋下 1cm。化验：Hb(52 ～ 62)g/L，WBC(4.1 ～ 8.4)×10⁹/L，大便化验(-)，肥达反应(++)。故按伤寒患者隔离治疗，内服维生素类等对症治疗及合霉素 0.5g/4h 共服 7 天，后改为 0.25g/6h 服 7 天，共服 28g。经治疗，患者体温逐渐下降至正常，一般情况好。约2周后，患者又开始发热，体温39～41℃，无任何自觉症状，用青霉素、链霉素后，体温未降；后用金霉素7天，体温下降到正常。一般情况尚好，准备出院。但于本月17日体温又逐渐上升至39～41℃，患者自感头重，四肢无力，关节累，精神饮食尚好（半流）。查体：心肺（－），肝脾（－），经用合霉素1g/4h，体温下降至正常，但病发谵妄乱语，不能合作，下口唇部及舌底部有0.8cm×0.5cm大的溃疡面，其他无特殊所见。25日下午血常规：WBC21×10$^9$/L，N%82%，L%18%。患者于25日开始有谵妄乱语，后其母亲不放心，说是鬼在作祟，恳切要求将患者接回家去拜神治疗。因我们3次拒绝无效而答应其回家，后病情加重又转我院治疗。

入院症见：脉象浮数，体温37.3℃。

症状：谵语，神昏，循衣摸床，筋惕，昼日烦躁不得眠，口干不欲饮，汗出，数日不大便，小便难，手足厥，形瘦而面苍白，病情严重。

舌诊：舌苔粗白，舌尖微红。

检查：心音低细而快速，右肺微有杂音，腹软，肝脾未能触及。血常规检查：入院时Hb70g/L，RBC 4.16×10$^{12}$/L，WBC 12.1×10$^9$/L，L%25%，N%60%。出院时Hb70g/L，RBC 4.98×10$^{12}$/L，WBC 6.8×10$^9$/L，L%40%，N%60%。

疗效：连服栀子甘草豉汤2剂，谵语、烦躁诸症消失而安睡，神志清醒，能知所苦，手足厥回，28日小便已正常，29日大便亦畅。继以竹叶石膏汤、白虎加人参汤而收全功，共计疗程9天（停药3天观察），病愈出院。这样垂危的重症竟能在短时间内用简单的方剂解决了问题。

栀子甘草豉汤：栀子十四枚，甘草二钱，淡豆豉三钱。

竹叶石膏汤：生石膏一两六钱，麦冬七钱，粳米五钱，竹叶五钱，玉竹五钱，甘草三钱，丽参三钱（烦而不呕，故去半夏；因其筋惕，故用玉竹滋养宗筋）。

白虎加人参汤：生石膏一两六钱，知母六钱，粳米四钱，甘草二钱，丽参三钱。

根据上述治疗过程，尽管其多次使用抗菌剂，只不过渐退其表热，而里热不除，故有退而复发，因此迁延日久，使正气复伤。邪气益盛以致产生谵语神昏，终日烦躁不得眠，循衣摸床，口干不欲饮，汗大出，筋惕，数日不大便，小便难等危候。转来我院留医时，我院诊断认为是白虎汤证失治形成的坏病，所以依据《伤寒论》治疗法则和过去的经验，首先使用栀子甘草豉汤，调其阴阳，复其神志；继以扶正祛邪的竹叶石膏汤、白虎加人参汤以固其本。这样，迁延3个月的危候仅服药7天，观察3天而痊愈。此区区体会，以供同道讨论和指正。

（《香山名老中医医论医案医话精选》，赖海标主编，中国中医药出版社2020年出版）

## 三、笔者经验

### （一）过敏症

Y某，女，55岁。

2023年6月15日就诊。

患者1个多月前因耳鸣求治，经治疗已明显好转。3天前，因为小区香樟树发出的香味引起咽痒不适，自诉每年这个季节都会发生这样的过敏现象，每次出门或回家都要经过小区，都会导致咽痒不适。舌胖而有齿印，脉沉细涩，左关尺伏。

处方一：仍以之前的升陷汤为主加味。

处方二：生栀子 9g，豆豉 9g，甘草 9g，代茶饮。

6 月 22 日复诊：患者说回到家即用代茶饮冲泡，咽下后马上就感觉舒适，而且此后进出小区也觉得明显好转。

邢斌按：患者初夏季节因为香樟树发出的香味而过敏，主要表现是咽痒不适。根据栀子豉汤及其类方的后世运用经验，症状表现的位置在咽喉，且表现为过敏，可以尝试用栀子豉汤及类方。试用之，果然有神效，患者服代茶饮后，马上就感觉舒适。

### （二）自汗症

S 某，女，38 岁。

2023 年 6 月 4 日初诊。

主诉：自汗半月。

病史：患者半个月前发热 3 天，自测新冠抗原阳性，之后感冒等症状均好了。但自汗主要在头部、后脑勺、脖子、腋下，动则汗出，说话时也会；且失眠，睡不着会烦躁，有恐惧感，在恐惧感中慢慢又睡着了，做噩梦，容易受惊，口苦，早上口黏，胸口无不适，气短，乏力，纳可，无胃胀，大便成形但细。此外，长期后背发凉。舌淡红，胖而有齿印，苔薄白稍腻，脉细涩。

处方：生栀子 15g，淡豆豉 15g，生姜 2g，干姜 2g，甘草 9g，太子参 15g，7 剂。

2023 年 6 月 11 日二诊：服药 3 剂后，自汗、睡不着时恐惧感、烦躁、噩梦、口苦等均明显好转，早上口黏、气短除，但易醒、后背凉、乏力。舌淡红，胖而有齿印，苔薄白，脉细涩。

处方：守上方，加桂枝 3g，茯苓 12g，炒白术 12g，生晒参粉（吞服）3g，14 剂。

患者翌年 9 月因其他病症来诊，告诉上药服后症状平复，但后背凉是老毛病，后来又反复了。

邢斌按：本案患者起病于发热，表现为自汗，特别是头部，又失眠、烦躁，所以用栀子豉汤治疗。因为气短而加甘草，乏力而加太子参。患者长期后背发凉，理应适当加一些温热药，考虑到患者大便虽成形但细，所以选择了生姜、干姜。服药后，栀子豉汤证的表现明显缓解了，但后背凉不减。复诊时合苓桂术甘汤，药后缓解。

### （三）焦虑症

P 某，女，40 岁。

2024 年 8 月 24 日初诊。

主诉：咽喉、胸、上腹部发紧 9 天。

病史：半年前换新工作后，劳累而出现失眠、烦躁、心慌，今年 4 月被心理科诊断为中度焦虑伴轻度抑郁，服用帕罗西汀（白天），曲唑酮及思诺思（晚上），症状有好转。但 8 月 15 日会厌手术数小时后，出现咽喉、胸、上腹部发紧难受，感觉被攥住了，同时烦躁，心跳重，头皮、双臂发麻。后其他症状慢慢缓解，但是咽喉、胸、上腹紧、被攥之感持续到现在；且疲乏，不愿动，缺乏兴趣，眠浅，多梦，常做噩梦，睡八九小时也睡不醒，起床后头昏脑胀、头痛；腹胀，吃甜食口酸腻，有口气，自汗特别是头汗多。有胆囊息肉、子宫肌瘤、甲状腺结节、乳腺增生、颈动脉斑块、血小板低、血脂高病史。就诊时经常皱眉，舌紫，舌边有齿印，苔黄腻，有舌缨线，脉虚弦。

处方：焦栀子9g，淡豆豉9g，甘草9g，枳实9g，厚朴9g，干姜3g，制半夏15g，苏叶9g，茯苓30g，酸枣仁30g，柏子仁30g，瓜蒌皮15g，薤白15g，7剂。

2024年8月31日二诊：咽喉、胸、上腹发紧及被攥之范围缩小，程度减轻，放屁多。睡眠好多了，不做噩梦了，起夜后能再睡。舌紫，苔薄黄腻，脉虚弦。

处方：守初诊方，改制半夏30g；加僵蚕9g，蝉蜕9g，丝瓜络30g，橘络9g，石膏20g，7剂。

2024年9月7日三诊：咽喉、胸、上腹发紧及被攥的感觉大减，不刻意关注的情况下没有感觉了；睡眠深，醒来很快入睡，之前睡觉需要耳塞，这周不需要了。大便黏，有不尽感；出汗虽多，但很快止住。舌紫，舌边有齿印，苔薄黄腻，脉虚弦。

处方：守初诊方，加龙骨30g，牡蛎30g，14剂。

药后咽喉、胸、上腹发紧及被攥之感消失。

　　邢斌按：患者本有焦虑症，即失眠、烦躁、心慌，服西药后症状减轻，但8月15日会厌手术后出现咽喉、胸、上腹紧及被攥之感。根据仲景原文及后世对栀子豉汤系列方主治的发展，我们知道咽喉、胸、上腹都属于该系列方的主治部位，且患者失眠、焦虑、头汗多、腹胀，舌苔黄腻，所以用栀子豉汤合栀子甘草豉汤、栀子厚朴汤、半夏厚朴汤（因为患者代煎，代煎药房无生姜，所以方中的生姜用干姜代替）、瓜蒌薤白白酒汤加酸枣仁、柏子仁。药后病情逐渐好转，乃至消失。

# 重读董廷瑶先生桂枝汤加青蒿
# 白薇运用经验的思考

早在 1995 年 1 月 29 日，我刚踏进上海中医药大学之门不到半年——其实我们七年制专业前两年是在复旦大学读的，彼时还没有涉及中医的课——买书成癖的我就在上海医学书店买下了《董廷瑶幼科撷要》。读这样一本专业书，于那时的我当然是颇有难度的，但因为素来相信鲁迅先生"随便翻翻"的观点，对它自然会经常"随便翻翻"。翌年 9 月，从复旦回上海中医药大学，学校图书馆里各个书架一本书一本书地翻看，书越"翻"越多，也越"翻"越快，学识自然就在不经意间增长了。董老更早的一部专著《幼科刍言》当然也浏览了，同样非常喜爱。尽管我的眼界高了，但不得不说，现代儿科领域里董老被誉为泰斗是名实相符的，甚至在整个中医界，与那些内科耆宿相比，也属学验俱丰的真正大师。

《董廷瑶幼科撷要》里有价值的内容很多，特别董老用桂枝汤加青蒿、白薇治低热的经验给我很深的印象。年轻时的我对这一经验是不甚理解的，所以我以为"读书不求甚解"其实往往并不出自本意，只是缘于腹笥空空而不得不如是。近日重读《董廷瑶幼科撷要》，细致地阅读了有关桂枝汤加青蒿、白薇治低热的篇章，并查阅了《董廷瑶医案》《董廷瑶儿科医案精选》中相关的案例，我觉得自己可能对董老有了更真切的认识，也有了更深一层的思考，而不囿于其门生弟子总结的经验。

## 一、相关资料概述

相关资料里最重要的一篇文献当然是《桂枝汤加青蒿、白薇诊治低热的小结》，但《治疗小儿发热的变法举隅》《加味桂枝汤的独特运用》这两篇文章也有关于桂枝汤加青蒿、白薇治疗的内容。上述三篇文章均收录在《董廷瑶幼科撷要》中。

## 二、门生弟子的总结

上述三篇文献，系门生弟子的总结，现据此撮述董老经验如下。

第一，桂枝汤加青蒿、白薇的主治。

《桂枝汤加青蒿、白薇诊治低热的小结》一文标题便讲此方是治疗低热的，而且全文基本上都是围绕着这一点展开的。奇怪的是，文章却是这么开头的：

桂枝汤之用于太阳中风，低热起伏，自汗寝汗诸症，为众所熟谙。此乃基于桂枝汤的调和营卫之功能。但董师常以桂枝汤加青蒿、白薇治疗某些患儿高热不退，每能热降症和。我们对某些病例，已作个案报道。本文根据董师的这一独特经验，将数年来我们的临床观察，小结于后，并略加探讨。

桂枝汤加青蒿、白薇究竟是治低热还是高热？让人困惑！难道"高热不退"之"高"是手民误植？

这时我们若结合《治疗小儿发热的变法举隅》一文的相关提

法，或许能解开这一疑窦：

> 小儿之素体薄弱、营卫不足者，容易感冒；发热，亦往往形成迁延难解之势。董师首先着眼于素体亏虚，营卫失调，选用桂枝汤为主方。若见汗出淋漓，舌质淡润者，即加附片；若有气虚之象，则加党参（或太子参）。然董师指出其发热较高者，辄不单是由于营卫失调而起，亦因营分夹邪之故，每加青蒿、白薇、地骨皮、银柴胡之类为佐，清温并用，调扶祛邪，屡投屡应，为最有特点的变法之一。

这两段文字结合起来看，揣摩董老的思想，可知桂枝汤证的病机属体虚而营卫不和，其发热之热度较低；而桂枝汤加青蒿、白薇所主治者属营卫失调，且营分夹邪，发热之热度较桂枝汤证高，但从西医之所谓低热、高热的角度看，则仍属于低热范畴。

具体来说，桂枝汤加青蒿、白薇的适应证是：

> 低热缠绵（体温大致在38℃以内），时高时低，起伏不定；或高热以后，余热不清。伴见汗出淋漓，胃纳欠佳，脉软弱细，舌质偏淡，苔润不燥者。虽然一般中医理论均认为热的高峰在朝、午、夜等有所区别，但我们的运用体会是本方可适于起伏不定，而不论其热势高在何时者。

第二，桂枝汤加青蒿、白薇所针对的病机。

此证病机，前之引文其实已提及，那就是"素体薄弱，营卫不足"，或"素体亏虚，营卫失调"，又兼"营分夹邪"。与之类似的表述还有："表虚……另一方面又有里热不清""营卫虚弱的禀赋，同时每见发热又往往频用西药发汗，抗生素抗炎，这就很容易形成一种卫阳更耗且里邪尚恋的症情""里热不清，卫阳已耗""营卫已耗而邪热未彻"。

第三，桂枝汤加青蒿、白薇的方义。

本方之方义，董门弟子谈得较少，曾道及此方是用"桂枝汤调和营卫，加青蒿领邪外出"；另一处则谓"以桂枝汤调和营卫，以青蒿诸药领邪外出"，青蒿后有"诸药"二字。其实古人对青蒿的见解中唯吴鞠通方有"领邪外出"之说，而这种拟人化的说辞实际上并无助于把此药在青蒿鳖甲汤中的药理说明白。而董门弟子引用吴鞠通的说法，同样无助于把青蒿等药在桂枝汤加味方中的作用说明白。甚至我认为有可能其实是避而不谈，因为白薇就没有谈到。我猜想可能是因为青蒿尚有吴鞠通空泛的论述可以引用，而白薇却没有。也就是说，青蒿、白薇究竟在此方中起什么作用，或许还不是一个搞得明白的问题。

第四，桂枝汤加青蒿、白薇创方及渊源。

董门弟子很明确地说："董师以桂枝汤加青蒿、白薇治疗小儿的某些低热，是在临床上经过探索而得到的。"还曾说："某些低热，一方面表现为表虚汗多，另一方面又有里热不清，而单用桂枝汤或单用青蒿鳖甲汤之类均未能解决。董师考虑到此，于是创用了桂枝汤加青蒿、白薇以退热，竟显其功。说明了在小儿低热中确实存在这样一种证型。"

另一方面，董门弟子提到《吴鞠通医案》伏暑门中陈姓患者伏暑似疟，而"议领邪外出法"，予青蒿鳖甲汤合桂枝汤加减化裁，认为董老经验与前贤心得有暗合之处。

### 三、门生弟子未能解释清楚的地方

董门弟子的上述总结，我以为尚有三处未能解释明白。

第一，加用青蒿、白薇所针对的适应证存疑。

前面我已引用了原文，不难发现这些脉症其实都是桂枝汤证的，即营卫不和（也可以称之为表虚、营卫虚弱、营卫不足、卫阳已耗、营卫已耗）证的脉症，而没有勾画"里热"的表现，也就是说青蒿、白薇之加用的依据到底在哪里，没有说清楚。

第二，加用青蒿、白薇所针对的病机存疑。

这一疑问其实是承上一个疑问而来的。董门弟子总结桂枝汤加青蒿白薇方证之病机，一面是桂枝汤证的病机，另一面是加用青蒿、白薇等药物的病机。后者则有时称作"里热"，有时又称为"营分夹邪"。"里热"毕竟太过宽泛，"营分夹邪"自然定位较清晰。只是究竟如何的表现才能定位于营分呢？！董门弟子没有归纳出相应的表现，而且我仔细阅读了上述三篇文章的 6 则医案，未能发现"营分夹邪"的脉症。因此，加用青蒿、白薇所针对的病机一样存在疑问。

第三，青蒿、白薇等药物的作用存疑。

这一疑问承上两个疑问而来，亦承本文第二节第三点而来。

理法方药一般而言是一以贯之的，现在脉症未能表述出来，病机则曰"营分夹邪"，药物治疗作用仅青蒿言其"领邪外出"，白薇则未作表述，显然这一经验的完整表达是存在严重缺陷的。

### 四、试在更大范围内审视董老之用桂枝汤加青蒿、白薇

在董门弟子总结的基础上，我们在更大范围内研读董老的著

作、医案，并尝试以我之医家心与董老之医家心进行心灵的沟通，或许能看得更清楚而解开上述疑问。

第一，"探索"二字非虚语。

董门弟子曾说："董师以桂枝汤加青蒿、白薇治疗小儿的某些低热，是在临床上经过探索而得到的。"我认为"探索"二字非虚语。《董廷瑶医案》中有一则用桂枝汤加青蒿、白薇无效的医案。

李某，男，49岁。

初诊（1976年11月9日）：原有肺结核史，现已钙化。近2个月来，持续低热（37.5～38℃），四肢清冷，背时恶寒，夜烦出汗，软弱消瘦，胃纳一般，二便如常，脉细弱，舌淡红，苔薄白。有表虚阳弱之象，姑先桂枝加附子汤。

桂枝4.5g，白芍9g，生姜3片，红枣3枚，炙草4.5g，淡附片4.5g，白薇9g，青蒿9g。7剂后曾连服。

二诊（11月23日）：低热不清，手足清冷，背仍畏寒，消瘦乏力，腰膝酸软，脉弱，舌淡红，苔薄白。显系少阴阳虚，兹拟温肾和阳。

附片4.5g，仙茅9g，淫羊藿9g，当归9g，熟地黄12g，肉桂2.4g，白芍6g，黄精9g，生姜2片，7剂。（后略）

此案一派阳虚，脉案亦谓"表虚阳弱"，用桂枝加附子汤；加用白薇、青蒿，或许是因为患者还有夜烦出汗的表现，但服药后低热并未消退。临床是很复杂的，王好古的一本医著名叫《此事难知》，所以像董老当时已经70高龄了，还在尝试新的治法，是难能可贵的，而摸索的过程一定不是一帆风顺的。

第二，董老对青蒿、白薇的认识。

读董老医案可知，其实他不仅有桂枝汤加青蒿、白薇的组合，也有玉屏风散、生脉散加青蒿、白薇的组合，还有连附六一汤加青蒿、白薇的组合，以及附子汤加青蒿、白薇的组合和四逆散及小柴胡汤加青蒿、白薇的组合。此外，在湿温姜某案辨证属湿热证、湿温梅某案第三诊辨证属湿热渐化而气阴两耗时、结核性胸膜积液周某案初为少阳病经治疗逐渐好转至六诊属肺虚有热时、不明原因低热徐某案证属阴虚、高热 20 余日而素有嗜酸细胞增多症魏某案证属营阴素有伏热、中毒性肺炎五诊时高热已退余热未清证属阴津亏耗等，均用青蒿、白薇。这些情况，或为湿热，或为虚热，用青蒿、白薇没有太多的疑问，所以下面列举的是前四种组合。

首先看玉屏风散、生脉散加青蒿、白薇的组合，如下面的案例。

董某，女，4 岁。1982 年 7 月 13 日初诊。

入夏以来，低热（38℃上下）阵作已近一月。汗出淋漓，口干不渴，便涩尿清，纳少眠安，脉见软弱，舌净但润。已投益气解暑周效。此为气阴不足，暑邪尚恋。治拟益气固表，清养凉营。

处方：生芪皮 10g，焦白术 9g，防风 4.5g，珠儿参 9g，花粉 9g，青蒿 9g，地骨皮 9g，白薇 9g，知母 6g，六一散 10g（包）。5 剂。

药后发热见降，原法连服，去知母、地骨皮、六一散，加白芍、石斛、谷芽，五帖。未及尽剂，热度已平，汗减便通，诸恙均愈。

此案当然没有用整个的生脉散，但它是附在这段文字之下的，即作为这段文字的例证。

溽暑之际，小儿阴阳两稚，暑湿之邪伤及气阴，故为常见，易成夏季热证，其中李氏和王氏之清暑益气汤两方均为常法。然亦有素体气阴两虚者，夏月不耐暑邪，而低热午后日作。此时因阴液亏少，升阳发散不宜，而里无邪热，则清心泻火亦颇不合。董师之变方，以生脉复合玉屏风散，两补气阴为主，佐以凉营清利之品。组方之妙，别出心裁。兹举一案，以窥豹斑。

这段文字的提法本身我以为是有一些问题的，但不扯开去谈，仅仅将此作为一个例子，说明董老有玉屏风散、生脉散加青蒿、白薇的组合。下面则是连附六一汤加青蒿、白薇的医案。

连附六一汤较常用于暑月夏季热之上热下寒、上盛下虚之症情。如果不在夏月，有类似之久热不退者，亦可施治。热重者，配以竹叶、知母、青蒿、白薇；津耗者，佐入花粉、石斛、扁豆、稽豆；小便清长频多者，再加菟丝子、覆盆子、蚕茧、缩泉丸等。

王某，女，2岁。1985年6月13日初诊。

发热不退已有半月，热势朝重暮轻，出汗较多，心烦眠扰，口渴喜饮，胃纳尚可，大便干结，小溲清长，舌尖红，苔薄润。邪热不清，元阳虚弱，寒热错杂，治以连附六一汤加味。

处方：川连3g，黄厚附片4.5g，青蒿9g，白薇9g，天花粉9g，地骨皮9g，炒桑叶9g，生甘草3g，淡竹叶6g，知母6g。4剂。

二诊时热势已降，原方略予加减而愈。（以上两案见《治疗小儿发热的变法举隅》）

再看附子汤加青蒿、白薇的医案。

郭某，女，6 岁。1994 年 11 月 17 日初诊。

患儿自今年 5 月起间歇性弛张发热，每次 4～7 日，最高体温达 40.4℃，发热时神萎、乏力、纳呆，并伴有寒战。曾经血培养、胸片、B 超、心扫描、肝脾 CT，以及查找疟原虫、红斑狼疮细胞、肥达反应、骨髓象等各项检查，均无阳性发现，唯血沉 30mm/h。经各种西药治疗，发热依然如故，转请中医治疗。曾有人当作少阳证治，用小柴胡汤而无功，仍常寒战发热，热甚时 40℃以上，汗出淋漓，肢冷。来诊时精神萎靡，面色无华，舌淡苔薄，神安不躁，脉微细，但重按尚有弹力。根据上述情况，久病深入少阴，又根据形神、脉象，则为内有郁阳，故治以附子汤，甘温和少阴之热，加桂枝以通阳。

处方：桂枝 3g，淡附片 5g，炒白芍 6g，太子参 6g，茯苓 9g，青蒿 9g，白薇 9g，天花粉 9g，炙甘草 3g，5 剂。

11 月 24 日二诊：服上药 2 剂后，热已不作，舌净无苔，胃纳正常，便下通调，再以附子汤加味。

处方：太子参 9g，淡附片 4g，炒白芍 6g，焦白术 9g，茯苓 9g，青蒿 9g，白薇 9g，川石斛 9g，炙甘草 3g，5 剂。

11 月 29 日三诊：病情稳定，下方调理之。

处方：白参须 6g（另炖代茶），焦白术 9g，茯苓 9g，生扁豆 9g，炒谷麦芽各 9g，清甘草 3g，7 剂。

原按：患儿间歇发热已 7 个月，辨证首先从"久"字着眼，以久病必"虚"也。又经细察详辨，患儿精神萎靡，面色无华，脉息微细，但重按有力，此乃病邪虽已深入少阴，而形体尚有实处，且中有郁阳。其发热乃系假象也。少阴病主症为脉微细，但欲寐，"寐"字应作活看，亦可作"静而不躁"解。本例患儿的脉症符合少阴证，故治从少阴，方用仲景附子汤主之，甘温退大热，热病用热药，为反治之法。方中附子温阳扶正；白芍和血；太子参、茯苓、甘草益气健脾；花粉补虚安中；用桂枝一药者，因内有郁阳，取其通阳，以制寒战高热，且使有汗能止也；配以青蒿、白薇，可治阳气浮越热盛。前贤云：白薇为治血虚液衰、阳气浮越热盛之要药，故有热者倍之。辨证精确，投药中的，故二剂热退。复诊再予上方化裁，发热已平，疗效巩固。再经调理，康复而安。（《董廷瑶医案》2003 年上海科学技术出版社出版）

此案按语的某些提法我也觉得有点疑问，这里暂不讨论，引用此案的目的是说明董老之加用青蒿、白薇是较为常见的，并不局限在桂枝汤的加味里。最后举例的是四逆散及小柴胡汤加青蒿、白薇医案。

祁某，男，46 岁。

1977 年 4 月 5 日初诊。

发热已 50 余日，迄今未退。西医诊断为肺炎，并有肺结核及风湿性关节炎史。现日晡潮热，咳嗽气急，吐痰浓稠，胸胁牵痛，便秘二日，食纳少，脉弦数，舌红苔薄黄。证有郁热，治当清宣。

处方：柴胡 4.5g，白芍 9g，枳实 9g，炙甘草 3g，地骨皮 9g，桑皮 9g，青蒿 9g，白薇 9g，全瓜蒌 12g，条芩 6g，4 剂。

4 月 9 日二诊：咳嗽已减，咯痰尚多，发热恶寒，二便通下，夜寐有汗，关节疼痛，脉细数，舌色转淡。卫阳素虚，而邪恋太少二阳。治须两顾。

处方：柴胡 4.5g，生条芩 4.5g，生甘草 3g，淡附片 4.5g，青蒿 9g，白薇 9g，桂枝 3g，生姜 3 片，茯苓 9g，白芍 6g，3 剂。

4 月 12 日三诊：热度初退，恶寒已除，汗出亦和，但咳痰未罢，胸闷气急，关节仍疼，脉弦细，舌苔薄润。痰浊盘踞，兹拟顺气化痰治之。

处方：陈皮4.5g，半夏9g，茯苓9g，炙甘草3g，白芥子6g，杏仁9g，象贝9g，炒莱菔子9g，苏子9g，紫菀6g，4剂。

嗣后即以上方加减为主，经复查肺炎消退，诸症皆瘥，出院。

原按：患者肺炎，迁延已久，症情复杂。初诊所见，为热郁于肺，故以四逆散加泻白为主。服后咳松便下，郁热初解；但因体质素弱，卫虚邪恋，发热恶寒、夜汗及骨节疼痛，续以柴芩和解，桂芍扶卫，附姜去寒除痛，寒热即平。唯痰浊不清，乃以二陈三子加味主治，其病旋安矣。（《董廷瑶医案》）

此案初诊用四逆散加泻白散、青蒿、白薇等，二诊以柴胡桂枝汤加青蒿、白薇，因为桂枝汤加青蒿、白薇本就是本文讨论的主题而不必说，这里单说是小柴胡汤加青蒿、白薇。而此案按语未对青蒿、白薇作解释。此外，还有一案，则用四逆散加青蒿、地骨皮，属于类似的手法，一并录于下。

程某，男，6岁。1983年1月26日诊。

低热五月，体温37.5～38.5℃，以夜间为高。四末不温，纳少便干，眠中寝汗，脉弦细，苔浮腻。西医理化检查无阳性发现。证属气机不舒，邪热内郁，治以四逆散。

处方：柴胡3g，枳壳6g，清甘草3g，赤芍6g，青蒿9g，地骨皮9g，陈皮3g，茯苓9g，生姜2片，红枣3枚。5剂。

药后夜热见降，复诊时体温37.2℃。再予银柴胡、地骨皮、青蒿、白薇、石斛、甘草等5剂，半年发热，迅即获安。（《小儿一般热病的证治》，见《董廷瑶幼科撷要》）

从上述举例我们可以得出结论，董老是非常喜用青蒿、白薇的，不单单配合桂枝汤。

假定配合桂枝汤是因为营卫虚弱而营分夹邪，我们仿此可以说气阴不足而营分夹邪，故用玉屏风散、生脉散加青蒿、白薇，那其他几种情况呢？

连附六一汤本用于夏季热之上热下寒证，方中本身就用黄连清心火，难道是因为现在又增添了营分之热，所以要加青蒿、白薇？

附子汤用于少阴病，此案加入青蒿、白薇，按语分析是用此二味治"阳气浮越热盛"，并引前贤之语云："白薇为治血虚液衰、阳气浮越热盛之要药。"那为何独引白薇药论，而不引青蒿药论？恐怕是因为古人无青蒿能治"阳气浮越热盛"的言论吧！

至于四逆散及小柴胡汤那两则医案，分别为加青蒿、白薇与加青蒿、地骨皮，前一案董门弟子未作解释；后一案，根据案前之文，有"夜间热重，参以青蒿、白薇诸品"之语，此案正是夜间热重，其加青蒿、地骨皮可能就是这个原因。

写到这里，我们不由得会问：一，上述组合有的似乎尚能诠释，更多的却还是不能有合理的解读，那么董老如此喜用青蒿、白薇，是不是还有什么其他的缘由。二，既然玉屏风、生脉散、连附六一汤、附子汤、四逆散、小柴胡汤都可以加青蒿、白薇，而不独桂枝汤，为何其门生弟子专门要写一篇《桂枝汤加青蒿、白薇诊治低热的小结》的文章？

为此我查考了《董廷瑶幼科撷要》中涉及青蒿、白薇的所有文字。发现董老用青蒿极多，远甚于白薇。除了"营分夹邪"外，其用青蒿主要是因为这几方面的原因：一是清湿热，二是解暑热、暑湿，三是"夜间热盛"（按：《中医诊断学》说夜间热重一般是营血分热，董门弟子虽未明确这样提，但将此作为用青蒿、白薇的指征，可能确实是这样认为的），四是清蒸退热（根据《董廷瑶幼科撷要》56、71、72、74、175、195页）。此外，该书没有提及，但我以为四逆散及小柴胡汤中加入青蒿，主要还有因为其有清透少阳邪热的作用（如蒿芩清胆汤中就用作主药）。至于《董廷瑶医案》《董廷瑶儿科医案精选》中热病医案用到青蒿的是非常多的，远多于白薇，也远多于其他清热药物。从这两本书看，青蒿大体也是上述作用，但有些提法有差异。比如没有提到"营分夹邪""夜间热盛"，也没有"清蒸退热"这样的说法，但有"退虚热""清热养阴"的提法。

至于白薇，则在湿热证之热重于湿时用之，其次是"夜间热盛"，再次是清蒸退热（《董廷瑶幼科撷要》）。《董廷瑶医案》《董廷瑶儿科医案精选》中热病医案也有用白薇者，但远少于青蒿，主要用于湿热证。此外，也有"退虚热"的提法，另外在口疮中用于"清虚火"。

光看这些作用，似乎也不能完全领悟这些组合里青蒿、白薇的意义。接下来再看桂枝汤，董老是不是还有什么独到的认识。

第三，董老对桂枝汤的认识。

董老对桂枝汤是颇有研究的，《董廷瑶幼科撷要》中有六七篇文章涉及桂枝汤及其类方。

综合起来看，董老擅用桂枝汤一方面是因为他研究仲景学说、喜用经方的缘故，另一方面与他是儿科专家，受《幼幼集成》的影响有关。陈飞霞是很欣赏桂枝汤的，认为它是"幼科解表第一方"。董老认为："当前城市小儿，父母宠爱，饮食挑剔，往往禀赋单薄，娇嫩柔弱，尤其是腠理疏松、自汗寝汗屡屡发生，极易感邪，常呈表虚中风之证，而与桂枝汤很为契合。"但他用桂枝汤，"又不仅囿于表虚发热，而是作为调燮小儿阴阳营卫、脏腑气血的基本方，其

运用之广，已远远超出陈氏之论矣。"(《对〈幼幼集成〉学术经验的发挥》，见《董廷瑶幼科撷要》)

《桂枝汤加青蒿、白薇诊治低热的小结》一文也提出：

> 我们觉得，这一证型的产生可能与现在城市小儿的体质和用药情况有一定关系。目前一些小儿体质娇嫩，容易感冒，平时多汗，表现为营卫虚弱的禀赋。而在同时，每见发热又往往频用西药发汗，抗生素抗炎，这就很容易形成一种卫阳更耗且里邪尚恋的症情，于是成为桂枝汤加青蒿、白薇的适应证候。

我想，这就是为何除桂枝汤外，还有多种汤方与青蒿、白薇的配伍，而其门生弟子独独拿桂枝汤出来写专论的原因吧。花了很大的篇幅写到这里，我觉得似乎还是像之前那样，桂枝汤加青蒿、白薇这一组合里桂枝汤之脉症、病机、功效是实实在在的，而青蒿、白薇之用还是云里雾里。

## 五、新的困惑与我的观点

不妨再抛出一个新疑问，那就是：如桂枝汤中加入青蒿、白薇的依据不明确，那前文引用的 5 则医案之所以用青蒿、白薇，同样依据不明确。

如玉屏风散加珠儿参之方，加青蒿、白薇者，不知因何脉症而用青蒿、白薇。

连附六一汤加青蒿、白薇者，其热型是朝重暮轻，与"夜间热重"加青蒿、白薇正好相反。

附子汤加青蒿、白薇，同样无用药指征，按语分析是用此两味治"阳气浮越热盛"，但患者并无假热的表现！虽"脉象微细，但重按尚有弹力"，而按语指出："此乃病邪虽已深入少阴，而形体尚有实处，且中有郁阳。其发热乃系假象也。……用桂枝一药者，因内有郁阳，取其通阳，以制寒战高热，且使有汗能止也。"这里说明的是用桂枝的理由，故与青蒿、白薇无关。而引文虽讲到"发热乃系假象也"，但从原案看，患者"发热时神萎、乏力、纳呆，并伴有寒战……曾有人作少阳证治，用小柴胡汤而无功，仍常寒战发热，热甚时40℃以上，汗出淋漓，肢冷"，这里所谓发热应指体温升高而言，自觉与他觉症状应该是寒战、肢冷；至于未发热时，也即就诊时的表现是"精神萎靡，面色无华，舌淡苔薄，神安不躁，脉微细，但重按尚有弹力"，就更没有假热之象了。

四逆散加青蒿、白薇案的热型是日晡潮热，亦不知加青蒿、白薇的指征何在。

只有四逆散加青蒿、地骨皮案的热型是夜间为高，或许只有此案才有相对明确的用药指征。然而，此案用药的重点显然不在于青蒿、地骨皮，如医案原文所说的"证属气机不舒，邪热内郁，治以四逆散"，这才是主体，那说明辨证关键又不在于热型。事实上也确实如此，我们在临床上常常见到的普通感冒、流行性感冒、"新冠感染（我们大多数医生接触到的是奥密克戎，而不是原始株，所以多数都不是特别严重）"，有不少患者都是夜间热度较白天高的，难道我们就据此而认为这是营分发热吗？事实是这些疾病一般都不会进入营分、血分的。

而且在《桂枝汤加青蒿、白薇诊治低热的小结》一文中，作者指出："虽然一般中医理论均认为热的高峰在朝、午、夜等有所区别，但我们的运用体会是，本方可适于起伏不定，而不论其热势高在何时者。"也就是说，不管是哪种热型，都有可能用青蒿、白薇，即夜间热重并不是它们的用药指征。

如此，似乎就没有用青蒿、白薇的具体脉症方面的指征了。而董老又将它们用于营卫不和证、气阴两虚证、上热下寒证、少阴病、少阳病、太少合病，当然若是湿热证、暑热证、暑湿证、营分证、阴虚之虚热证本就是其适应证自不必说了。至此，我只能得出这样一个结论：多种发热都可以用此两味，这两味药其实是对症用药，并非针对某种病机及其脉症的。但人们似乎不愿意坦陈对症用药，好像中医一定是辨证用药。其实对症用药，本就是中医药学古往今来一直客观存在的。

那为何多种发热都可以用此两味，而董门弟子却说是因为营分夹邪才用此两味呢？

先说第一点，原因在于青蒿、白薇治发热的适应面较广。具体说来，青蒿与白薇还有些不同。前者适应面更广，无论是理论上，还是临床实际，我们从董老两本医案中可以看出，绝大多数的发热类型都可以用青蒿。白薇的适应面要小一些，但它既能清实热（包括湿热），又能清虚热，所以肯定也会比较常用。特别是上述多种发热除少阳病外，甚至包括那例失败的"表虚阳弱"案例，都是或都有虚的一面，这就是所谓的"虚热"。如果说一定要寻找病机的话，可能这就是病机，但究竟什么是"虚热"呢？"虚热"本质是虚还是热呢？如果是虚，那只要补就行了；如果是热，那应该如何清？难道不管是气虚发热还是阳虚发热、阴虚发热、血虚发热，都是同一种虚热，都用同一种（或同一类）清虚热药吗？这在逻辑上是讲不通的。事实上，人们确实有"清虚热"这样一个讲法，中药学教科书上也有这样的章节。所以这是一个让人困惑的问题，值得我们进一步研究。而从董老上述组合看，确实是用同样的药即青蒿、白薇在治虚热。这说明理论上的不完善，会带来临床上相应的问题。

再说第二点，按我前面所讲，董门弟子应该说有虚热，故用此两味才对，何以他们说是因为营分夹邪而用青蒿、白薇呢？我揣测是因为营分夹邪与虚热这两个术语是既有区别，又有联系的，但人们容易混为一谈。这种混乱，我们从鼎革后《中药学》教材中有关的嬗变可以看出。下面我简要地谈一谈。

1980 年代之前的《中药学》教材里是没有清虚热药这一节的，此后的五版教材开始有清虚热药这一节。1964 年，成都中医学院（现成都中医药大学）编写的《常用中药学》中，青蒿是出现在清热解暑药这一节里的。1979 年，北京中医学院（现北京中医药大学）颜正华等编著的《中药学》里，青蒿则列入祛暑药这一章中。前者称青蒿清热凉血，治温热之邪入阴分；退虚热，治痨瘵骨蒸；能解暑、治疟疾（这两个功效，与本文主旨无关，后面的教材也有这两方面功效，我们就省略不谈了）。后者在"应用要点"这一项中所述与前者类似，只是排序不一样而已；但另有"性能概要"一项，除了与"应用要点"近似的说法外，还说青蒿长于清泄肝胆与血分之热，又说它最宜于血虚有热之证。

到了 20 世纪 80 年代，早期的五版教材有了清虚热药这一节，且青蒿列为首药，其第一项功效就是退虚热，第二才是凉血。但主治与前两本教材还是大同小异的。

20 世纪 90 年代的六版教材，在青蒿下面则不再提清热凉血的功效了。其功效变为清虚热、除骨蒸，但主治则与五版教材同类，那就意味着将温邪伤阴这个主治也归于清虚热了。

而在 21 世纪出版的《中医药学高级丛书·中药学》（第二版，高学敏主编）中，青蒿的功效变为清透虚热，凉血除蒸。主治温邪伤阴，夜热早凉；阴虚发热，劳热骨蒸。这本书的表述颇堪玩味。一般人们把清虚热、退骨蒸联系在一起，而此书在清虚热三字中加一个"透"字，并把"凉血"与"除蒸"连在一起，主治则与六版教材一脉相承。

这五本书的主治基本是一致的，这样说来功效也应该是一样的才对。而事实上是有差异的，这只能说明人们的认识有差异。从功效表述上的嬗变，我们可以看出清热凉血与清虚热这两点最初是并驾齐驱的，而随着清虚热药这一节的设立，清虚热这一功效开始占主导地位，甚至清热凉血的功效不再出现，其相应的主治也会归入清虚热的功效中了，其实这已隐含着清热凉血可以为清虚热所包容的意味。果不其然，《中医药学高级丛书·中药学》里"清透虚热，凉血除蒸"这样的新表述，实际上就是将清虚热与清热凉血捏在了一起。

我想问，这样的嬗变对不对呢？我以为有很大的问题，前文我已简单提到。但这个问题太复杂，限于篇幅本文不展开。这里只想说，这种嬗变的原因何在，跟本文主旨有何关系。

我认为原因在于，人们把温热之邪入阴分、温热伤阴、阴分伏热、热病后期余热不清等实际上有区别的概念混为一谈。仔细琢磨这些概念，其实有的是实，有的是虚，但人们混在一起，统统归结到虚热里，所以营分夹邪这一术语就与虚热的含义等同起来了，清热凉血也与清虚热等同起来了。因此我揣测，董门弟子心里想着的是虚热，但表述出来的是营分夹邪。

而教材的影响是巨大的，我们不妨回顾一下前面讲到的三本书中青蒿的提法。《董廷瑶幼科撷要》除"营分夹邪"外，涉及青蒿有四点。一是清湿热，二是解暑热、暑湿，三是"夜间热盛"，四是清蒸退热。两部医案则没有提到"营分夹邪""夜间热盛"，也没有"清蒸退热"这样的说法，但有"退虚热""清热养阴"的提法。《董廷瑶幼科撷要》这本书是1980年代的作品，尽管门生弟子撰写了不少内容，但董老本人应该也参与了此书的编写工作。他老人家学医当然远远早于鼎革后中药学教材编写与出版，但应该也会或多或少看过 20 世纪六七十年代的教材。而那两部医案，成书都在董老去世后，分别是 2002 年与 2012 年。所以，从青蒿功效提法的变迁上，我们可以隐约看到教材嬗变的影响。所以，假定是现在的董门弟子来写总结文章，可能就不会说因为"营分夹邪"而用青蒿、白薇，而会说是因为"虚热"用此两味药了。

本文不知不觉已写了 1 万多字，又臭又长的文章必须小结一下：青蒿、白薇之用是非常广泛的，有的属于辨证用药，这是我们这些后学者一看就懂的；而看不太懂的，其实是对症用药，这里面有不少属于"虚热"，包括桂枝汤证基础上加此两味，但董门弟子表述为"营分夹邪"，正是这样的说法让我们困扰。董老的案例里，有成功的经验，也有失败的教训，后者让我们看到了这种探索真实的一面。但无论如何，董老晚年的探索是值得称道的，也是让我肃然起敬的！

## 六、再说几句

一位前辈说："读书要在字里行间读出真义。或是发现作者想要掩饰的问题，或是作者也未能完全搞明白的事儿。"

我常对学生说，读书要有问题意识，要发现问题，进而想办法去解决这个问题。本文要讨论的问题，始于近 30 年前，现在终于获得解决，快何如哉！

最后要说的是，本文对"虚热"与"清虚热药"的质疑与研究也开了个头，这是一个更有意思的问题，有待今后进一步展开。

2024 年 4 月 2 日定稿

**附记：**

本文写作时，请我早年的学生——北京中医药大学中药学教研室修琳琳老师为我查阅了部分中药学教材，包括全国统编教材和各地的教材。本文完稿后，我请修老师再为我多查阅一些教材。结果发现本文"1980 年代之前的《中药学》教材里是没有清虚热药这一节的，此后的五版教材开始有清虚热药这一节"这样的说法是不严谨的，但大体确实是这样的，文章里的分析也是能够成立的。因此，就不作改写，而在此做一个说明。

2024 年 9 月 17 日中秋节

# 刘星元用旋代乌梅汤的独到经验

刘星元（1907—1986），甘肃省中医耆宿，读其诊籍，知其善用乌梅汤（即乌梅丸做汤剂），且其案均加入旋覆花、代赭石，故名旋代乌梅汤（有时也称作加味乌梅汤）。因我临证亦喜用乌梅丸，故据《刘星元医案医论》（王森等编，学苑出版社 2006 年出版）一书所载旋代乌梅汤之医案而作梳理并分析，以冀裨益临床。

## 一、概况

《刘星元医案医论》收录医案 118 则，用旋代乌梅汤的医案 13 则，占比超过十分之一。这 13 则医案中，旋代乌梅汤用作主要方剂的有 10 例，另 3 例则用于病症已经明显好转后，或单独或与其他方剂合用。

## 二、涉及的现代医学疾病

这 13 则医案中涉及的现代医学疾病，包括高血压病（5 例）、脑卒中（2 例，其中 1 例原书并未诊断为脑卒中，系笔者根据医案描述而作这样诊断的）、癫痫（2 例）、精神分裂症（2 例）、怀疑为酒精中毒引起的脑病（1 例）、脑挫裂伤后头痛（1 例）、蛛网膜炎后头痛（1 例）等，还有 2 例眩晕，没有确切的诊断。

### 三、主要脉症

主要症状：自身体上部往下有头痛（5例，其中1例头部沉重）、眩晕（5例，其中1例自觉天旋地转，1例自觉头在旋转）、记忆力差（1例）、眼睛症状（4例，分别是目涩、视物不清、眼花、目痛）、耳鸣（1例）、口干（1例）、口苦（1例）、口角歪斜（1例）、语言不清（1例）、项强（3例，其中1例项部疼痛）、胸喉闷滞（1例）、心悸（3例）、纳呆（4例）、呕吐（3例，其中1例呕吐苦水）、胃中嘈杂（1例）、便秘（5例）、小便不利（2例）、尿黄（1例）、手抖不能写字（1例）、肢体麻木（4例）、下肢困痛（1例）、手足虚肿（1例）。

属全身症状或精神症状者：有全身乏力经期尤甚（1例）、失眠（4例，其中1例做噩梦）、嗜睡（1例）、烦躁（2例）、郁闷（1例）、癫痫（2例）、癫狂（2例，一癫一狂）、汗多（2例）。

面色：面黄少泽（1例）、满脸通红（1例）。

舌象：舌体小（1例）、舌红（2例，其中1例是舌尖红）、舌淡（2例）、无苔（1例）、舌边光而苔少（1例）、舌边部细裂状如瘦肉（1例）、苔腻（4例，其中1例苔板腻，1例舌心苔黄板腻，1例苔微腻）、苔垢黄黑（1例）。

脉象：弦脉（6例，其中2例右脉弦而无力，1例右脉弦硬，1例脉虚中兼弦，1例脉弦稍大，1例左关弦）、虚脉（8例，其中2例即前述弦脉的兼脉右弦而无力，1例左脉虚软，1例两尺脉左比右弱，1例脉左寸微左关弦而余脉缓弱且两尺无力，1例脉左虚右弦无力）、伏脉（5例，其中2例左脉伏），右数脉（1例）。此外，还有记载脉气不通、脉气不动（邢斌按："动"字或许是"通"字之误）、脉气紊乱不调者。

## 四、病机

多数案例在医案或按语中谈及病机，简言之就是肝阳上亢。有的按语里作"肝阳过盛"；有的稍详细一点，作"肝阴虚，肝阳盛"，或"肝阴暗亏，肝血不足，兼有风阳内动"；有的更展开说"血气不足，肝阴失养，阴衰阳盛，不能平衡，上升之力有余，下降之力不足，出现了上述风阳内动之证候"，但意思基本是一样的。病机既然如此，病位自然是在肝。此肝包括肝脏与肝经，有一段按语论述得很详细，不妨引用如下：

> 此证（邢斌按：指孙某之眩晕）系因肝经肝脏之气过度上冲所致。肝脏有个特点，其体属阴，其用属阳，最易妄动。它所联系的经脉，起于足部，沿下肢内侧上行，经腹股沟入阴器，上行和肝胆联系，上过膈膜，布于胁肋，再上顺喉咙，连目系，上出额，和督脉会于头顶。这条经脉上冲的力量很强，当精神紧张或因刺激而情绪不和时，头部便会感到发胀，精神便会感到兴奋，眼睛也会连带发红发暗，都是因为这条经脉上升之力过度所致。当内脏的肝阳妄动，体表的肝经失调，造成阳热之气上冲头顶，则发生眩晕。肝经连贯目系，眼睛也受肝阳的冲激，因而目合不敢睁开。

除肝脏肝经病变外，有的案例还与其他脏腑失常有关。如刘某心悸案的按语中提到"心悸、多汗是肾阴虚不能与心协作的关系……胃中嘈杂，呕吐苦水，是肝旺犯脾，胃气不得和降的关系"。

曹某癫痫案的按语说：

> 癫痫是风病的一种，有先天后天的不同，但和肝经关系最为

密切。发作时，风的症状也最显著，所以有的人把它叫作"羊羔风"。其发病原因有两种：一是气血紊乱。因正常有序的机体功能突然受到破坏，所以患者多是猛然眩仆，昏不知人，两目上视或口眼相引，口作六畜之声，身体痉挛抽搐，出现极力挣扎的状态；醒后口流涎沫，头痛困乏。二是痰火扰乱，尤其肝经之火，内郁炼液成痰。痫风患者，多为体虚郁闷之人，气虚不能化痰，阴虚不能制火，火炎痰壅，阻塞经络，遂成昏仆抽搐之证；等到经过挣扎，痰涎壅塞减轻，经络得通，正气恢复，病即消退。

于此可知，肝经病变又与气血紊乱、火炎痰壅这些病理因素密切相关。

## 五、对旋代乌梅汤方义的论述

首先我们看刘氏对乌梅汤的论述，在杨某头痛头晕案之按语中分析甚详，引用如下。

乌梅汤为厥阴总方，厥阴诸证多可考虑。该汤寒热配合，酸、苦、辛、甘互用，正合厥阴证寒热错杂、阴阳失调之证候。尤其乌梅一味，大酸为主，泄肝家阳亢，补肝家阴亏。黄连、黄柏，一入心，一入肾，苦寒泄热为辅；盖肝家一热，心肾之热亦随之而起，配合乌梅，更兼酸苦涌泄之义。干姜、附子辛温为佐，干姜通五脏六腑、四肢关节诸络脉，治脏腑诸经寒气凝结，能引血药入血分，气药入气分，尤能通心阴、开心气（邢斌按：修琳琳医师为我查了一些本草古籍，未见干姜"通心阴、开心气"的说法，而有"通心气助阳"之语）；附子走而不守，引补气药行十二经以复元阳，引补血药入血分以养真阴。细辛、川椒为使，二药味皆辛辣，其中细辛能开九窍、散风泄热、润肝肾经之燥，川椒暖胃消食、温中下气、通三焦、利关节，二药用量均不可过 1.5g。桂枝通阳，当归补血，人参补气。药仅十品，在以乌梅泄肝阳补肝阴为主的基础上，兼五味，俱四气，祛寒除热，调阴阳，和气血，无所不备，故有矫正气血升降之功。

加旋覆花、代赭石的目的，据相关医案的按语是为了"降逆"，或"降逆止呕"，因此旋代乌梅汤就有"降逆和调整升降出入的作用"，有的按语则说"有调节升降出入失常及功能紊乱的作用，尤其善治肝阳上亢的头晕、目眩一类疾患"。

杨某头痛（脑膜炎）案之按语说："乌梅汤是治疗肝经疾患的主方，凡肝经病证，多可用之；配以旋代，可和肝胃、降逆气。旋代配合乌梅汤，可使清气上升、浊气下降，以止头痛。"

此外，在曹某癫痫案的按语里提到旋代乌梅汤有调整气血、清热泻火的作用。按语是这样说的：

刘老处方采用旋代乌梅汤，既有调整气血、恢复机体秩序的作用，又有清热泻火、疏通经络的作用。本方原系治疗厥阴肝经病的总方，主要用于治疗蛔厥证。此二病为"异病同治"，均为恢复肝经生理、调整人体代谢功能。

最后，我推测刘氏之用旋代乌梅汤似有辨病用方的意味。其理由是：第一，如前所引用的，乌梅汤是厥阴总方，厥阴诸证多可考虑；是肝经主方，凡肝经病证多可用之。第二，此方刘氏认为治头部疾患多效，除前面引用的"尤其善治肝阳上亢的头晕、目眩一类疾患""可使清气上升、浊气下降，以止头痛"外，下面再举三例。

　　第一例是钟某脑挫裂伤头痛案。患者脑挫裂伤，昏迷四昼夜，经抢救脱险，1个月后仍头痛异常，就诊时患者疾首蹙额。刘氏用旋代乌梅汤加羚羊角粉、七厘散。按语称"旋代乌梅汤对头部疾患较有作用，更加羚羊角粉……协同乌梅汤可以减轻头脑恶浊瘀滞，保持头脑的清轻爽快"。服药2剂（隔日1剂），病即减轻。

　　第二例是颜某头痛（高血压）案。患者初诊主要表现为少阳证，用小柴胡汤加味而头痛头晕消失；二诊因其高血压、项强、手麻、胸闷、脉弦，而改用加味乌梅汤（即旋代乌梅汤）。按语中则说："经验所得，加味乌梅汤绝少直接降压之品，但患者反映，药后头上特别轻快，如同摘掉沉重的帽子一样。"

　　第三例用旋代乌梅汤则是在三诊。患者刘某酒精中毒引起脑病。其症见神志不清，烦躁不安，不会言语，头项强痛，大便十余日不解，脉象伏匿，舌质光红。初诊用大柴胡汤、调胃承气汤、四逆散，加葛根、白薇、旋覆花、代赭石、竹叶、灯芯、天花粉等而获效。三诊改用旋代乌梅汤，按语说"是因为患者准备转院，所以开旋代乌梅汤加味（又是肝经的处方），着重治理头部"。

### 六、所用药物及剂量

　　《伤寒论》乌梅丸的组成：乌梅、细辛、干姜、黄连、当归、附子、花椒、桂枝、人参、黄柏。

　　13则医案中有两则医案没有列出旋代乌梅汤的具体组成，而从另11则医案可知此方组成是乌梅丸（党参替代人参）加旋覆花、代赭石。这11则医案里，有1则医案未作加减，另10案则有加减。

　　具体组成与常用剂量：旋覆花9g，代赭石9g，乌梅15g，黄柏3g，黄连1.5g，干姜3g，党参3g，桂枝3g，炒花椒1.5g，细辛

1.5g，当归 3g，附子 1.5g。

这 11 则医案基本是这样的剂量，偶有代赭石用 6g，乌梅用 12g，细辛用 0.9g，附子用 0.9g，炒川椒 0.9g。

显然，旋代乌梅汤诸药除旋覆花、乌梅、干姜外，大多数药物的剂量都比较小。当然，总体而言，刘氏 118 则医案所用药物，只有个别药有用超大剂量的，绝大多数药的剂量都是中等或偏小的，但旋代乌梅汤中一些药物剂量尤其小。如其他医案里，桂枝一般用 9g，偶用 15g，小剂量的则偶用 3g、4.5g；当归一般用 9 ~ 15g，偶用 6g、24g；附子一般 3 ~ 6g，偶用 1.5g；党参一般用 9g，偶用 6g；黄柏一般用 4.5 ~ 9g；黄连用得很少，一般 1.5 或 3g。

当然，也有极个别医案，用量更小，如旋覆花、代赭石各用 4.5g（此案绝大多数药物剂量都非常小）。另一例旋覆花、代赭石只用 3g，但这位患者是 7 岁儿童。

## 七、加减与合方

如前所述，11 则医案中的 10 则医案有加减。一般减味很少，偶有减去当归、桂枝，黄连改为胡黄连者。加味或合方则较多。如治高血压，多次加入桑寄生、杜仲、葛根、钩藤、炒地龙之类药物。合方则根据患者的具体病症、辨证而定，如脑卒中后遗症合入补阳还五汤、地黄饮子；合并癫痫，合入柴胡加龙骨牡蛎汤；酒精中毒引起的脑病，合入大柴胡汤、四逆散、调胃承气汤，蛛网膜炎所致头痛。二诊时现气虚之象及低血压，合入补中益气汤。

## 八、讨论

乌梅丸原载《伤寒论》中，主治蛔厥与久利，当代对它的拓展应用日趋广泛。但在古代、近代，此方与其他著名的经方比起来，运用面还是比较窄的。所以在 20 世纪 70 年代，刘氏能广泛地应用乌梅丸，特别是发展出旋代乌梅汤这一新方，还是非常不容易的。

前面我们从涉及的现代医学疾病、主要脉症、病机、方义、具体药物及剂量、加减及合方这几方面展示了刘氏是如何运用旋代乌梅汤的。我不禁有几点疑问。

第一，这些案例的主要病机是肝阳上亢，而一般认为治疗肝阳上亢证的代表方剂是镇肝息风汤，而刘氏舍此而用旋代乌梅汤，这是为何？

第二，刘氏认为乌梅汤"寒热配合，酸、苦、辛、甘互用，正合厥阴证寒热错杂、阴阳失调之证候"，但其所治患者的脉症并无明显的寒热错杂、阴阳失调表现，这是为何？

第三，旋代乌梅汤中多数药物的剂量极小，这又是为何？

这三个疑问，再结合前文提到的刘氏用旋代乌梅汤极广、有时将它用作辨病之方这两点，我认为我们不能将旋代乌梅汤简单地理解为一张辨证之方，而应将它视作一首具有广泛效应、能在整体上进行调节的方剂。正如有的按语指出乌梅汤："药仅十品，在以乌梅泄肝阳补肝阴为主的基础上，兼五味，俱四气，祛寒除热，调阴阳，和气血，无所不备，故有矫正气血升降之功。"此方用乌梅剂量最大，因此其重点是泄肝阳、补肝阴，但兼五味，俱四气，尽管用于肝阴不足、肝阳上亢之证，附子、细辛、花椒、桂枝、干姜、党参却并不舍弃，只是用量极小，所以按语说它"无所不备"。但另一层意思原书未能表达出来——那就是"少火生气""阴阳互根""阴中求阳""阳中求阴"这样的思维方式。请大家想一想，这样的用药及剂量安排是不是与肾气丸有一点点相似呢？而这正是乌梅汤作为调节剂的物质基础。在此之上，刘氏又加旋覆花、代赭石，其矫正升降且偏于降逆之效更为显著。因此，按语里更指出此方能"调整气血，恢复机体秩序""有调节升降出入失常及功能紊乱的作用"。

所以，我们能得出这样的结论。乌梅丸在后世常常是作为治疗寒热错杂证的一首方剂，而刘氏用乌梅丸的独到之处在于通过剂量配比的安排，并加旋覆花、代赭石，使旋代乌梅汤成为一首以调肝为主，具有广泛效应，能在整体（阴阳、气血、升降等）上进行调节的方剂。从医案看，他并没有用其治疗寒热错杂证，而常常用于肝阳上亢证。方中的热性药物非但没有引起上火等不良反应，反而有的患者原"舌红无苔"，服药后变为"舌上微有白苔"，继续治疗后变为"舌色淡红，舌苔薄白"；原口干，服药后口干减轻。这样的特殊经验是值得我们学习的。我临证常用乌梅丸，有的药物剂量也非常小，甚至可以说是更小，但与刘氏的经验是不同的。在今后的临床实践中，当择机而用，丰富自己的经验。

完稿于 2024 年 3 月 4 日

# 第四辑　随笔漫谈

## 我是怎样给自己做心理建设的

人生在世，难免会遇到一些不确定的事。这种不确定性，会使人焦虑。性格乐观者，容易排遣，而悲观的人则往往朝坏处想，且很难释怀，会钻牛角尖，甚至陷入焦虑状态，严重者便被诊断为焦虑症。

在我这 20 多年来的门诊上，中学生来看焦虑、失眠的不在少数。他们的压力有的来自家长，有的来自老师或周围的同学，但有的家长、老师都没给压力，其压力来自自身。这种压力说穿了就是希望自己能做得很棒，很成功，具体说就是最终高考要考得好，进入一个好大学。再具体一点，就是平时功课要好，各科考试成绩要好。

当然，每个人都希望自己好、自己棒，这没有问题，但是前途究竟如何，这充满了不确定性。而且"千军万马过独木桥"，摆在人们面前的路是很少的，这就加剧了焦虑。这时候就需要我们给自己做心理建设，摆脱焦虑。

遥想当年，我高三时竟然无师自通地学会了心理建设。现在回想起来，觉得蛮有意思。

我觉得主要是抓住这两点。第一是对自己要有正确的认识。第二是要把最坏的可能性想好，万一这种可能真的发生了，也能坦然面对，那就没什么可焦虑的了。

1994 年的高考，有全国卷和上海卷的不同。上海卷是 3+1，即语文、数学、外语外加一门物理或化学或政治。每门 150 分，总分 600 分。因为当时上海中医药大学属理科，所以我选了化学。我对自己的估计是考 480 分左右，如果每门课都能发挥得好，我估计 490 分，甚至 500 分也有可能，如果每门课都考得差，我估计考 460 分。但我想，总有考得好的科目，也有发挥不佳的科目，综合起来，480 分的可能性比较大。480 分，进复旦、交大肯定没问题，而我的志愿是上海中医药大学七年制，所以应该没问题。假定我每门课都发挥得不好，考了 460 分，我想我二本线应该也够格吧。再退一步，我考得一塌糊涂，我大专总能进吧。进了大专，我仍然能学中医，之后从事中医行业，我相信自己的能力，将来还是能做得好。

把最坏的情况想清楚，而且能接受，我就坦然了。复习还是得认真的，但结果就顺其自然好啦！

7 月 7 日高考，我觉得自己心态还蛮好，优哉游哉地骑自行车到天山中学考场，路上遇见几个三年不见的初中老同学，大家还一边骑车一边聊上几句。第一天考完，心情不错，自己觉得考得挺好。第二天考完，怎么合计都觉得考 480 分没问题，说不定更高。于是回家路上开开心心的，一路上还看到很多其他学校的考生在扔教科书发泄。

几周后，一天早上我还在睡懒觉，好友打电话告诉我，说你知道自己考几分吗？你考了 506 分！

那天是公布成绩的日子，印象里是大家去学校拿成绩单。好友已经到了学校，看到我的成绩，特意打电话向我报喜。当年理科一本分数线是 440 分，我高出 66 分，即便上复旦、交大分数最高的专业也是绰绰有余。这里插一句，我觉得那时大家对北大、清华、复旦、交大并没有特别的感觉，觉得与同济、华东师大并没有什么大的不同，关键还是看你想读什么专业，而不是什么大学。而且当年上海人也不喜欢去外地，所以北大、清华并不是每年都在上海招生，估计招不到吧。不像现在，说起谁谁谁是北大毕业的，清华毕业的，复旦毕业的，交大毕业的，似乎很了不起似的。

今天是高考第一天，写下这篇文章，希望中学生及其家长学会给自己做心理建设，改变心态，不再焦虑。其实越不焦虑，心情越好，或许能考得更好。

至于其他的处于焦虑状态的病友，希望看了本文后，也能有所收获，认清自己，看到最坏的结果，坦然面对，反而会好起来！

2024 年 6 月 7 日

# 临证偶拾

## 晕针

我遇到晕针患者挺多的，这些患者往往都是平素比较容易紧张焦虑的。经历得多了，我倒是有了一些与书本不一样的经验。

第一，不必拔针。一般认为晕针是扎针引起的，既然晕针了，那当然要把针拔了。其实不然，只需处理晕针反应就行，不必拔针。特别是假定先拔针再处理晕针反应，反而浪费时间，说不定患者晕针更厉害了。

那处理晕针最好的方法是什么呢？接下来说第二点。

最好的方法是躺平和掐人中。轻症晕针，躺下来可能就缓解了。稍重点的患者，掐人中一般也能缓解。人中这个地方，掐起来是很痛的。正常人，或者说没有晕针时，掐上去会痛得哇哇叫，一脸痛苦的表情，甚至要把你的手推开。晕针时，掐人中，会没有那么痛。越是面无表情，说明他并不那么痛，这时他的晕针越重。所以，掐人中，既是一种治疗，同时也是一种诊断与观察手段。患者表现得不痛，说明确实是晕针。一开始掐着不痛，后来表现得很痛的样子，说明他恢复了。

当然，晕针反应最主要症状是头晕，还可能有心慌、恶心、腹痛等。除掐人中外，可以根据具体情况再掐相关穴位。一般情况下，都能较快缓解。

## 童年记忆影响久远

一位老年患者已经针灸多次，但每次针灸都很紧张害怕。她说她历来很怕看病，每次去医院都很怕，不管看什么病，不管去哪家医院，包括我这里，哪怕跟我已经很熟悉了。

问起缘由，她说她还记得很小时候患肝炎住院，因为要隔离，父母不能陪，也不能探视，一个人住院，还要打针，感到很恐惧，而周围其他小朋友又在哭，就更加害怕了。从此见到医院就怕，到了老年也如此。

没想到童年记忆是那么深刻，影响到现在。有些心理疾病，看来要深挖。但这种情况，也只能慢慢克服，逐渐战胜自己吧？

## 药越加越多，未必效果更好

一位心悸重症患者告诉我，我给她开的第一个方子，两三天后就觉得有明显变化，她当时就觉得找对医生了，而且她说只有 14 味药。

我一看是升陷汤加味。

确实，常常第一个方子药最少，后来越加越多。因为第一次辨证抓主要矛盾，有效了之后，患者希望这也治一下，那也治一下，药就越来越多。

患者无意中所说的，需要我们反思，什么才是最好的药。

## 失败的原因，很多时候未必能知道

一位经期延长、漏下不止的患者说，上次看得很好，但这次效果不明显，会不会是因为这次改成代煎的缘故。所以她最后 3 天自己去抓了 3 剂，自己煎，效果就很好，月经基本干净了。

一开始我也觉得可能是这样。接下来望闻问切，开方，等快看好了，这时患者似乎想起来什么。

她说也怪她自己不好，喝了好几天冰咖啡。以前不喝的，最近同事买了，连着几天也帮她买，放在她位子上，于是喝了几天。

我想很可能这才是前几天服药无效的真正原因吧。但如果患者不说呢（未必有意隐瞒，也可能确实不知道不应该吃），医者永远也不会知道。所以很多时候，为什么会成功，此中原因我们多半是知道的；但为什么会失败，真的不一定能知道。

## 血府逐瘀汤治黄褐斑有奇效

昨天一女士陪其家人求诊，一坐下来就说是如何与我结缘的。原来 2016 年她看到网络上流传的我用血府逐瘀汤治黄褐斑的医案，就如法炮制开始给自己治其严重的黄褐斑。

没想到，服药一次，第二天一早走过镜子时，忽然就感觉自己脸色有点亮了。于是就站在镜子前仔细观察，发现脸的外圈肤色变白了。她没想到一次药就有奇效，因此认认真真地服药。一开始黄褐斑退得很快，周围人都以为她在做医美呢。服药 1 个月时，感觉已经好了很多，但后面进展就慢了。可住在她楼上的好友因为天天遇到她，还是跟她说你每天都有一点变化，因此这位女士坚持服药 3 个月，她说总体好了百分之九十多。

其实不仅血府逐瘀汤治黄褐斑有奇效，化痰方药、补益方药都有可能获此神功，关键是辨证对头。这位女士能见奇效，实在还是运气。

## 不要"细化"，要"淡化"

一患者因失眠焦虑来诊，诉说了一阵病情之后又说："医生，我跟你再细化说一下。"于是又把失眠的情况再详细描述了一遍。

倾听患者细说后，我劝她说："其实啊，你不要'细化'，而要'淡化'。"这些生病的痛苦、不愉快的记忆，如果你想着将来要"细化"地跟医生表述，那你一定会刻意去记忆，其实你所说的与我中医辨证用药毫无关系。你要相信，医生会根据所需主动问你的，否则医生怎么去辨证啊？你本来就是焦虑，思虑过度，你要学会忘记，不要"细化"，而要"淡化"！

## 你以为是用眼睛在看手机啊

现在不仅仅是年轻人盯着手机看，老年人一样看手机成瘾。

如最近遇到一位老年患者，一到下午就神疲乏力，原来他每天看手机七八个小时。

我说，老先生你千万不要那么长时间看手机，你以为只是眼睛在看手机吗？眼睛汇聚了五脏六腑的精气，你其实是用全身的精气神在看手机啊！所以，你怎么会不虚呢？怎么会不疲劳呢？

## 不想睡觉是对"人为物役"的反抗

门诊中，经常有很多患者说不想睡觉。

为什么呢？

因为忙活了1天，到了10点多，孩子睡下了，现在是属于自己的时间了，所以想放松一下，随便看看手机，看看书，消遣消遣。这样一晃就1个多小时过去了，感觉累了，才去睡觉。

这对吗？显然不对。

但是，我很理解。中年人上有老下有小，公司里还有上级、下级要应付。生活、工作单调沉闷，但又不得不委曲求全。所以，一天的最后一两个小时非常珍贵。可是，晚睡伤害身体啊！

说到底，是这个社会出了问题。包括公司的制度、文化，教育的制度、文化等，使人为物役，这是我们社会的悲哀。

## 上次的处方真好，让我充满了正能量

一患者复诊说，上次的处方我吃了感觉真好。只吃了 1 剂，就觉得很好，过去什么事往坏处想，现在充满了正能量。

我一看，上次的处方是乌梅丸。

## 你在写作文啊？

前天，一位妈妈带着一位小女孩来看病。女孩看完了，妈妈看。这时小朋友在诊室里走来走去，走到我旁边，看我在电脑上输入文字。

她说："邢医生，你在写作文啊？"

我笑了，说："对啊！我就是在写作文。我们医生看病的过程，就是写作文的过程。"

看一位患者，就要写一篇小作文。有时，面对一位复杂的患者，很短时间内要写五六百字的作文呢。

所以，写作其实也是医生的一项基本功。当然它不比作家的写作，可以天马行空，它是有规范的，包括标点符号的运用都有讲究。因此，可以通过训练而得到完善。

## 不药而愈

一患者门诊时提到她朋友，多日不见，发现她原先肿大的甲状腺恢复正常了。原来她朋友请了长病假，在家休息半年多。她替朋友总结道：不看到领导，不看到同事，身体自然就好了，连那个几厘米的甲状腺结节都消失了。

## 羊肉

热性食物中，羊肉的偏性较甚。曾有一失眠患者，经治疗已经明显好转，吃羊肉当晚即彻夜不眠。

近又遇一位小朋友，患特应性皮炎，服药 2 周后，皮损减轻，干燥亦好转。不料吃羊肉后，脸上一下子出来很多红疹。

我对他妈妈说，我给他药里用黄连、黄芩，你却给他火上浇油。

这样的例子并不少见，可不能小瞧了羊肉啊！

## 尿尿速度：开方速度

给一个 8 岁小男孩看病，最后是开方子阶段，小朋友说想要小便了。我说："快去吧。"并对其父说："你们去吧，没事，我已经看好了，在开方呢。等下我开好方交给前台。"

他们道谢而去，厕所在门诊部的外面。

过了一会儿，爸爸进来说，前台说没有方子啊。

我笑起来，说："再等一下啊，这张方子我还在开呢。"

又过了一会儿，我拿着小朋友的方子交给他，并开玩笑说："你儿子尿尿速度那么快啊？比我开一张方子的速度快多了。"

## 不怕验血的天真孩子

一个 7 岁小男孩，等待看病的时候跑进针灸室，一边看着我给患者扎针，一边说："我不要扎针，我不要扎针。"

等到他看病了，他一上来就跟我说："我不要扎针哦。"

我说："你都忘记了吗？你 3 岁的时候，眼睛整天一眨一眨，我就帮你针灸了。你那时不怕，现在长大了，反而害怕啦？"

小朋友还是说："我怕，我不要扎针。"

我指着他外公外婆前两天给他儿童医院验血的单子说："你前几天不是在医院验血的嘛，那你验血怕吗？"

他说："我不怕。"

我说："好，那等下我这里也给你验血好不好？你不怕吧？"

他有点愣住了，想了想说，验血我不怕。

于是，这位特别天真的小朋友，几分钟后在头上"验"了"血"。

## 口碑在四年级小朋友中传播

尽管我的患者大多数都是通过口碑传播而来的，但我没想到，前几天一个四年级小朋友推荐他同学来找我看病。这位小朋友五岁时发热咳嗽久治不愈，就诊时剧咳不停，服中药并用大蒜外敷迅即取效。

当时我的学生陶庆医师侍诊，记录了此案，并收录在《半日临证半日读书三集》里。

他妈妈说，这孩子一直记得这次就诊经历，所以他的小伙伴最近患病，便推荐来找我。

这是做医生才能感受到的温暖啊！

## 手暖和了

一位大一女生患哮喘，经治疗，现在骑自行车、上楼梯已经没有气喘感觉了。谈话间，说到她现在手暖和了，不再冰冷。

确实，她最早来看病时还是高二，那时因腹痛就诊。当时两手冰冷。

她说："现在住宿舍，用空调，所以手暖和了。"

我问："那你家里不开空调啊？"

她说："是的。"

我说："因为开热空调而手不冷了，这个理由恐怕是不成立的。开热空调只是环境升温，在这个热的环境里可能手也暖和了——事实上还是有不少患者仍然手冰冷，即便夏天他们也手冰冷——但离开了这个环境，手肯定就不会暖和了。否则热空调就有温补疗效了，阳虚患者不必服药，只要开热空调就可以了。"

那她手变暖和是怎么回事呢？

因为上大学了呗。以前读高中，要高考，压力大，人又辛苦，功课做到很晚。考上大学后，压力小了，手自然就不冷了。

放松，真好！

## 婴儿针灸

一位9个月大的宝宝，2022年12月感染了新冠病毒，此后睡眠成了问题，晚上很难入睡，又很容易醒。我这是第一次给那么小的小宝贝针刺，用的是点刺法，不留针。20世纪五六十年代的几本针灸书里倒是有婴幼儿针灸的记录，但现在中医儿科、针灸科分科太细，前面这些年也在萎缩，所以看不到了。

一开始小宝贝不知道怎么回事儿，没有哭，点刺到最后开始哭了，我的针刺也结束了，所以一共只哭了几声。这次针刺效果非常好。小宝宝家长后来告诉我，他当晚就睡得很好，连着睡了 9 ～ 10 小时。

## 胸口一团黑烟散去

一患者拔针时对我学生说，刚才自觉胸口有一团黑烟散去。她在就诊前几天曾发过 1 次脾气，其实近年来她脾气控制得蛮好，没想到这次发那么大的脾气。她搞不懂究竟为啥，所以心里蛮纠结。现在一团黑烟散去，或许纠结也随之而去了吧。

## "小人"

一位 80 多岁老太太，由其女儿陪着来看病。老太太一口上海话："窝里两个小人才勒勒侬此地看过（家里两个孩子都在你这里看过），讲侬好，所以一定要带我来"。陪同者是大女儿，年近六旬，头发花白，在老太太心里、言谈里还是"小人"，坐在她对面的医者听着也感觉蛮温暖的。

## "黄梅天"怎么过

上周门诊，一对患者夫妇告诉我，"黄梅天"与其在家中枯坐，闷热难耐，不如索性去公园走走。

没料到，园中无人，空气清新，耳中只有雨声，眼里只有美景，真是梅雨季节的绝佳去处。

## 养生错了就是害生

一患者好久没有来看病——说明她很长一段时间都蛮好——可

最近又来就诊了。说是近来失眠，舌头像被烫伤了一样，白天神疲乏力，每天喝红参……

打住！

喝红参？怎么会想到喝红参？你这是阴虚火旺，不能喝红参。

原来患者有一位同事是中医爱好者，说她太虚了，让她赶紧吃红参补补，马上下单送了她一盒红参口服液，叮嘱她天天喝。

我说这喝反了。

患者说是吗？于是她打开了话匣子，说到前一阵立夏，办公室另一位同事，也是中医爱好者，历来注重养生，不同的节气用不同的方子给同事们煮着吃。立夏开始她在办公室煮了生姜红糖饮来升发阳气，要求每位同事都喝。我这位患者喝了之后就自觉身上发热、失眠、舌头像烫伤一样的症状接踵而来。

原来如此，这是好心办坏事啊！中医看病是因人而异的，每个人都吃一样的方，这显然违背了中医的基本原理。

养生错了，反而害生。

……

此事的后续是这样的。

患者复诊，诸症大减，然后问："最近看他先生工作太忙太辛苦，想给他吃点红参补补，问我是不是可以。"

我愣了一下，没好气地反问："你难道忘了，你身边好心人叫你吃红参，结果吃出了问题，现在你自己也想做这样的好心人啊？"

## "清"还是"青"？

一个 7 岁小朋友来看咳嗽，我问他痰是什么颜色的。他想了好一会儿说，是黄里面还有"清"的。

我接着问："你说的这个'清'，是'清水'的'清'，还是
'赤橙黄绿青蓝紫'的'青'啊？"

小朋友又想了好一会儿，妈妈在边上有点急了，就问："你是
不是想说，你的痰是黄色加上绿色？"

小朋友又想了一会儿，说："我的痰是黄色，没有绿色，除了
黄之外，还有点清水样。"

其实，当问到痰或是鼻涕，患者经常会说"清（青）痰""清
（青）鼻涕"，他不一定会说"清水鼻涕""清稀的痰""绿色的鼻
涕""绿色的痰"，医生不要想当然地以为他说的"清"是那一个
"青"字。

## 过年时能不能吃中药

快过年了，一患者说她长辈叫她过年时不要吃中药，问我有没
有这种讲法。

我说："你长辈如果有高血压、糖尿病，他过年时降压药、降
糖药会停一停吗？"

这位患者说："是啊，邢医生你说得对。"

## 炉烟虽熄，灰中有火

一位患者出汗异常多，我用栀子剂后，已变为正常出汗。复诊
时，便开始考虑其正虚的一面，而于原方中加入党参、黄芪。不料
仅服 3 剂，其汗复萌。

患者问："我是不是虚不受补啊？"

我回答："不是。古人说'炉烟虽熄，灰中有火'，但没想到在
你身上那么灵验。"由此可见，有些病症是根深蒂固的，虽然一时
症状消失，但未必已斩草除根。患者不能性急，医生也不能心急。

## 我发热了吗？

很多患者发热了，自己都不知道。因为热度不是太高，仅表现为乏力，或感觉冷，或感觉热，并且因为没有常见的上呼吸道症状如鼻塞流涕、咽痛咳嗽等，患者以为是自己累了，或是穿衣服少了，或吃什么上火了，没有往感冒发热上面去想。《半日临证半日读书二集》中曾就此写过一篇文章呢，读者可参看。

昨天一位初诊患者上午自觉有点热，测了一下体温是正常的，下午来就诊说已经测过了没有发热。我让护士给她再测一下，却是37.7℃了。其实这种情景还是比较常见的，患者有必要知道一下，而医生更应该要想到。

## 测一下体温吧

前一篇说很多患者发热了自己都不知道。近日又遇到两例。

一复诊患者说，之前来看病的很多症状消除了，但很怪，三天前吃东西、喝水，怎么都是咸的，而且舌头上像蒙了一层东西一样，有点木木的。

我心想，这什么情况，挺怪的，是灼口综合征吗？

患者接着说其他的问题……最后说道，这两天睡觉醒过来，觉得有点冷。她房间是不开空调的，是客厅开空调，她说醒过来迷迷糊糊的，很懒，觉得有点冷，但是不高兴爬起来去关空调了。

我记得上次看病，她也说过，她卧室是不开空调的，是客厅开空调，她觉得蛮好。

那上次她没有夜里醒来觉得冷，这两天为何觉得醒过来冷呢？

我马上明白了，请护士拿来体温计帮她测一下。

一测，果然发热了，37.5℃。我怀疑她感染了新冠。

另一位荨麻疹复诊患者，说今天感觉特别疲劳，后来说着说着，又说到今天早上有点喉咙痛，但现在不痛。

我说，你可能发热了。

她说，没有，我没感觉。

我请护士拿来体温计测一下，果然发热了，37.4℃。

## 添麻烦

一老太太十几年的病痛，治疗1个月左右已经明显改善，但遇到某些情况又有所反复。老太太说不愿意治了，自己的病难治，十几年来一直吃中药，还没有好，而且费用还高，花了儿子儿媳不少钱，实在过意不去，不想再给儿子儿媳增添麻烦了。

我说："不想给别人增添麻烦，这是美德，但首先要知道什么是对方想要的，什么是对方不想要的。如果对方想要你身体好，这次特意把你从老家接来，愿意花钱、花时间陪你来看病，你不想配合，这恰恰是增添了他们的麻烦。如果你高高兴兴地顺着他们，早点把病看好，这才是减少他们的麻烦啊！"

## 一个月来两次月经

好多次听到女患者说：我1个月来2次月经。

似乎很严重似的，给人的感觉是15天就来一次月经。而事实并非如此。

假定某月的月初来一次月经，月尾再来一次月经，中间隔了28天左右，这也是1个月来2次月经，但这很正常啊。

所以，患者口中的1个月来2次月经，究竟什么意思，一定要请她说清楚。一般来说，说出这样话的患者，她的月经周期肯定小于28天的。但你应该具体说嘛，这个月里第一次、第二次分别是哪天来的，中间隔了几天，这样具体而客观的表达，才能让医生准确地把握你的月经状况。毕竟你是来看病的，不必用夸张的语言来博同情。

但我也遇到个别很夸张的患者，其实她是无知。

一上来她就说自己月经很不好，有时竟然 1 个月来 2 次。但仔细一问，方知她月经周期是 28 天。她以为 30 天才是正常的，所以 28 天就是不正常的，是提前了，而且先入为主。即便我跟她解释了 28 天很正常，没毛病，她还是强调自己很不正常。

所以在跟患者的沟通方面，有时候医生也有点无奈。

2023 年 7 月 6 日写第一篇，后陆续记录，

最后一篇写于 2024 年 8 月 6 日

# 随笔九则

## 放下对书的虚荣心

《书海寄余生》的作者赵小斌，爱书访书聚书，藏书过万。我亦曾有此癖，家里早已闹书灾。唯近年已放下，读书人不爱书是不可能的，但不再爱书的外在，而只重其质，所以是不是纸质书已无所谓，更不论是不是收藏纸质书矣。所谓书之品相、版本、收藏，都是虚幻，都是执着，无非虚荣心作祟，都应放下。

2022 年 10 月 7 日

## 象思维

象思维只能让你知道中医的历史是如何形成的，但靠它开不出中医的未来。

2023 年 1 月 26 日

## 吉光片羽

临床家的经验集里，间或能见到其对经典的阐发，虽吉光片羽，但因多有临床实践的基础而弥足珍贵，此远胜于专事为经典作注者。我早些年尝有汇集成编的想法，然事繁而力不能及，故只能寄望于后来者。

2023 年 4 月 29 日

## 实难理解的一边倒

前几天梅西在京踢球，一少年冲进球场，舆论竟然一片喝彩，我实难理解。

大体上，人们的赞美是围绕着青春、勇气、打破规则这些好词的。

然而，都是瞎扯淡。

有的规则是普世的，有的规则是有问题的。后者只在某时某地禁锢着人们，打破这种规则的人是勇敢的，是应该被称为英雄的，如改革开放之初的人们。

但对于普世的规则，我们都应该遵守。所以，一边倒地为触犯这种规则的青年叫好，让我很难理解。有许多人说，他做了很多人想做而不敢做的事，这就是青春，这就是勇气。这么一说，他们把自己给暴露了，而我也就明白了，其实很多人的内心深处是藏着恶魔的，他们想做的就是不管别人，不顾规则，只管自己的尽情尽兴。只是没有机会，在社会规则面前，他们装作体面人，一旦有机会，他们会为所欲为的。

而这次闯进球场事件，也是凑巧了，出现了一个皆大欢喜的场面，因为时间短，没有出任何事，梅西也给予了善意的回应。这戏剧性的一幕，让现场观众大呼"太牛啦"。因为这本身就是娱乐的场合嘛，这很好理解。但假定出现了并不那么美好的局面呢？哪怕只是耽误了比赛半小时，我敢说，观众一定翻脸，骂这小子可恶，说他破坏规则!

初稿写于 2023 年 6 月 20 日，2024 年 7 月 30 日定稿

## 保质期很短哦

一位老同学拿了其他医生给她开的处方让我给看一下是不是合适?

我哪知道是不是合适! 要知道是不是合适，等于是看一次病，望闻问切一番。

她说曾经找我看过。是的，几年前她腰椎间盘突出症急性发作，我给她针刺治疗即获得显效。

但望闻问切是有保质期的。我跟她说，只有两周保质期哦，你早过了保质期。但这其实只是随口一说。细究起来，有的急性病，如外感发热，保质期只有几小时，因为随时可能变化，慢性病的时间则长一点。

但就算保质期很长吧，问题是医生哪里记得住患者几年前的情况。不要说几年，几周前的患者，如果只看过一次，病情又不特别，也未必记得住。只有看了多次的老患者才记得住，但也不可能四诊各方面情况全记得住。好记性不如烂笔头，所以才需要详细记录病史嘛。

因此，请不要这样去问医生。

2023 年 8 月 14 日

## 想明白了，才可能写明白，反过来也是一样

看到一篇文章，介绍启功先生曾说过的话:"文章如果让人看

不明白，一定是自己还没有想明白。"

其实类似的话，也是我常常对学生说的，而且已经说了十几年了。我是这样讲的："写文章首先要自己搞明白了，自己搞明白了才可能写明白。我写文章是边写边读的。读起来觉得自己写得不晓畅的，那说明头绪还没有完全厘清楚，就继续改。直到前后通达，一路读下来清清楚楚了，这篇文章才算是写明白了，我就有信心拿出来给读者看了。"

另一方面，疑难问题要解决并不是那么容易的，否则也就不是疑难问题了，写这样的文章，往往得费不少精神，而读者读起来也一定是费精神的。我的很多文章，恐怕还得多读几遍才能完全读进去，浅尝辄止是不行的。有多位读者告诉我，有的文章他们读了好几遍才能完全理解，而理解之后发现文章的思路极其清晰。

2023 年 9 月 22 日

## 禅在提拉米苏中

我爱蔡黄米苏，更爱提拉米苏，因搦管写："禅在提拉米苏中。"

按：宋四家本来应该是苏黄米蔡的，但为了将就提拉米苏，只好请东坡将就一下了。一笑。

2024 年 3 月 12 日

## 幼时买书点滴回忆

记得读幼儿园时，暑假某天在中山公园遇大雨，在一个亭子里避雨，雨很快停了，便要去新华书店买书。看中了某书，爸爸说这本书贵，等国庆节打九折买。这是我第一次知道打折，知道九折、八折、对折等是啥意思，有了分数的概念，也知道了什么叫特价书。而暑假离"十·一"还有一段时间，不免难熬，正好隔壁弄堂一邻居认识新华书店经理，找他帮忙，提早了若干天，打了九折，买回了家。

那时父母常嘲我的一句话是："帮侬把整个新华书店买下来好不啦？"

2024 年 4 月 23 日

## 肝火别解

每一个奴隶心里都住着一个暴君。奴隶们受到压迫和奴役不敢反抗，却在另一处施暴于比他或她更无助的可怜人。这可怜人很可能是他或她的家人，如子女；也可能是同事，如下级；也可能是网上的陌生人。因为他或她要发泄心里的痛苦和怨恨，而有时其发泄又是以爱或帮助或关心或正义的名义发出的。

现在的戾气那么重，那么多，或许就是因为这样的道理。这是我近来临证与观察这个世界的一点感悟。

而治疗的方法是认清这个世界，同时也认清自己。

人贵有自知之明。小时候不理解，以为自己怎么会不知道自己，长大了才知道，其实大多数人都无自知之明。

认清了世界和自己，才可能想到解决的方法。也许有的问题没法解决，但至少可以平静一些，不会去伤害身边无辜的可怜人。

2024 年 4 月 29 日

# 附篇　传薪录

附篇共收录 7 位作者的文章，按跟我学习的先后排序。

# 张艳丨清解三草汤治外感发热

## 【作者简介】

张艳，中医学硕士研究生毕业，目前供职于浙江省台州市恩泽医院中医科。喜欢中医，乐于思考、学习各家经验并运用于临床。

## 【医案一】

B 某，女，19 岁。

2024 年 8 月 13 日下午 3 点多就诊。

患多囊卵巢综合征 4 年余，表现为月经稀发、月经淋漓不断。7 个月的月经淋漓，服中药半月干净后，今继续复诊调理。末次月经（LMP）8 月 7 日，未尽。并诉昨起发热，最高体温 39.1℃，吃过 2 次奥司他韦，仍发热不解，自觉恶寒，没有热或怕热的感觉，也没有鼻塞流涕、咽痛咳嗽等症。另口腔溃疡 10 多天，大便不畅。舌淡胖，苔薄白，脉滑数。

处方：柴胡 30g，黄芩 30g，金银花 30g，连翘 30g，葎草 30g，马鞭草 30g，鸭跖草 30g，2 剂。煎 1 次，分 3 次服，大约每 2 小时服药一次，争取在今晚睡前喝完。热势缓解后可延长服药间隔时间。

效果：患者回家煎药，服了 3 次药，当晚睡前即热退而安。

**【医案二】**

Y 某，女，5 岁。

2024 年 9 月 26 日晚 8 点多微信就诊。

家长诉：昨天下午开始发热，除身热外无其他症状。自服大青龙汤无明显效果，持续发热，体温多数在 38.5℃左右。今天仍服大青龙汤，刻下体温 39℃。

处方：柴胡 15g，连翘 15g，马鞭草 15g，鸭跖草 15g，1 剂。少量频服。

患儿翌日来医院面诊，等轮到看病已 12 点多。诉昨夜服药后，半夜体温即好转，今天上午出门前测体温 37.6℃，又喝了一次药。就诊时体温 36.8℃。

**【邢斌点评】**

张艳医师 2007 年或 2008 年即跟我抄方学习，2011 年我和她同时"毕业"于上海中医药大学。不过她是真的毕业，毕业后回家乡工作。我真的毕业是在 2001 年，2011 年的"毕业"要打个引号，实际是我辞职了，离开了大学，离开了"体制"，从此"半日临证半日读书"。

这张清解三草汤，源于新冠感染疫情以来我的思考与实践。读者可参看本书上篇的相关文章。

张艳医师的这两则医案，表明清解三草汤的效果非常好。而且，当药物不全时，可减味，却仍有很好的疗效。

# 吴舟峰｜五苓散治晕厥后乏力、纳呆

## 【作者简介】

吴舟峰，中医学硕士研究生毕业，目前为上海市黄浦区香山中医医院主治医师。临床擅长运用中医中药、针灸等传统方法治疗失眠、眩晕、头痛、中风、高血压等心脑血管疾病和代谢综合征、汗证、慢性胃病、口腔溃疡、顽固性咳嗽等内科杂病。

## 【医案】

L某，女，20岁。

2024年6月27日初诊。

主诉：晕厥后乏力、纳呆1月余。

病史：患者诉1个多月前在乘地铁时出现晕厥（之前进食了不少小龙虾），后被人送至医院救治，当时考虑癫痫发作可能。后自觉神疲乏力，纳呆，头部时有跳痛，夜寐多梦，无口干口苦，不喜饮水，胃部有烧心感，情绪可，下肢湿疹，大便秘结，小便量少，体重易增加。平素月经正常。儿时有高热惊厥史。舌淡红，苔中剥，余苔薄白，脉沉细。

处方：猪苓18g，白茯苓30g，肉桂（后下）6g，泽泻9g，炒白术15g，煅瓦楞子（先煎）30g，焦山楂15g，焦神曲15g，7剂。

2024 年 7 月 4 日二诊：患者神疲乏力感明显改善，头部跳痛未作，胃脘不适好转，纳增，大便畅，下肢湿疹已除，体重较上周减轻，但仍夜寐多梦。舌淡红，苔薄白，脉沉细。

处方：守初诊方，加石菖蒲 18g，制远志 6g，14 剂。

**【吴舟峰按】**

患者就诊时有神疲乏力、纳呆、口不干、不喜饮水、下肢湿疹等症状，是水饮的表现，由此推测患者 1 个多月前在地铁晕厥可能是水饮上犯清窍所致；但患者同时又有大便秘结、小便量少、苔剥等症，似属津液匮乏；那患者到底是水饮泛滥还是津液亏虚呢？其实这看似矛盾，但却是同时存在的。正是由于体内有的部位水饮过多，因而其他的某些部位就会津液缺少，这就是邢斌老师在《半日临证半日读书二集》里提出的"水壅津亏证"！遂以五苓散加味治之。二诊时患者的精神状态明显好转，头痛未作，胃口开，大便畅，胃部舒服了，湿疹、剥苔消失，过去患者很容易长胖，现在饮食增加，体重反而减轻了，看来五苓散对人体津液代谢失常起到了很好的调节作用！

**【邢斌点评】**

吴舟峰医师在上海中医药大学求学时即跟我抄方学习，一晃十几年过去了，他已成长为一名优秀的临床医生。

《半日临证半日读书三集》就收录过吴舟峰医师学用我经验的治验，本案则是他新近学用五苓散的效案。

本案患者同时兼见水饮泛滥与津液亏虚的表现，看似矛盾，让人摸不着头脑，不知道该如何判断与治疗，而这其实就是我在《半日临证半日读书二集》里提出的"水壅津亏证"。

当你明白了此中的病机，思想上便会豁然开朗，再理解五苓散的制方原理，运用起来自能得心应手。因此，吴舟峰医师此案有桴鼓之效。

特别有意思的是，患者本来很容易长胖的，服药后胃口增加，体重却减轻了，足见她容易长胖是因为水饮的关系，水饮消退，脾胃功能复原，自然胃口开而体重减。

# 郎卿｜血府逐瘀汤治不寐、黄褐斑

## 【作者简介】

郎卿，中医学硕士研究生毕业，副主任医师，任职于上海市北蔡社区卫生服务中心中医科。临床擅长针药结合治疗失眠，小儿和成人的慢性咽喉疾病、鼻炎、口腔溃疡、咳嗽，妇科月经失调、更年期综合征等。

## 【医案一】

Q某，女，54岁。

2017年6月2日初诊。

主诉：夜寐只能平卧，因而影响睡眠1周。

病史：近1周来，夜寐只能平卧，因为如果侧卧，两手臂会合在一起，或靠近胸口，就会很不舒服，所以不能侧卧而只能平卧，这样的姿势颇影响睡眠，为此很感痛苦。患者形体消瘦，性急易怒，心慌、胸闷、纳可，大便日一次成形。舌淡红，苔薄白腻，脉细沉。

处方：柴胡9g，赤芍9g，枳壳9g，甘草6g，桃仁9g，红花6g，当归9g，生地10g，川芎9g，牛膝9g，桔梗6g，肉桂（后下）3g，黄连6g。7剂。

2017年6月9日二诊：夜寐姿势自如，睡眠恢复正常，胸闷除，心慌明显好转，但感乏力。舌淡红，苔薄而根白腻，脉细沉。

处方：守初诊方，去肉桂、黄连；加党参30g，茯苓15g，砂仁（后下）3g，7剂。

1年后遇到患者体检，告知经治后睡眠一直正常。

### 【医案二】

H某，女，50岁。

2018年12月5日初诊。

主诉：难入睡数年。

病史：数年来难入睡，面部黄褐斑明显，不成形大便一日4～5次，纳可，小便调。舌淡白，苔薄白，脉沉细。

处方：柴胡9g，赤芍9g，枳壳9g，甘草6g，桃仁9g，红花6g，当归9g，生地10g，川芎9g，牛膝9g，桔梗6g。7剂。

2018年12月12日二诊：服药1天后，黄褐斑即变淡，入睡明显快了，醒后也更易入睡，大便日2～3次偏溏，肠鸣，纳可。舌淡红，双侧苔少，根薄白腻，脉沉细。

处方：守初诊方，加仙灵脾15g，白芍10g，夏枯草15g，延胡索10g，小茴香9g。7剂。

服药后睡眠大大改善，人自觉轻松。后合痛泻要方加减，继续治疗。

### 【朗卿按】

邢斌老师在《半日临证半日读书》中提出清代名医王清任用血府逐瘀汤其实是按照方剂辨证的思路。王氏《医林改错》中"血府逐瘀汤"所治疗的病症有19条，而Q某之主诉夜寐不能平卧，因为侧卧则两手臂自然就碰到或靠近胸口，这使她很难受，因而影响睡眠，这一怪症类似于 19 条中的"胸不任物"；患者平素性急易怒，症见心慌，这就是 19 条中的"心跳心忙""急躁" 2 条。这 3 个典型症状，按方剂辨证思路，把方向直接指向了"血府逐瘀汤"。但我前期使用血府逐瘀汤还不够有底气，因此加了交泰丸。一周后，患者睡觉姿势自如，夜寐正常，胸闷除，心慌明显好转，说明血府逐瘀汤所针对的问题得以改善，其疗效确凿。于是二诊把交泰丸去掉，并根据当下的症状加用了相应的药物。

第二则医案，患者其实并没有太多血瘀表现。但邢老师在《半日临证半日读书》中指出，面部黄褐斑是运用血府逐瘀汤的重要指征，且患者难入睡、睡眠障碍也是血府逐瘀汤证的常见症状。因此，我用血府逐瘀汤原方，没有加用任何其他药物，果有神效。患者服药 1 天，黄褐斑即变淡，入睡快，醒后也易入睡。服药 2 周，睡眠大大改善，自觉轻松。

## 【邢斌点评】

郎卿医师曾是我在上海中医药大学工作时的同事，后离开大学，从事临床工作，2017 ～ 2019 年曾跟我抄方学习。

血府逐瘀汤是我临床常用的处方之一，《半日临证半日读书》里有一篇长文介绍我的心得。我可能是王清任研究者中第一个提出他有药证、方证思想的人，也可能是研究血府逐瘀汤者中第一个提出要按照方剂辨证思想来用此方的人。

我用血府逐瘀汤验案很多，最常用的还是不寐，若辨证准确，则效如桴鼓。郎卿医师这两则医案也是治疗不寐的，都有很好效果。

临床上的患者经常不典型，很少有按照书本生病的。第一则医案的患者，她的症状很古怪。其实血府逐瘀汤所治症目里的"胸不任物"本身就很古怪。当年王清任治江西巡抚阿霖公，"夜卧露胸可睡，盖一层布压则不能睡，已经七年"，予血府逐瘀汤5剂痊愈。Q某的症状是夜不能平卧，因为侧卧则两手臂碰到或靠近胸口就很难受，从而影响睡眠，这一怪症，虽闻所未闻，但若读过《医林改错》，熟悉血府逐瘀汤的19条症目，能联想到阿霖公的"胸不任物"，再结合其他症状，就能正确处方。但郎卿医师这时用血府逐瘀汤还不自信，故加了交泰丸。而第二则医案，她判断准确，大胆用原方，不加减，仅服药1剂，患者的黄褐斑即减淡，睡眠便好转。这就是方剂辨证的魅力！

# 郭小飞丨玄参利咽汤治咳嗽

## 【作者简介】

郭小飞，硕士，中医主治医师。家学渊源，转益多师，博采众长，专注中医临床，擅用经方及医经针灸。

## 【医案一】

J某，女，55岁。

2023年2月24日初诊。

主诉：咳嗽1个月。

病史：咳嗽前喉咙干痒，无痰，咳嗽呈阵发性。大便秘，三日一行。舌苔略腻，微黄，脉弦。

处方：玄参40g，僵蚕10g，蝉蜕10g，生甘草10g，桔梗10g，薄荷（后下）6g，木蝴蝶6g，7剂。

三日后，咳嗽明显减轻；一周后，咳嗽消失。

## 【医案二】

Z某，女，55岁。

2023年12月1日初诊。

主诉：咳嗽两周。

病史：患者咳嗽频率甚高，严重影响生活和工作。干咳无痰，咽痒甚。舌质红，苔薄，脉洪大。

处方：玄参40g，僵蚕10g，蝉蜕10g，生甘草10g，桔梗10g，薄荷（后下）6g，木蝴蝶6g，7剂。

服药一日后，咳嗽明显减轻；一周后，咳嗽减轻八成；继续服药一周，症状消失。

### 【郭小飞按】

2015年有朋友送了一本《半日临证半日读书》给我，翻到第7页就让我眼前一亮。在《利咽止咳有效方》一文里提到的玄参利咽汤，解决了当时非常困扰我的一个问题。有一类咳嗽，感冒后常见，喉咙极痒，因而不停咳嗽且久久不愈，严重影响生活，而我当时按照传统辨证处方，效果很不理想。抱着试一试的想法，第二日便开出玄参利咽汤原方，结果疗效极佳。听到患者反馈后的兴奋，至今记忆犹新。后来跟邢老师临床，亲眼见到不少此类咳嗽的治疗过程。而在自己这10年的临床中，此方虽不是所有咽痒咳嗽都能完全有效，但据我个人感觉，至少有六七成都是对证的，并且一旦对证，取效甚速。

### 【邢斌点评】

郭小飞医师的按语写得很真实，既记叙了他2015年底开始跟我抄方学习的因缘，又给出了他自己10年来经常使用玄参利咽汤而得出的印象，那就是玄参利咽汤对咽痒咳嗽至少六七成的有效率，而且取效甚速。

诚如他所说，在2012年出版的《半日临证半日读书》里，我就公开了玄参利咽汤这张经验方，同时公开的还有玄参润痰汤。像郭小飞医师那样读了我的书之后，在临床上使用此方而屡屡获效的不在少数。

玄参利咽汤由玄参、桔梗、僵蚕、蝉蜕、木蝴蝶、薄荷、甘草共 7 味药组成，其中玄参要重用，常用 30g，甚至可以用到 90g以上。近年来，我进一步探索，简化处方，删去薄荷，仍有很好效果，所以现在的玄参利咽汤只有 6 味药了，这一点提请读者们注意。

我自己在临床上广泛使用玄参利咽汤治咽燥咳嗽，我对其有效率的估计是在 80% 以上。

# 唐跃华｜玄参利咽汤治久咳

## 【作者简介】

唐跃华，硕士，副主任中医师，毕业于上海中医药大学，先后师承龙华医院脾胃病研究所所长唐志鹏教授、浙江省名中医李飞泽教授。

擅长运用中医药治疗胃食管反流病、慢性胃炎、消化性溃疡、炎症性肠病、肠易激综合征、顽固性便秘、病毒性肝炎、脂肪肝、酒精肝、肝硬化、胆囊炎、胆囊结石、高血压、糖尿病、冠心病、中风、失眠、咳喘、月经失调、更年期综合征等。

## 【医案】

张某，女，63岁。

2020年9月18日初诊。

主诉：咳嗽8个月余。

病史：患者8个月前受凉后出现咳嗽，咳痰，痰白量少，无发热，当时服用抗生素、止咳糖浆等（具体不详），症状无明显好转而迁延至今。今年5月26日的肺部CT未见明显实质性病灶。其咳嗽为1~2小时发一阵，每次持续3~5分钟，夜间也会咳醒多次，遇冷或闻到烟味可诱发，但多数时候并无明确诱因。患者痰黏而不易咳出，唯晨起较剧烈咳嗽后能咳出少量白痰，无明显咽痒咽痛，无鼻塞流涕，无反酸烧心。伴见乏力腰酸，纳可，二便调，睡眠因咳嗽而受影响。面色偏暗，舌淡红有小裂纹，舌根稍黄厚，脉弦细。

处方：玄参 30g，蝉蜕 9g，薄荷（后下）3g，僵蚕 9g，当归 9g，桔梗 9g，木蝴蝶 9g，甘草 6g，柴胡 9g，黄芩 9g，党参 20g，五味子 9g，7 剂。

2020 年 9 月 28 日二诊：服药 3 天后，咳嗽明显好转，每天咳嗽 2～3 次，每次咳嗽 4～5 声，无痰，夜间咳嗽除。但仍睡眠差，易醒，无口干口苦，纳可，二便可。现已停药 2 天。舌淡红，有小裂纹，苔薄白，脉弦细。

处方：守上方，加夜交藤 30g，合欢皮 15g，7 剂。

2020 年 10 月 7 日三诊：患者现一天偶咳嗽两三声，乏力，腰酸，纳眠可，二便调。舌淡红，有小裂纹，苔薄白，脉细。

处方：守 2020 年 9 月 28 日方，去五味子，薄荷；改党参为 30g，加牛膝 12g，7 剂。

**【唐跃华按】**

患者咳嗽始于 2020 年 1 月，正值新冠感染疫情暴发之时，加之咳嗽久治不愈，所以情绪也受到严重影响。初诊时她面带忧愁，反复询问是否治得好。其实这种慢性咳嗽，少痰难咳或无痰，属咽燥咳嗽，在门诊中并不鲜见。2 年前读邢斌老师的《半日临证半日读书》，之后便在临床中使用他的经验方——玄参利咽汤，一剂知、数剂愈的病例已有很多。又因本案患者情绪焦虑，伴有口苦，故加用柴胡、黄芩宣畅气机，清解郁火，患者症状很快得到改善。

【邢斌点评】

唐跃华医师因读《半日临证半日读书》而知咽燥咳嗽，遂在临床应用玄参利咽汤，每有良好效果。之后便结缘于我，跟我学习已经四载。本案患者尚有痰黏难咯，如果合玄参润痰汤，效果或许更好。

南极老师"医林独啸斋"公众号在 2024 年 9 月 27 日的推文《咽中干痒咳嗽、咽部多年痰堵感、咳之不出、咽之不下：玄参利咽汤化裁效果很好》发布了草木人生先生用玄参利咽汤加减的验案，南极老师则写按语介绍了玄参利咽汤的运用。文章下面有多位医生留言，介绍自己用此方的心得。摘录如下：

"King room 007"说："邢斌老师的玄参利咽汤，今年春节前我亲自给我家人用过，当时是咽痒即咳，连咳不停，难以喘气，喉咙无痰，躺下咳重。此方只用玄参 30g，蝉蜕 3g，真的只用 1 剂就好了。南极老师和邢老师方证描述很准，诚不我欺！"

"王超中医诊所"说："用过玄参利咽汤治一位咽痒而咳，无痰的久咳女患者，重用玄参 60g，5 剂愈。"

"闻风"说："邢老师这个方子我用过很多，有效率至少有 60%左右，有时候我也用麦门冬汤，也就是麦冬和半夏同用，效果也不错。"

# 刘贯华 | 五苓散加味治胃痞

**【作者简介】**

刘贯华，医学硕士，副主任中医师，郑州人民医院南部院区消化内科副主任，长期从事中西医结合治疗消化道疾病的临床研究。

**【医案】**

J某，女，46岁。

2024年7月3日初诊。

主诉：上腹部堵塞感1个月。

病史：患者1个月来无明显诱因而出现上腹部堵塞感，饭后明显，伴有嗳气。食欲可，偶有烧心，无泛酸，无腹痛，大便偏干、1～2天1次，口不干不苦，平时不想喝水，自幼一喝水即胃部胀满。舌稍淡，苔稍腻，脉左沉弦、右沉弦细。

处方：猪苓20g，茯苓20g，生白术20g，泽泻12g，肉桂（后下）6g，陈皮15g，炒枳壳15g，生姜15g。7剂。

2024年8月28日二诊：患者服药后，上腹部堵塞感及嗳气完全消失而停药。最近身困乏力，瞌睡多，多梦，脱发，想喝甜味水，大便已不干。舌淡红，苔薄白，脉弦。

处方：黄芪 45g，知母 10g，升麻 6g，北柴胡 6g，桔梗 10g，炒枳壳 10g，当归 10g，白芍 10g，炙甘草 6g。7 剂。

**【刘贯华按】**

自从学习过邢斌老师关于五苓散的应用经验之后，就对该方证有了浓厚兴趣，特别是有关口干口渴的问诊，以前一直认为口干口渴是有问题的，没想到患者口不渴、不想喝水也不正常。自此如患者口不渴，我也会像邢老师那样进一步问每天的喝水量，以及喝水的感受来判断患者是否异常。

本案以五苓散合橘枳姜汤治疗胃痞的缘由，如果读过邢老师的书就非常容易理解。《半日临证半日读书》第二集和第三集中有大量篇幅介绍五苓散的应用经验，甚至有数个与本案非常类似的医案，所以笔者在问及患者有"口不渴""平时不想喝水""自幼一喝水即胃部胀满"时，又结合患者大便偏干，脉沉，便一下子断定该患者为"水壅津亏"的五苓散证，当时内心也是有点小激动的，因为感觉该患者几乎是完全照着邢老师的书得的病。

不出所料，患者服药后效果明显，其中肯定也有橘枳姜汤的功效，但感觉五苓散才是从本质上去治疗的。患者服药后想喝水了、大便不干了、脉也不沉了，说明患者的水液代谢改善了。如果不去调整患者的水液代谢，而一味理气除胀，恐怕起不到这么好的疗效，甚至可能见不到效果。

二诊时，患者身困乏力、瞌睡多、多梦、脱发，考虑气血不足所致，因患者脉弦，说明也有气血不顺畅的因素，故应用升陷汤（该方也是邢老师常用之方，具体可参看《半日临证半日读书三集》）合四逆散，又加上半个逍遥散。

**【邢斌点评】**

《半日临证半日读书》初集、二集、三集面世后，受到很多读者的青睐。不少读者说他们学习书中我自创的玄参利咽汤、玄参润痰汤、平陈宁神汤、平陈定眩汤，以及有独到经验的血府逐瘀汤、五苓散、猪苓汤、升陷汤等古方后，用之也有神效。

本文作者刘贯华医师来自郑州，近来他利用来沪进修的机会，周末跟我抄方学习。他说自己"以前一直认为口干口渴是有问题的"，读了拙著《半日临证半日读书二集》后，方知"患者口不渴、不想喝水也不正常。自此如患者口不渴，我也会像邢老师那样进一步问每天的喝水量以及喝水的感受来判断患者是否异常"。

而本案患者的一大特征恰恰是"平时不想喝水，自幼一喝水即胃部胀满"。但问题是，患者还是那个患者，当你不知道要这么去问的话，你永远想不到她还会有这样的情况。当你学习了有真知灼见的某种独特经验后，你会豁然开朗，好像有了透视眼，能看到过去看不到的东西。

# 刘存勇┃读邢斌老师论辨证四境的体会

## 【作者简介】

刘存勇，中医学硕士研究生毕业，目前为北京市垂杨柳医院副主任医师。临床擅长运用经方，治疗消化道疾病、睡眠障碍、过敏性疾病，对常见病及多发病有较好的疗效。

## 【读后感】

前些日子有幸读到邢斌老师的《半日临证半日读书三集》，里面的文章精彩纷呈。其中，下篇"与心谋"中的《论辨证四境》一文，我读后感慨尤多。

在这篇文章中，邢老师从数个病案入手，提出"辨证四境"，分别为"踏空""守常""深耕"与"出离"。

"踏空"，是第一个层次，也是最差的一个层次，用邢老师文章中的话说，就是"错误的、脱离实际的"辨证。

我觉得"脱离实际"比"错误的"还要危险。"错误的"有可能会被看到，或察觉到，但"脱离实际的"往往医者体会不到。文中举了某名老中医咳嗽分型的例子，看似滴水不漏，实际却反不如《医宗金鉴》里面简简单单的论述更符合临床。这就涉及中医界现在的一个根本问题，那就是理论和经验是不是从实际出发得来的，且能不能服务于临床，而不是臆想出来的。

"守常"，是邢老师提到的辨证的第二阶段，从临床来看，理法方药丝丝入扣，但并不一定能解决所有的问题。其实这也呼应了邢老师提出的"辨证论治其实只是中医诊疗的方法之一而不是全部的"这样一个认识。

第三境界，叫"深耕"。我的理解是在现有模式的基础上，往深处挖掘，研究方药，寻找更好的治疗方法。应该说，第一第二第三境界方向是一致的，只是程度不同。

举例来说，邢老师本人在咳嗽方面的"深耕"，为我们临床治疗提供了新的思路和方法。咳嗽从局部着手，即咽和痰作为关键点，施之于临床，简单明了，行之有效，是其"深耕"的明证。

再说邢老师提到的第四境界"出离"。这不同于前三种境界，是另外一种模式，因为它已经走出了传统辨证论治。如果说前三种是深度的不同，那么第四种就是广度的差异。"出离"对标的是文章开始提出的那五个病例。

"出离"是神奇的，是不符合常规方法的，但也是有章可循的。某些经方，如邢老师提到的炙甘草汤、温经汤，我觉得柴胡加龙骨牡蛎汤、酸枣仁汤等，越是由多种药物，种类不同、不符合常规，如寒热药物同用，滋阴和利水药物同用，较难从传统方式理解的这些方剂，都是"出离"境界的产物。另外，我觉得如果历来经方家对某一方剂的解释有很大的不同，那么这个方剂就有可能不能从常规的辨证论治来解释。

总之，读完邢老师的文章，我心中有如下的感觉："见山是山，见山不是山""无规则不如有规则，有规则不如无规则"。

我觉得对辨证来说，最重要的还是改善第一层次，也就是不要"踏空"。俗话说入门最难，能入门，就不会踏空；踏空，就难入门。换言之，从实际出发，是学好中医最重要的法则。

那么，如何从实际出发辨证呢？邢老师提倡医者要有独立思考、自由思想的精神，我觉得这是最重要的。也就是说，学习不是背与记，不要把自己变成复印机和键盘。而应该边学习边思考，勇于质疑，敢于创新。要怀疑老师，怀疑大咖，甚至怀疑自己，这样才能进步。

规则有利于进步，但也会束缚进步，这就是事物的两面性。建立了边界，有利于规划整理边界内的事物，但也限制了自我的发展。"世界唯一不变的事情就是世界永远在变"，疾病如此，医学亦应是如此。

**【邢斌点评】**

刘存勇医师爱读我的书，写来书评，阐述他读我书后的感想。

书就好比自己的孩子，饱含着我的思想与情感，哪一个作者不希望自己的作品能被读者喜欢，并能影响读者？（为了评职称，粗制滥造的作者除外）所以我很高兴能有刘医师这样的读者，认真地一读再读我的书。

这篇文章谈到我提出的"辨证四境"，这是《半日临证半日读书三集》里最重要的文章，具有颠覆性。曾记得那年我以"论辨证四境"为题在应象中医学堂做讲座，听者咸云本以为辨证论治丝丝入扣就是中医的最高境界，不想邢老师打破了这一观念，把我们完全给颠覆了。颠覆观念是第一步，接下来就要走通：从第二境走通第三、第四境。读者朋友们，大家一起动脑筋，多实践吧！

义 著

奇针妙灸皆故事

（第二版）

烟云 灸火

全国百佳图书出版单位
中国中医药出版社
·北京·

图书在版编目（CIP）数据

灸火烟云 / 张载义著 . -- 2 版 . -- 北京 : 中国中医药
出版社 , 2024.12. -- （奇针妙灸皆故事）.
ISBN 978-7-5132-9023-4

Ⅰ . R245-49

中国国家版本馆 CIP 数据核字第 2024GK2198 号

**中国中医药出版社出版**

北京经济技术开发区科创十三街 31 号院二区 8 号楼
邮政编码　100176
传真　010-64405721
山东华立印务有限公司印刷
各地新华书店经销

开本 880×1230　1/32　印张 9.5　字数 182 千字
2024 年 12 月第 2 版　2024 年 12 月第 1 次印刷
书号　ISBN 978 – 7 – 5132 – 9023 – 4

定价　48.00 元
网址　www.cptcm.com

**服 务 热 线　010-64405510**
**购 书 热 线　010-89535836**
**维 权 打 假　010-64405753**

微信服务号　**zgzyycbs**
微商城网址　**https://kdt.im/LIdUGr**
官 方 微 博　**http://e.weibo.com/cptcm**
天猫旗舰店网址　**https://zgzyycbs.tmall.com**

如有印装质量问题请与本社出版部联系（010-64405510）

# 再版前言

《奇针妙灸皆故事》系列，即《针方奇谭》《灸火烟云》两书，是于 2010 年 3 月开始创作的。

2010 年 10 月"中医针灸"申遗成功，这意味着世界对中国传统医学文化的认可，对促进中医针灸这一宝贵遗产的传承、保护和发展具有重大意义。"中医针灸"的申遗成功，有利于针灸文化的普及与推广，也坚定了我写好这两本书的信心和决心。

经过五年多断断续续的写作与修改，2015 年完成初稿，2016 年 1 月正式出版发行。两书以小说体的形式写就，寓教于乐，普及针灸文化知识，激发读者对于中医针灸的兴趣，同时，内容谨慎地取材于古代名家的医案，可供针灸专业工作者临床、教学参考。出版至今，多次印刷，受到广泛好评，还入选了2019年全国中小学图书馆推荐书目。

近年来，由于中医影响力的不断提升，尤其是中医药在疫情期间所发挥的重要作用，使得人们愈加期望对中医、针灸知识有更多的了解与认识。《针方奇谭》《灸火烟云》出版已经8年了，在出版社和广大读者的支持之下，我决定对两书进行修订再版。

本次再版，首先对书中的错漏之处进行了修正和补遗。比如某些章节的故事，由于取材于多个文献，出处不全的地方，尽量补充完整。如《针方奇谭》第二十六章的内容，除来自《金史·卷一百三十一·列传第六十九·张从正》与《儒门事亲》外，还有《归潜志》。《针方奇谭》第三十一章的内容，除参考了《元史·卷二百零三·列传第九十方技·李杲》与《卫生宝鉴》外，还有《医史·东垣老人传》等。

其次，对图书的内容和形式进行了完善。比如第一版两书共有插图20幅，根据出版社和读者的建议，此次将插图增至50幅，以生动地表现故事中的情节，给读者直观的视觉体验。又如在《灸火烟云》第九章增加内容，说明发疱灸的施治，虽与季节有关，但也要根据患者的病况与气候的实际情况，灵活应用，等等。

愿两书能成为各位读者的良师益友，帮助大家打开针灸之门。

张载义

2024 年 11 月

# 前言
（第一版）

　　故事，可以解释为旧事、旧业、先例、典故等含义。

　　作为文学体裁的一种，故事侧重于对事情过程的描述，通过对过去事件的记忆，描述某个范围社会的文化形态，从而阐发道理或者价值观，对于研究历史上文化的传播与分布具有重要作用。

　　针灸故事，是通过对过去有关针灸医事的记忆，描述不同历史阶段，针灸在人类社会活动中所起到的作用。

　　本书就是以故事的形式，讲述我国历代医家以及民间医生奇特的针灸医事活动。

# 一 　故事的取材

## （一）史料

涉及针灸的故事，早在春秋时期左丘明的《左传》就已有所记载，《左传·成公十年》中秦医医缓为晋景公诊病的一段对于疾病的论述，讲到病魔在"肓之上，膏之下，攻之不可，达之不及"，其中的"攻""达"指的就是灸刺。

而有关针灸治病的故事，最早见于司马迁的《史记》。《史记·卷一百五·扁鹊仓公列传》中关于扁鹊医事的记述是迄今所见到的最早的针灸故事的文献记载。但是，由于历史久远，所记述的医事活动，可能会出现情节的逻辑性可信，而时间、地点、被治疗的人物讹错的现象。如扁鹊故事中秦越人为虢太子治病的事例，若参考春秋战国的编年史、秦越人进行医事活动的时间段，以及相关文献，如司马贞的《史记索隐》、刘向的《说苑》等，就能将其梳理清楚。

史料中，尤其是二十四史中中医名家的针灸医事大多具有一定的历史价值，但是，个别篇章中的故事情节，如《南史·卷三十二·列传第二十二·张邵》中徐秋夫为病死的魂灵针除病痛的事，就只能将它看作传说了。

另外，还有一些针灸活动的记述，载录于某个时期的某些地方志上，如于法开羊肉汤外加金针为孕产妇催产的事情记录于《绍兴府志》，孙卓三提壶揭盖治尿症的经验载于《江西通志》等。

## （二）病案

来源于病案的针灸故事，最早出自淳于意的诊籍，见《史记·扁鹊仓公列传》。淳于意写下的诊籍，开创了我国病案记录的先河。

由于病案记录了真实的时间、地点和人物，事件的真实性确凿可靠，尤其是历代中医名家留下的专著中的本人行医的经验，就显得更加珍贵，如张从正的《儒门事亲》、窦材的《扁鹊心书》、罗天益的《卫生宝鉴》、杨继洲的《针灸大成》等。也有些内容取材于病例记录集大成的辑籍中，如江瓘的《名医类案》、魏之琇的《续名医类案》等。

## （三）序言与跋文

有些素材来源于医书的序言与跋文，如崔知悌的《骨蒸病灸方》序言、庄绰的《灸膏肓俞穴法》跋文、吴瑭的《医医病书》序言等。前两篇关于灸疗的内容，是作者自己表白的写作动机及所经历的医疗往事。而后者则是吴瑭的弟子胡沄为吴瑭《医医病书》所作的序言，文中记述了他跟随大师的一段经历。

## （四）杂记

也有部分内容，取材于一些文人的杂记当中，如沈括的《梦溪笔谈》、苏轼的《东坡杂记》等。

## （五）古小说

部分故事取材于古小说，主要是宋元以前的小说集锦，如南朝刘宋时期记述魏晋人物言谈轶事的笔记小说《世说新语》、唐代传奇小说集《集异记》、宋代著名的志怪小说集《夷坚志》。还有宋人编写的一部大书《太平广记》，取材于汉代至宋初的野史小说及释藏、道经等和以小说家为主的杂著。记录南宋末年朝廷内外许多不见经传的野史的《齐东野语》等。取材于这类文献的有关内容，故事性强，事件的真实性还需要加以鉴别，但其中的道理还是值得玩味的。

## （六）传说

除古代小说集锦外，还有少量流传于民间，难以找到出处的传说，也是本书故事的来源。

## 二 写作的基本原则

### （一）忠实于原始资料，避免与史实冲突

本书故事的取材，有史有据，虽有所演绎，但也是在原始材料基础上的延伸，故事力求做到与针灸历史人物的史料相一致，故而在每一章的后面附上故事来源的主要参考文献。

### （二）尽可能地发挥医理

原始资料中，有些医理讲得比较清楚，有的讲得比较模糊，还有言语极其简单，没有谈及医理的，本书尽其可能在史料中寻求内含的医理，或者从其相关的文献给予补充。如张洁古除臊臭的这一章，原始案例只有治法，但是，从他的治疗方法能够很明显地看出，他的这种取穴方法，是遵循着五输穴的五行生克关系而做出的选择。

### （三）尽可能全面地概括出针灸各家流派的有关内容

考虑到历代医家所形成的针灸各家流派，为了能够概括出不同医家各具特长的针灸医疗特点，本书尽可能全面地搜集那些风格独特的中医名家的针灸轶事，尤其是中医院校教材《针灸各家学说》与《针灸流派概论》所涉及的针灸历史人物。

## （四）内容真实性的区别与判断

取自经史、病案、杂记之类的故事内容，其真实性比较可靠，尤其是那些时间、地点、人物名称都很清楚的材料。但是，史料中也可能存在些许传说性质的内容，如《南史·卷三十二·列传第二十二·张邵》中秋夫疗鬼的故事就是一个典型的传说。一些取材于古小说的内容，如《夷坚志》《太平广记》《齐东野语》等，多具有野史的性质，但是，所述内容，对于针灸从业者，还是有一定参考价值的。本书对于不太符合客观现实的内容，在所在篇章的末尾都有说明。

## （五）对人物性格的把握

故事的人物性格，主要根据史料中的有关记述，如《归潜志》说其"为人放诞，无威仪，颇喜读书、作诗，嗜酒……"《医史·东垣老人传》说其"幼年异于群儿，及长，忠信笃敬，慎交游，与人相接无戏言……"等。

本书通过对针灸人物过往事件的描述，旨在弘扬传统中医药文化，倡导先贤们大医精诚、高风亮节的大家风范，学习他们团结互助、肝胆相照的兄弟情谊，以及他们刻苦钻研、勇于创新的精神。本书广揽各路医家，所涉针灸治验各具特色，但愿本书对针灸临床工作者以及有志于此的针灸爱好者，能有所启迪。其不足之处，希望得到医界同仁的帮助与指正。

张载义

2015 年 8 月于上海交通大学附属第一人民医院

# 目录
**MULU**

11

13

第一章

# 晋景公梦竖子逋入膏肓
# 秦医缓知君侯无可救药

这个故事发生在周代春秋中期，分封的诸侯国晋国。

晋国的国君晋景公名叫獳（nòu），就是著名的"赵氏孤儿"故事中晋国的君主。景公三年（公元前 597），他听信佞臣谗言，杀害了赵盾的家人赵朔、赵同、赵括和全族老小。赵朔的遗腹子赵武在公孙杵臼和程婴的佑护下侥幸免祸。

景公十九年（公元前 581）的一天，晋景公躺在床上，刚睡着不久，就听到一阵"噼啦啦"的声响。

晋景公被吵醒，定眼望去，只见一个厉鬼，长长的头发散乱着一直拖到地上，他一手拿着劈斧，一手捶打着胸脯，不停地跳来跳去，吼着："你杀了我的孙子，你这不义的恶魔，我要请命于天帝，求天帝惩罚你。"

"噼啦啦"，又是一阵声响，厉鬼冲破了大门，又砍开了寝室的房门。

"不要！不要！"晋景公抱着头，窜出卧房，进入内室，堵住房门。结果，噼里扑通一阵，房门又给踹散了。

厉鬼就在眼前，凶煞可怕。看到厉鬼要抓他，晋景公魂飞魄散，吓出了一身的冷汗，他被惊醒了。

醒来后，他立刻召来巫师，说："我刚才做了一个梦，你给我解一下这个梦。"

"您梦见一个厉鬼，这个厉鬼……"巫师没等晋景公说梦，就将他梦里的情景讲了出来。

"这个梦预示着什么？"

"预示着……您可能撑不过这个麦季，吃不上新打下来的粮食了。"

"是吗？"

"基本如此。"

"与国君说话可要当心。"

"我是从梦中意境的提示推导出来的，不会有错。"

"好！如有不符，可要当心你的脑袋。"

"臣不敢妄为。"


后来，据说晋景公还为此梦占卜过，卜得"大业之后不遂者为祟"的结果。

景公不明白其中的意思，就问卿大夫韩厥："我做了一个梦，被鬼祟所逼，今天又卜得此语，说是大业的子孙后代不顺利，因而作怪，这是怎么回事？"

韩厥知道赵氏孤儿的所在，就说："大业的后代子孙中

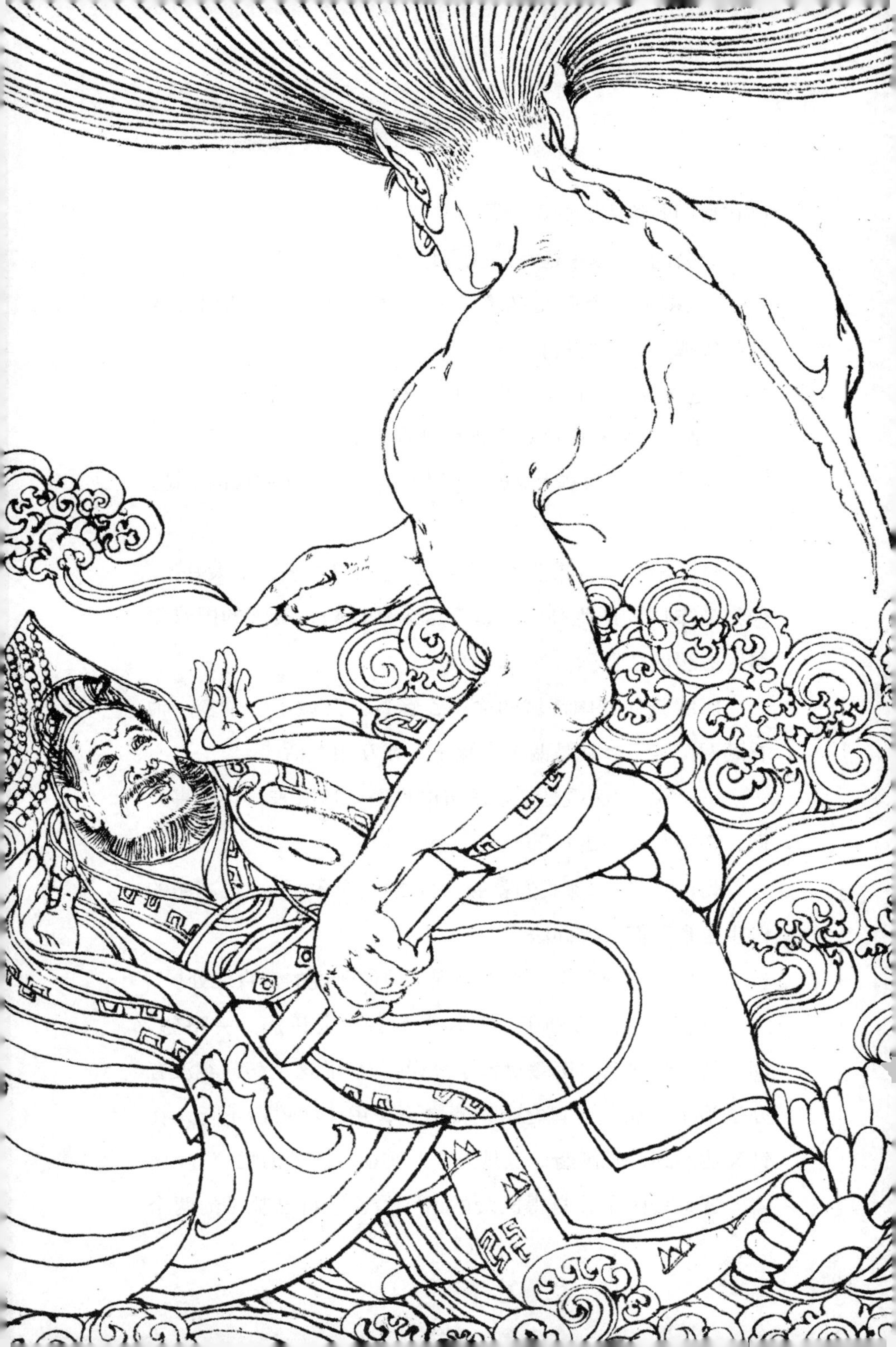

已在晋国断绝香火的不就是赵家吗？"

景公问："赵家还有后代子孙吗？"

"只剩下一个孤儿赵武。"韩厥道，并如实地告诉晋景公赵氏孤儿成长的过程。

"这么算来，这孩子也十六七岁了，已经成人了。"

"是的，赵家应该有人来承继香火了。"

于是景公依照卿大夫韩厥等人的提议恢复了赵氏的宗位。

……

过了不久，晋景公生病了，而且病得不轻，不太好治。他知道秦国的医生高明，请秦医为他诊病，秦国的国君派名医医缓前往晋国。

医缓赶往晋国都城的途中，晋景公又做了一个梦。他看到两个竖子，就是两个小孩子，在互相对话。

一个说："医缓是个很厉害的良医，这次来，会伤害我们，还不赶快逃走？"

另一个说："那我们就躲在肓之上，膏之下，再高明的医生也拿我们没有办法。"

晋景公看到那两个小孩躲到了他们所说的膏肓之处。

不多时，医缓到了，他马上为晋景公诊病。一番望、闻、问、切之后，医缓对晋景公说："您的这个病已经没有办法治了。病魔在肓之上，膏之下，用灸法攻治不行，扎针又达不到，吃汤药，也是徒劳，实在没法子治啦。"

晋景公听了，觉得医缓的话，验证了自己梦见的两个小孩的对话，便点了点头，说："你的医术真高明啊！"

说完，他叫人送了一份厚礼给医缓，让他回秦国去了。

晋景公觉得自己的生命快要走到尽头，他想到了当时巫师说的"您吃不上新打下来的粮食"。

转眼芒种到了，麦子就要收割了，晋景公想着要吃新麦做成的面食，就命那麦子早熟之地的人献麦。

麦面磨出来了，厨子也把面食做出来了，晋景公可以吃新麦面做成的食品了。他叫来宫中的大夫，还特别在这个时候让那个为他解梦的巫师也一起上殿。

巫师跪在晋景公前，问道："国君有何吩咐？"

晋景公指了指摆在桌上的食品，说："你不是说我撑不过这个麦季吗？看看这桌子上的面食，是陈麦面做的，还是新麦面做的？"

巫师看了看新麦面做成的食品，不置可否。

"敢在我跟前欺诈谎骗，来人！将他拉出去斩了。"

宫内众人看到晋景公要杀巫师，心中惶惶，无人敢上前求情。

巫师被斩了。

晋景公拿起餐具，正要进食，突然，小腹一阵剧痛，他让身旁的小侍臣陪他到厕所去。小侍臣很高兴，他认为他得到了景公的恩宠，因为就在当天的凌晨，他也做了一个梦，梦见自己背负着国君登上天路，前途灿烂光明。

已是正午时分，两人去了厕所好大一会儿，人们心中感到不安，就都去屋外等候，他们看到小侍臣背着晋景公走出厕所，晋景公已经没有了气息。

后来，晋景公下葬，小侍臣就陪葬在他旁边的墓坑里。

秦国医缓诊断高明，巧断预后的故事，为后人广为流传。

由这个故事中的内容派生出来的成语"病入膏肓""二竖为虐""攻之不可，达之不及"，也被人们所熟知。

春秋时期，秦国文化、经济比较先进，医学也处于领先地位，有"秦多名医"之誉，医缓即为其代表，他是历史记载的最早的专职医生之一，也是最早的宫廷医生的代表。后人如唐代温庭筠在《上杜舍人启》中说："陋容须托于媒扬，沉痼宜蠲于医缓。"元代刘诜在《霰雪和彭经历琦初》之一中云："坐悯民瘼深，谁与觅医缓。"皆以医缓喻指良医。

关于疾病的治疗方法，《灵枢·官能》道："针所不为，灸之所宜。"《医学入门》则有"药之不及，针之不到，必须灸之"。说明灸法在疾病治疗中的重要性。

然而，并不是说所有针药没能解决问题的病候最终都能通过灸的方法得到救治，像晋景公这样病入膏肓的人，就是精通方药针灸的名医医缓，也是针药攻之乏力，即使用上大灸也是攻之不可，只能宣告不可救药。

所谓膏肓，分开来讲，膏，中医指心尖脂肪，认为是药力达不到的部位；肓，在心脏和膈膜之间。可见膏肓的位置，处于生命关要之处。

不过，人体背部的膏肓穴，可对"病入膏肓"起到防治的作用。"或针劳，须向膏肓及百劳"，是脍炙人口的针灸歌赋《行针指要歌》中的一句。此处说的百劳，是督脉大椎穴的别名，在背部正中第七颈椎与第一胸椎棘突之间。膏肓即膏肓穴，在第四胸椎棘突下，旁开三寸（约四横指）处，属足太阳膀胱经，具有补虚益损、调理肺气的作用，是主治各种虚劳及慢性疾患的要穴。当久病不愈，身体呈现羸弱消瘦状态时，于膏肓穴处施灸，就能使身体恢复强壮。

灸法治疗疾病在我国有着久远的历史。关于灸的文字记载最早见于《孟子·离娄》《庄子·盗跖》诸篇。《庄子·盗跖》中有"（孔）丘所谓无病而自灸也"，无病而自灸指的是在没有发病的情况下自行施灸。

人体背部有主一身阳气的督脉和贯穿全身的足太阳膀胱经。"背宜常暖"，对背部膏肓穴、大椎，以及身柱（第三胸椎棘突下）、风门（第二胸椎棘突下，旁开1.5寸，约两横指处）、肺俞（第三胸椎棘突下，旁开1.5寸，约两横指处）等重要穴位，每次选用其中的2～3个穴位，用艾条温和灸10～20分钟，隔天一次，坚持进行，能防治感冒、咳喘、小儿吐乳等多种病症。这种对背部俞穴的保健灸对维护心肺功能、提高抗病能力，大有裨益。

---

参考文献

周·春秋·左丘明《左传·成公十年》、汉·司马迁《史记·卷四十三·赵世家第十三》

第二章

# 命妇发疝疾艾灼肝经解
# 仓公判生死依据异术诀

北宫，是西汉时期齐地的官员，职位司空。他的妻子，名出于，被封命妇。

一次，出于得病了，腹部肿胀，大小便也相当困难，北宫请来医生为她诊治，根据她的病情开了药方。

"夫人，该喝药了。"侍女端着煎好的药走到出于的床前，对她说道。

出于摇了摇头，说："肚子里的东西还停在那里，叫我怎么能喝得下去！"

"我来。"此时，北宫走了过来，接过侍女手中的药碗，问道："怎么样了？"

"还是顶得慌，肚子胀得好像一点也没下去，屁也放不出来。"出于回答道。

听说出于的症状毫无改善，医生们感到一头雾水。这时，有一位医生走到了出于的身边，他取出针来，又在出于的身上量了量，刺下了几针。这位医生一边不停地捻动提插银针，一边不时地问出于针下的感觉如何。

半晌下来，出于还是老样子，没什么变化。

出于得这个怪病已经好多天了，作为官员的北宫请医生看病并不难，而他请来的这么多医生，都认为出于的病是由于风邪的袭入，而选取足少阳脉来进行刺治。可是出于的腹胀依然如故，大小便多少天都没能痛快解出来，小便不时淋溺，点滴浸湿了她的衣裤。

"怪了，难道我们大家都错了？"医生们面面相觑。

"不如请淳于意来看看吧！"不知哪位医生说了这么一句。

大家你看看我，我看看你，谁也没有更好的办法，只能向北宫推荐了淳于意。

淳于意，齐临淄人，曾任齐太仓长，管理齐国都城的粮仓，因此，人们都习惯称他为仓公。淳于意开始曾跟随公孙光学医，到了汉高后八年（公元前180），又向公乘阳庆学习黄帝、扁鹊脉书，所学尽得真传。他善用方药、针灸为人治病。

淳于意被请来了。他首先询问了出于的有关病情，随后为出于诊脉。

诊查一番后，淳于意转过脸，面向几位在场的医生说道："这个病看起来像是风证，可实际上是气疝。脉象表明，经气逆乱，窜扰了膀胱，所以大小便困难，小便发红。另外，病见寒气则有可能遗溺，令腹部肿胀。她的脉大而实，脉来往艰难，是所谓足厥阴之脉的妄动。应该灸足厥阴脉，而不是针刺足少阳脉。"

淳于意说罢，就拿出艾绒，将艾绒揉搓成柱状，放在出于两侧的足厥阴脉上，左右各一壮，放置好后，便点燃了艾炷。

灸了数壮之后，出于停止了控制不住的遗溺。

淳于意继续灸着，又过了一会儿，出于突然叫了起来："快，快，我憋不住了，要尿出来了。"她自发病以来从来没有的便意，被淳于意的艾灸引导了出来。

侍女见状，赶紧端出尿盆，淳于意迅速地清理掉出于身上的艾火与灰烬，避让了出去。

还未等尿盆放到位，出于的小便就解了出来，又快又急，甚至溅到了侍女端盆的手上。

出于的小便终于顺利地解了出来，虽说不如病前那样，但毕竟有一定的量了，而且小便清澈，不再发赤了。

淳于意每日为她灸足厥阴脉，同时嘱她饮服火齐汤，仅三天工夫，出于的疝气就已经完全消散，大小便归于常态，她痊愈了。


淳于意从年少时即开始学习医药方技，求师问道，收集了诸家经验、秘方，他曾深入研习脉书上、下经，五色诊、奇咳术、揆度阴阳外变、药论、石神、接阴阳禁书等，在实际治疗过程中都能够得心应手地应用这些知识。

有一次，济北王阿母烦闷不适，还说自己的两只脚发热。淳于意看了后，说这是热厥，是由于饮酒大醉造成的，就在她的每只脚的脚心上针刺三个穴点，共下了六针，针后按压一下穴位，没有出血，阿母的病就好了。

济北王看淳于意诊疗疾病这么灵验，就召淳于意给他的侍女诊病。轮到侍女竖的时候，淳于意诊完后问："竖的身体平时怎么样？"

济北王应道："竖的身体一向都不错，很少得病。"

淳于意当时没说什么，之后却在私下里对济北王说："竖并不是很好，只是表面还看不出来，她已经伤了脾，万万不可劳累，要时刻注意观察她的动静，一旦有什么变化，她就有可能在春天呕血而死。"

淳于意又问济北王："竖有些什么爱好？"

"她爱好医方，还掌握多种技能，对旧的方技她总能想得出新的创意。她是我去年花了四百七十万从民所买来的四个人中间的一个。怎么，她会发病吗？"济北王说。

"是的，不要看她现在这样，其实，她的病很重，按书上的讲法，是要死的。"淳于意回答道。

济北王听说这话，就借故找来竖，他详细地观察了一番，见竖的颜面五色并没有什么异常的变化。

"这个仓公，怎么说她的病很重，还会死，未免言过其实了罢！"济北王心存狐疑，就没有太把淳于意的话当作一回事。

开春后的一天，竖陪济北王外出，中途竖去上厕所，可是，过了好长一段时间，也没能看到她出来。

济北王等不到她，就喊："竖啊！竖啊！"

可是，厕所里一点儿回音都没有。

"呀！不好。"这时，济北王猛地想起了淳于意的话："她的病很重，按书上的讲法，是要死的。"

他感到不妙，赶紧派人进去。进去的人一看，竖已经倒卧在厕所的地上，她是突发呕血而死的。

淳于意后来说，竖的病，得于流汗，流汗患者的内部疾病很重，可是，外在的毛发面容仍然保持着润泽的光彩，脉象也没有衰败的征象，这样的病被外在的表象所掩盖，所以，常人是很难发现问题的。

淳于意诊断疾病，特别注重脉法，由脉法推断病理。从他留下的医学资料来看，他述说的病候，与《灵枢》《素问》《难经》的径路似乎有所不同，可能是出自古代遗留下来的，他从老师处专门密受的黄帝、扁鹊脉书，以及五色诊、奇咳术的有关经验。因此，他的有关医理部分的论述，也不是后人都能够解释清楚的。

淳于意也像秦越人一样，并没有把自己的医学经验的传授限定在神秘而狭小的范围内。他因材施教，培养出宋邑、高期、王禹、冯信、杜信、唐安以及齐丞相府的宦者平等多位弟子，是秦汉时期文献记载中带徒最多的一位医家。

---

参考文献

汉·司马迁《史记·卷一百五·扁鹊仓公列传第四十五》

第三章

# 华佗妙灸夹脊瘫者如常
# 吴普传承禽戏晚年体健

华佗，沛国谯（今安徽亳州）人，是东汉末年著名的医学家，他精于方药，擅长针灸，平时开出的方子只有几种药，针灸施术也不过选一两处穴位，可是效果却非常好。他所创用的夹脊穴，因为选穴奇特，疗效突出，流传至今，泽惠后人。

一个炎热的夏日，一个患者坐着车子来找华佗看病，他两脚痹痛，无法行走。

"你是为了你的腿疾来的吧？"华佗看到他从车子上下来时那艰难痛苦的样子，问道。

"哎！就是这两条病腿，害得我什么事情都不能做。听说神医能治愈这个病，特地乘车赶来。"患者回答。

"你坐下来，先歇一会儿，等安静下来，我给你诊脉，再决定相应的治疗方法。"华佗说完，就忙着给别的患者诊

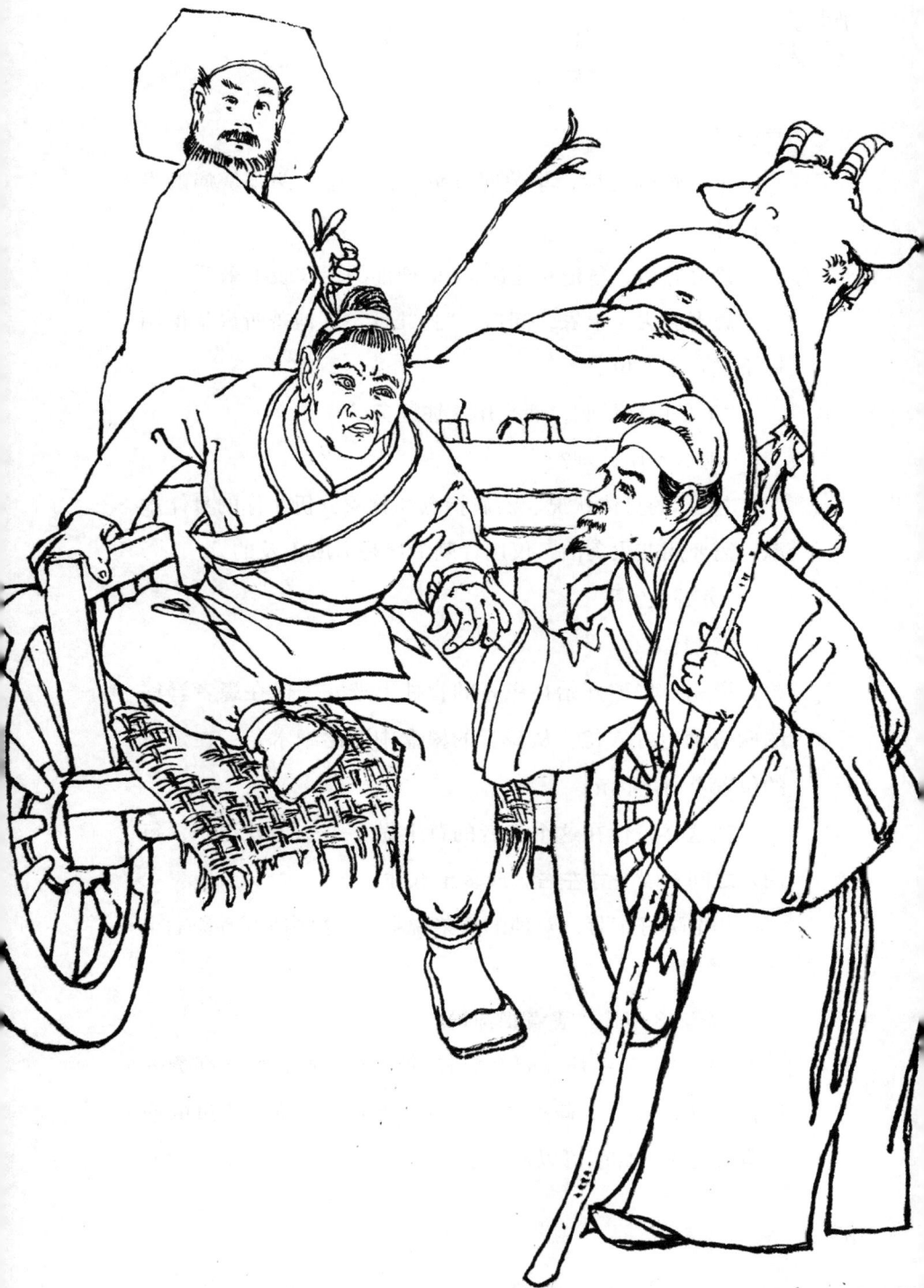

疗去了。

一阵忙碌之后，华佗回过头来，给这个两脚痹痛的患者诊脉。

诊完脉后，华佗对他说："请把你的上衣脱下来。"

患者脱去了上衣，问道："扎几针？"他曾听说华佗用针不过几个穴位。

"不是用针针刺，而是用艾炷施灸。"

"怎么不用针刺？"

"从你的身体状况、疾病特点和脉象分析，你的身体虚羸，需要用艾火灸治，仅用针刺治疗是力所不及的。"

"灸哪里？"

"背上。"

说完，华佗开始在患者的脊柱上选穴，他在患者脊柱的两旁确定好穴位，从身旁的墨盒中取出细木条，在定下的位置上留下标记。

就这样，他在这个患者的背上做了一二十处记号，每两穴之间相隔一寸左右，或多至五寸。

华佗标好记号，对他的徒弟说："在这些地方各灸七个艾炷。"

"灸这么多！"患者很惊讶。

"你的这个毛病，要在脊柱的两旁，从上到下都灸一遍，灸这么多，是有些痛苦，不过灸完后，待到灸过的疤痕愈合之时，你就可以走路了。"

"真的？那我就忍一下。"

于是，华佗与他的徒弟在患者脊柱两旁的穴位处放置艾炷，并一个个点燃，顿时，青烟缭绕，犹如庙堂前的烟云。

灸完后，人们发现，在这名患者的脊柱两旁，从背至腰留下了一二十个被烫过的痕迹，每个痕迹都是一层烫过的硬皮。

华佗告诉患者："灸过的地方要发疱化脓，化脓期间，你要小心护理，留意观察，正常的脓液泛白，没有气味，如果脓液发黄，味道发臭，就说明没有维护好，由灸疱变成了害病的疮，那你就得赶快到我这里来，纠正这个问题。如果一切正常，你就等到脓净时再到我这里来。"

"那需要多长时间？"

"二十多天吧！"

二十多天后，患者来找华佗，华佗又如法炮制。就这样，华佗给他灸了好几次。

两个月后，就在华佗正聚精会神地给人诊病的时候，突然，有人叫了起来："你们看！那人是谁？"

人们循声望去，"啊！真是神了。"

只见走过来的这个人，就是原来坐车过来看病的不良于行的患者。乍看上去，像是个正常人。

有熟悉他的人等他走到跟前，就问："怎么样？腿上有劲了？"

他说："是啊！上次我两腿无力，乘车而来，这次我是自己走过来的，连拐杖都没用。"

华佗招呼他说："过来！坐到这儿，把衣服脱下来，让我看看你的灸疮！"

患者把衣服脱了下来，只见他身上的灸疮已经平复，留下的灸疤均匀分布在背脊骨两旁，两两相距一寸，从上到下垂直地排列着，就像拉了一根绳子一样。

这就是后来所说的夹脊穴。

夹脊穴，在胸椎、腰椎两旁，共十七个穴位，左右计三十四个穴点。临床上可根据疾病的位置，或与内脏的关联性，选取相关的夹脊穴。人们为了纪念华佗与他的发现，也称夹脊穴为"华佗夹脊"。

华佗不仅自己救人疾苦，还带出几个好徒弟。

广陵的吴普曾跟随华佗学医多年，他依照华佗的方法，救治了很多患者。

华佗非常关心吴普，怕患者多了会影响他的健康，就教他五禽戏，五禽戏是模仿动物运动的一种功操。

华佗说："人的身体应当运动，只是不要使身体疲惫罢了。身体运动，水谷精气就能消化，血脉就能畅通，也就不会生病了，比如门轴不朽烂就是这个道理。因此古代长寿的仙人从事导引之类的运动，像熊一样直立攀缘，像鸱鹰一样回转头部，伸展腰部，活动各个关节，以求减缓衰老。这五禽戏可以用来祛除疾病，并使腿脚轻便，也可以充当导引术。如果身体不舒适，就做某一禽戏，湿漉漉地出点汗，身体就会感到轻松，也想吃东西了。"

华佗的"五禽戏"：一曰"虎戏"，二曰"鹿戏"，三曰"熊戏"，四曰"猿戏"，五曰"鸟戏"。

吴普将"五禽戏"传承了下来，并且发扬光大，流传至今。吴普活到90多岁，还耳目聪明、牙齿坚固。

彭城的樊阿也是华佗的学生，他擅长针刺技术。医生们都说背部和胸部不能随意针刺，针刺这些部位深度也不能超过四分。但是樊阿针刺背部深达一两寸，而疾病多能治愈，这可能是因为他在背部的针刺多集中在胸夹脊的位置。

樊阿是华佗弟子中最长寿的，活到100多岁。

参考文献

南朝宋·范晔《后汉书·卷八十二·方术列传第七十二·华佗》、晋·陈寿《三国志·卷二十九·魏书二十九·方技传·华佗》

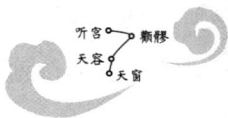

第四章

# 邓御史留友朋居于罗浮
# 葛仙翁采方技更著《肘后》

晋朝年间，广州的一处府宅内，刺史邓岳突然收到了好友葛洪的来信。

邓岳和葛洪是多年的老朋友，近来，由于各自忙于自己的事务，又有好长一段时间没有联系了。

邓岳拆开信封，打开信笺，看到那熟悉的字迹。

信中写道："我要出远门去寻师，时间一确定就要动身出发。"

葛洪出远门，那一定要花去相当长的时光，邓岳觉得，他必须抓紧时间赶到葛洪那里去，否则，葛洪一旦动身，还不知道什么时候能再见上他一面呢！

邓岳急急忙忙地赶到罗浮山，可没有想到的是，葛洪当天打坐，却于中午时分，静静得像睡觉一样地走了。

葛洪的容颜看上去就和生前一样，身体也是柔软的。人们把他的遗体抬进棺木里，感觉他像衣服一样轻，都认为他是以尸解的方法修炼成仙了。

邓岳与葛洪交往多年，每每相聚，无所不谈，而此时相见，虽然近在咫尺，却是阴阳两隔，邓岳的眼睛湿润了。

葛洪，字稚川，丹阳句容（今江苏省句容市）人。他的祖父葛系是三国时吴国的大鸿胪（高级官吏）。他的父亲葛悌，在晋朝统一三国后曾经做过邵陵太守。葛洪从小就喜欢学习，但是，他 13 岁时，父亲就去世了，父亲留给他的典籍藏书，被家中的一场大火焚烧殆尽。他在家里无书可读，只好每天上山打柴，用柴火去换取纸笔等学习用品，到了晚上，他就诵读、学习和抄写从别人那里借来的书籍。

葛洪性情平淡，没有什么嗜欲和爱好，甚至不知道棋盘上有几根线条、赌博中的骰子叫什么名字。他沉静寡言，不善辞令，不喜好名利，不爱往来应酬之类的事，很少和人交游。但有时为了寻找书籍或者请教疑难的问题，他却可以不远数千里、不畏艰险，崎岖跋涉，不达目的决不罢休。

在别人看来，他为人质朴，性情木讷，墨守成规，不愿随时势而变化。他也知道人们都说他是"抱朴之士"。于是他干脆自号"抱朴子"，并以"抱朴子"作为他所写的道书的名字。

邓岳还记得葛洪离家准备赴交城上任前，停留广州的那一段经历。

那是多年前的一天，葛洪与儿子、侄子一起去拜访邓岳。

邓岳见葛洪到来，赶忙迎了上去，说："有失远迎，还请葛公多多包涵。"

"我即将上任，特前来拜访。"

"快请进！"邓岳急忙把葛洪迎进了厅内。

"我去的地方只不过是岭南的一个小县。"坐定后，葛洪说道。

"是去做县令吧，我听说了，只是不太相信，这下你是真的下定决心了。"

"正是。"

"这也就怪了，区区小县令你也要去做。"邓岳挠了挠头说，"想当初，晋元帝及晋咸帝都曾以高官厚禄赐召你做官，都被你拒绝了，你可是一个淡泊名利的人啊！"

的确！太安年间，葛洪曾经帮助平定石冰的叛乱。平叛成功后，他不要功赏，直接去了洛阳，想在那里搜集奇书来增加自己的学识。晋咸和初年（326），司徒王导召他做职掌文书的佐官，后升为司徒掾、谘议参军。东晋史学家、文学家，《搜神记》一书的作者干宝，对葛洪十分欣赏，并向皇上推荐说，葛洪的才能可胜任国史史官。于是皇上召他为散骑常侍，是皇帝左右的近臣，并任命他为专掌修史的"大著作"，然而葛洪都以年事已高，想炼丹求长生为由，坚决地推辞了。

"后来我在家还是不断地有人催请做官。"葛洪说。

"那你就答应了？"邓岳问道。

葛洪摇摇头道："在家中这种被催请做官的事一直不断，让我非常厌倦。可这次是我主动要求做官的。"

"主动要求的？"

"是！"

"这又是为了什么？"

"我听说在交州南部（现越南北部）一带有炼丹的原料，就主动要求到那里去做县令。皇上一开始不答应，我说我不是贪图官位，而是因为那里有制作丹药的原料，皇上这才同意了我的请求。"

"看来阁下的本意不在做官，而更主要的是为了炼丹。"

"是。"

"你太冲动了吧，你有没有想过，县令虽小，可也是一县之长，大小巨细，事务纷繁，还能给你留出多少炼丹的时间？"

"这个我倒没有多想，只想到那里有炼丹的原料。"

葛洪的炼丹术，师从郑隐，源于自家叔祖葛玄，葛玄以炼丹著名，人称葛仙公。郑隐是葛仙公的弟子，葛洪从郑隐处学习了炼丹术，又从师鲍靓（一作鲍玄）。鲍靓见他年轻有为又聪慧上进，后来就把女儿嫁给了他，鲍靓的女儿就是著名的女灸疗家鲍姑。

沉默了片刻后，邓岳接着说："我看你性格沉静孤傲，未必能够适应这样的官场，不如潜心治学。"他深知葛洪的才华，觉得他做县令是太屈才了，就想设法劝阻他。

"这倒也是。"

"你看这样如何，炼丹的原料由我给你提供，你选一个修炼的地方专心炼丹。"

"若能这样，那太好了。"

"那你就在这住上几天，好好思量一番。"

"不好意思，太烦劳你了。"

"不必客气！"

后来，邓岳给葛洪找来了许多炼丹的原料，于是葛洪就在罗浮山住了下来。其实，邓岳这样做，只是一个缓兵之计，他是想给葛洪争取到一个更适合他的官位。

一段时间以后，邓岳来到了罗浮山，见到葛洪就问："你在这里生活得怎么样？"

"还好。"

"如果有什么要求，尽管提出来。"

"目前还没有什么，来！到我书房去。"葛洪将邓岳领到了自己的书房。

邓岳看到书桌上堆放着各种各样的文献资料，有纸本的，有绢抄的，还有些竹简，不禁问道："呵呵！这么多书，都是炼丹的典籍吗？"

"有一些是炼丹的，还有一些是方药与针灸。"

"方术你也在收罗？"

"是的，我看到有些上山进香的人，身患各种不同的病症，我就寻思着，能不能找到既简便易行，又确实有效的单方。"

说着，他们两个坐了下来。

邓岳说："我今天来，是有件事情要和你商量。"

"什么事情？"

"我已经上表请求把你补为东官太守。"

"东官太守？我觉得不必了，你看我书桌上的这些东西，我要把里面的内容分门别类地整理出来，要我做东官太守，我还能做这些事情吗？"

"那……"

"还是算了吧，我在这里很好，挺充实的。"说着，葛洪从书桌上拿出一卷纸，摊开来给邓岳看，他说："你看，这是我收罗的针灸小单方，为了普通百姓容易掌握，其中的穴位，我以分寸的形式标记，如果只写穴位的名称不写穴位的取法，恐怕难以适用于大众。"

"以患者手横掩下，并四指，名曰一夫。"邓岳看着纸卷上面的文字，念道。

"四指一夫，是为三寸，针灸取穴度量比较方便。"葛洪说着，又摊开另一卷纸，说："这里面是各种不同形式的隔物灸法，我正在考虑目次的编排，是以疾病的名称编排顺序，还是以治疗方法的不同进行排序。"

谈到针灸、方药和炼丹，葛洪又兴奋了起来。

邓岳为葛洪请补东官太守不成，便让葛洪哥哥的儿子葛望当了记室参军，为掌表章的书记。

自此，葛洪便隐居在罗浮山里，既炼丹、采药，又从事著述，直至去世。

葛洪一生炼丹采药，被誉为现代化学的先驱。他在临床急症医学方面同样做出了突出的贡献。他一生著书很多，除《肘后备急方》《抱朴子》之外，还有《金匮药方》《神仙服食方》《服食方》《玉函煎方》等。

《肘后备急方》是选集各家著作及广泛搜求各地流传的验方，分类编成的，是一部以治疗急症为主的综合性医著。葛洪编撰该书的目的主要是普及中医药和方便百姓，突出了简、便、廉、验的特点。其中对针灸疗法有较多的阐述，尤其强调对灸法的使用。该书所列述的 72 种病症中，有近一半病症采用了灸法治疗。列述的针灸医方 109 条，而其中灸方有 99 条，占到针灸医方的 90% 以上。书中对灸法治病的临证选穴、操作方法、治疗效果和禁忌等都作了详尽的阐述，大大丰富了灸疗学的理论与实践。

该书也是记载隔物灸的最早文献，详细记述了各种隔物灸法，如隔蒜灸、隔盐灸、隔胡椒灸、隔面灸、隔瓦灸等。其中，最常使用的隔物灸是隔蒜灸、隔瓦灸。两晋以后，隔物灸法相当盛行，为灸疗方法的多样化开辟了新的路径。

葛洪对道家养生术的研究也颇有心得，他认为："善摄生者，常少思、少念、少欲、少事、少语、少笑、少愁、少乐、少喜、少怒、少好、少恶，行此十二少者，养生之都契也。多思则神殆，多念则志散，多欲则志昏，多事则形劳，多语则气乏，多笑则脏伤，多愁则心摄，多乐则意溢，多喜则妄错昏乱，多怒则百脉不定，多好则专迷不醒，多恶则憔悴无欢。凡此十二多不除，则营卫失度，血气妄行，丧生之本也。"葛洪主张的道家清静无为的思想，凡事有度的养生之道，对于现今追求物质生活，工作节奏越来越快的现代人来说，仍然有着积极的意义。

参考文献

唐·房玄龄等《晋书·卷七十二·列传第四十二·葛洪》、晋·葛洪《肘后备急方》

第五章

# 仙道有杰女留佳话美名
# 鲍姑精艾术为灸师先导

　　清净的水池边，一个年轻的姑娘呆呆地坐着，一动也不动。一位年长些的女子路过这里，见姑娘对着池水，看着水面上的倒影不住抽泣，泪珠滚滚，从面颊滴落到衣衫上。年长的女子上前一看，原来姑娘的脸上长有许多黑褐色的赘瘤。

　　"姑娘有何心事如此难过？"女子问道。

　　"我原本容颜秀丽，开朗活泼，没想到近年来脸上长出这么多难看的疙瘩，乡亲们不但不同情我，还常常拿我来取笑，我已十六七岁了，也到了谈婚论嫁的年龄，叫我怎能不伤心落泪？"

　　"姑娘不必担忧，只管愉快地生活，以前怎样现在还怎样。"

　　"你说得倒轻松，这毛病又没有长到你的脸上。"

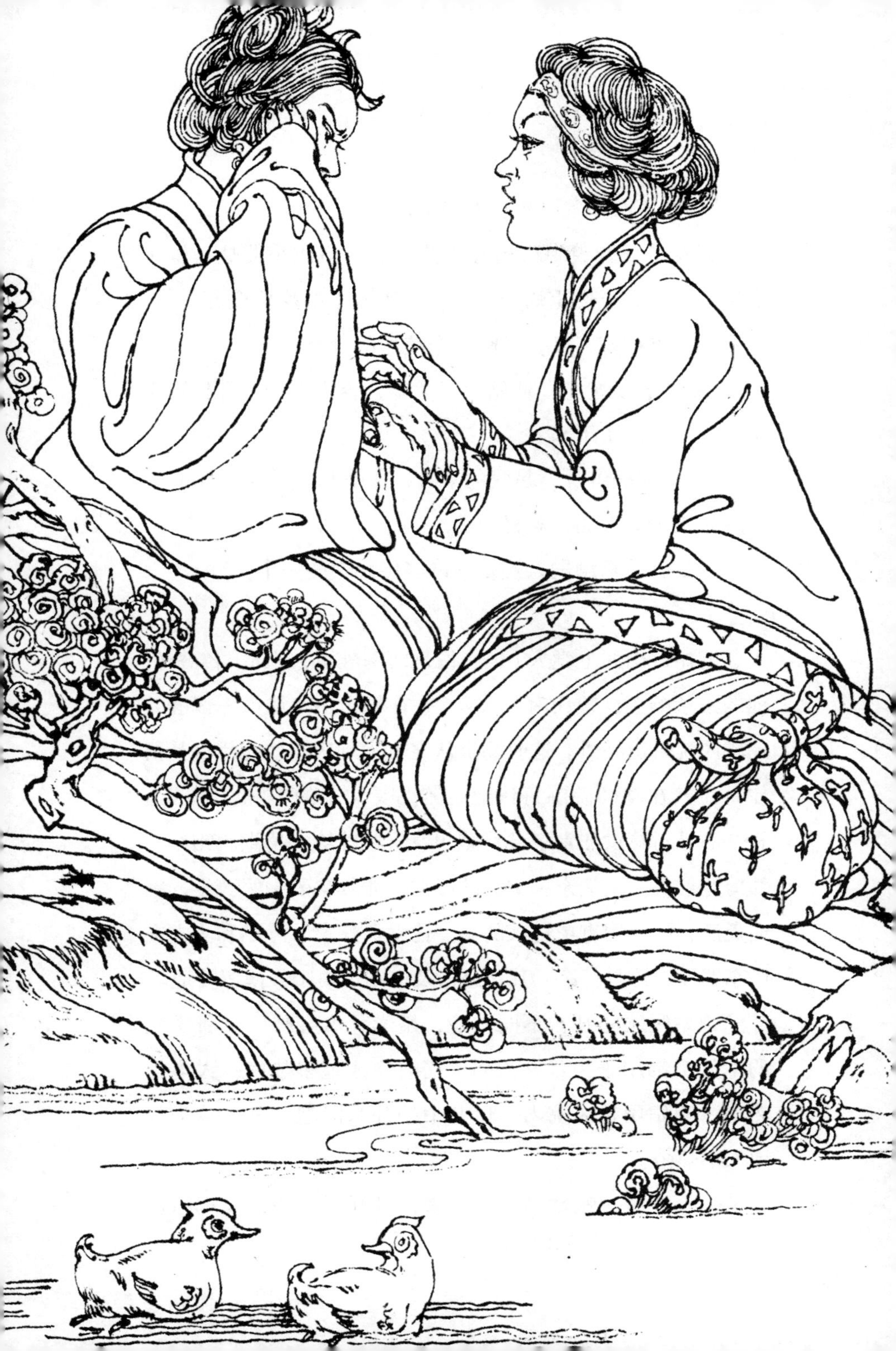

"姑娘不必动气，来！看我的。"

那女子从背囊中取出红脚艾艾绒，搓成小艾炷，置于姑娘的脸上，点燃熏灼。不久，姑娘脸上的疙瘩全部脱落，看不到一点痕迹，又变成了一个美丽的少女。

"刚才有所冒犯，仙姑大恩大德，容小女子一拜！"姑娘扑通一声跪了下来。

"为民除病解忧，是我的本分，快请起，不要客气了。"姑娘千恩万谢，欢喜而去。

这是有关葛洪夫人鲍姑的许多传说中的一个。

鲍姑，山西上党人（也有说是河南陈留县人），名潜光。他的父亲鲍靓，曾任南海太守，并在越秀山南麓觅一偏静处建越冈院讲道炼丹。这时葛洪从北方来到广州，鲍靓将其留住，让其在越冈院炼丹讲道，鲍姑受父亲的影响，笃信道教，而且对葛洪非常崇拜，鲍靓就将她嫁给了葛洪。鲍姑自幼博览群书，受父亲和丈夫的影响，尤其喜爱中医药学，精通灸法，是我国有史记载的第一位女灸疗家。鲍姑和丈夫在广东罗浮山炼丹行医，其足迹遍及广州、惠阳、博罗等地。

鲍姑聪颖非凡，不同一般，她学什么会什么，将学到的本领全都用于为百姓治病。当时广州地多热气，人多生热毒，鲍姑用越冈院内一口井中的井水浸泡一种艾草为当地人治热疮。

一天清晨，鲍姑早早地起来，打开了院门，发现门口有一位老人躺在地上。

"老人家！老人家！"鲍姑摇了摇老人，老人两眼紧闭，没有丝毫反应。

"老人家睡着了吗？不像呀。"她摸了摸老人的额头，有些发烫，她又搭了老人的脉口，感到手冰凉，脉搏倒是有些急促。

"老人病了，得赶快把他抬进来。"她喊道："来人哪！"

家仆闻声过来，七手八脚地把老人架到了院子里，又找来一张便床，让老人躺了上去。

安置好后，鲍姑检查了老人的身体，看到了老人身上的毒疮，她将老人的身体用药水擦洗了一遍，老人还是没有知觉，她又对老人身上的毒疮进行了处理。

"哎呀！我这是在哪里啊？"过了一会儿，老人醒了过来。

"老人家醒过来了！"有人看见老人坐了起来，喊道。

鲍姑听到喊声，急忙走了过来。

"您饿了吧？快把饭菜端上来！"鲍姑命人热好饭菜端了上来。老人美美地吃了个饱。吃饱喝足后，他说："我身患热疮好多年了，听说师父能治各种疑难病症，就步行过来，走了三天三夜，才到广州，当我来到越冈院门前时，不知怎的，一下子什么都不知道了，你看我这病……"

"用不着担心，在你昏睡的时候，我已经用药水给你擦洗了一遍，身上的毒疮也给你做了清理，只要治疗方法对头，再用药半个月就可以痊愈。"鲍姑笑着对他说。

"那好，我听你的。"

老人在越冈院继续治疗了半个月，这期间，鲍姑未提治疗费用的问题，老人也未提及此事。

半个月后，老人身上的毒疮完全好了，就在大家都为此高兴不已的时候，突然一个女童跑到鲍姑跟前，叫道："老人家不见了！老人家突然不见了！"

鲍姑听说老人不见了，只是笑笑，说："随他去吧！"

当天晚上，老人进入了鲍姑的梦乡。

"鲍姑，你是好样的，我是太白金星下凡，看到你诚心为民治病，对素不相识的老人也能无微不至地关怀和悉心地照料，我感到非常满意，希望鲍姑能继续努力为民治病，凡事都应尽力而为，切不可图有所报，不图所报才有大报。"说完之后，老人飘然而去。

说也奇怪，从那以后，鲍姑的医术大有长进，她治病救人从不图报，深得当地人民的爱戴。

这是民间流传的有关鲍姑的另一个传说。


鲍姑死后，许多百姓都自发前往祭吊，表达对鲍姑的敬爱与怀念之情。人们将鲍姑打水用于医治患者的小井命名为鲍姑井，同时在三元宫内建鲍姑殿，以此来感谢和纪念她。

然而有关鲍姑的传说还在继续。

唐贞元年间，在广东的开元寺内，人潮涌动，热闹异常。

哐啷一声巨响，一个衣衫褴褛的老妇人，不小心打翻了路旁的酒瓮，卖酒人气急败坏，随手拿起手杖，向老妇人挥舞过去，嘴里嚷道："你到这里来干吗？你赔得起吗？"

说时迟，那时快，就在这时，一件衣服挡住了来袭的手杖，原来是一位青年，路过这里，见酒家要殴打老妇人，便赶快脱下自己的衣服，上前阻挡。卖酒人十分生气，嚷道："你为何要帮她，酒瓮你来赔吗？"

青年说："再怎么你也不能打她，你看她那弱不禁风的样子，是要打出事来的。酒瓮值多少钱？你说吧，我来替她赔。"

就这样，青年为这老妇人解了围。

青年将老妇人扶到一旁，老妇人说："多亏你的帮助，不然的话，我还不知要遭多大的罪呢！"

"没关系的，我也是因为看不下去，才这样做的。"

"你叫什么名字？"

"我叫崔炜。"

老妇人谢过崔炜后便离开了，崔炜也把这个小插曲忘到了脑后。

不久之后的一天，崔炜在路上遇见一个女子，女子见到他就说："我又见到你了！"

崔炜觉得奇怪，他前思后想，也想不出自己见过这个女子，就说："不会吧，你可能认错人了。"

"没错，我不会认错你的。我改变了模样你就认不得我了。还记得吧，那次在开元寺，是你拔刀相助，为我脱难，不致被殴。非常感谢你，我现在有越岗山红脚艾艾绒少许奉送给你，遇见赘疣，只需一炷艾灸，不但能解除病痛之苦，还能美其容颜。"

"你是谁？"

"我是鲍姑。"

原来这女子竟是成仙后的鲍姑，崔炜急忙跪下，说："谢仙姑指点。"

崔炜接受了鲍姑的艾绒。

几天后，遇见一老僧耳上生出赘疣，崔炜便拿出艾绒来试灸，其效果确如鲍姑所说。后来老僧介绍他下山，给一位家财万贯的任氏富翁治疗赘疣，崔炜出艾，一灸而愈。任翁对崔炜说："谢谢你去除了我这难看的赘疣，我没有什么好酬谢你的，就以这十万钱聊表谢意吧。"

鲍姑没有留下什么著作，后人认为，她的灸法经验可能已经渗入葛洪的《肘后备急方》中了。

鲍姑的一生，几乎都在广东度过，她的足迹遍及南海县、番禺县、广州、惠州、惠阳县、博罗县、罗浮山一带。

所到之处，至今皆有县志、府志及通史记载，这些地方志书，都把她称为鲍仙姑，她制作的艾绒也称"神艾"。

鲍姑医术精湛，擅长灸法，尤以治赘瘤与赘疣出名。她灸治疾病所用的艾绒采自越秀山山脚下生长的红脚艾，因此，后人称此艾为"鲍姑艾"。有诗赞曰："越井岗头云作岭，枣花帘子隔嶙峋。我来乞取三年艾，一灼应回万古春。"

艾绒的原料是艾叶，《本草从新》说："艾叶苦辛，生温，熟热，纯阳之性，能回垂绝之元阳，通十二经，走三阴，理气血，逐寒湿，暖子宫……以火灸之，能透诸经而除百病。"艾叶有温经通络、祛除寒湿、回复阳气的作用。

每年五月是采集艾叶的最好时节，此时的艾叶新鲜肥嫩。艾叶采集好后，应放置于日光下暴晒干燥，然后放入石臼中捣碎，筛去杂梗和泥沙，如此反复多次，做成淡黄色细软的艾绒。

艾绒按加工程度的不同，分粗细不同的等级，根据治疗的需要，直接灸要用细艾绒，间接灸可用粗艾绒，做艾条用的艾绒多是粗艾绒。

艾绒以陈久者为好，故《孟子·离娄》有"七年之病，求三年之艾也"的说法。不过，保存艾绒要注意防止潮湿与霉变。

参考文献

唐·房玄龄等《晋书·卷七十二·列传第四十二·葛洪》、宋·李昉等《太平广记·卷三十四·神仙三十四·崔炜》

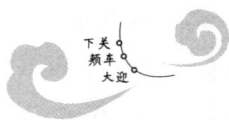

第六章

# 秋夫模人样针灸驱鬼病
# 仲融获镜经子孙皆名医

一天深夜，徐秋夫像往常一样掌灯夜读，至午夜时分，已有困意，他打了一个哈欠，伸了一个懒腰，揉了揉眼睛，准备洗漱上床。

就在这时，一阵风袭来，灯火被吹灭了。

徐秋夫用还在燃着的香火，点燃草纸，再猛地吹了一口气，暗火变成了明火，他又重新点上了灯。

他走到窗前，看一看自家的园林，院中的竹子摇曳着，发出窸窸窣窣的声响，突然，又是一阵风，刮灭了屋内的灯火，窗外墙角下虫儿的低鸣与院外青蛙的咕呱叫声戛然而止。

"哎哟！疼死我了，哎哟！疼死我了！"一声声凄厉的哀鸣声在林中飘荡，令人毛骨悚然。

徐秋夫朝着声响发出的方向望去，什么也没有发现，是不是自己的耳朵出了问题？他冲着刚才发声的地方，试着叫了一声："什么人？"

"我，我是……"院中有声音回答，报出了姓名，但依然是只闻声不见人。

"什么事？"徐秋夫壮着胆子问道。

"我家住东阳，患腰痛而死，现虽已为鬼，可疼痛一直折磨着我，难以忍受，本以为人死了就可以一了百了了，哪晓得尘世的痛苦还是没能摆脱。听说你医术高明，我是来找你求治的。"

"我看不到你的形体，如何治得？"

"你扎一个草人，把草人看作我，在草人身上针灸，就是在给我治疗了。"

"好吧！我试一试。"

徐秋夫扎了一个草人，在草人的相应部位施术，共艾灸四处，于腰俞等三个穴位处又做了针刺。

第二天晚上，徐秋夫正在夜读，房门"吱呀"一声开了，闪进一个人影来，走到离他不远的地方跪了下来，给他叩了几个头。

"不必客气！"徐秋夫急忙走上前，欲将其扶起，只觉得手下虚空，定眼一看，什么都没有，他知道了，是他救治的病鬼，医好了病痛，来向他谢恩的。


徐秋夫医鬼的故事源自《南史》，其情节虽说荒诞，但这个故事能够从南朝开始，流传至今，足以说明徐秋夫医术之高明。故事本身没有说明徐秋夫灸了哪几个穴位，我们也没有必要去追究这样一个细节，不过，应用灸法治疗腰痛之疾，还是有一定规律可循的。大体上，肾虚腰痛可选灸肝俞、肾俞、志室、命门等穴，选配太溪或三阴交针刺；局部肌肉劳损或扭伤可选灸肾俞、大肠俞、腰眼、阿是穴等穴，选配委中或后溪、人中针刺；腰椎疾病宜灸命门、腰阳关、相应椎体两旁的夹脊穴，选配臀部及下肢膀胱经循行线上有酸痛麻胀反应的相关穴位。徐秋夫为病鬼灸了四个穴位，还针刺了三个穴位，说明徐秋夫治疗疾病注重灸法，并且是灸刺并用的。

徐秋夫出生在南北朝时期的中医世家——徐氏家族，其父徐熙，是一方名医。徐熙为医，还有一段传奇的经历。

徐熙，字仲融，原籍山东，后迁居江苏，为南朝宋濮阳太守，曾隐居于绍兴城南会稽山最高峰的秦望山。

一天，有位道士经过徐熙的家，敲门想讨碗水喝。

徐熙见是个道士，急忙迎上前来，说："道长！快请进，外面天气炎热，道长旅途劳顿，快进来喝口茶，休息一会儿。"

徐熙本来就好黄、老之道，这道士不请自来，若能与他谈经论道，岂不妙哉。

两人边喝茶边谈论了起来。道士见徐熙对道学颇有研究，遂将徐熙看作知己。

太阳西斜，道士要赶路了，临走时，给徐熙留下了一个葫芦，并对他说："你和你的子孙应该用道术来救人，而且会尽享富贵。"

说完此话，道士飘然而去，徐熙打开葫芦一看，内有《扁鹊镜经》一卷。于是，他开始精心研读，修得了高超的医术，并代代相传，徐家也成为名震海内的中医名门。

徐氏家族里以针灸见长的是徐熙之子徐秋夫。

徐秋夫，盐城人，官至刘宋射阳令。他继承了父亲的医学经验，治疗疾病每多灵验，史上所传"秋夫疗鬼疾"，即是对他临床疗效的肯定。

徐秋夫的两个儿子徐道度和徐叔响医术也十分出色。

徐道度内外科都很擅长，但是他脚有点毛病走起路来不太方便，宋文帝为了让他给皇子看病，就允许他乘着小车入宫来诊病，徐道度往往是手到病除，宋文帝曾感慨地说："天下有五绝，都出于钱塘一带。"这里的"五绝"，除了当时善弹琴的杜道鞠、擅长诗文的范悦、善于书法的褚欣远、善于围棋的褚胤，第五绝就是擅长疗疾的徐道度。徐道度著有《疗脚弱杂方》，这是现存最早的治疗脚气病的专著。

徐叔响则对针灸、小儿科、本草学等都有研究，且著述丰富。

徐道度有一子徐文伯，徐叔响有两子徐嗣伯、徐成伯，这三个人在医学领域也是声名显赫，颇多成就，徐氏家族的医名至此达到鼎盛。

参考文献

唐·李延寿《南史·卷三十二·列传第二十二·张邵》

第七章

# 延之救急患者回复生机
# 唐皇钦定医家必读小品

摄山（栖霞山）附近，出诊回来的师徒二人骑着马穿过一片树林。

"师父，您看！"弟子勒住马指着远方叫道，"那是什么建筑？"

"那原来是隐士明僧绍的舍宅。明僧绍别号栖霞，有很高的儒学修养。他洁身自好，先隐居于长广郡（崂山）聚众讲学，后迁至建康（南京），居摄山二十多年。他广结贤良，桃李遍布天下。宋齐两朝皇帝先后六次征召他任国子博士等官职，都被他拒绝了。他与名僧法度为友，捐住宅为寺，称栖霞精舍（即栖霞寺）。"

"是这样啊，那我们看看去！"

两人拍马前行，一边走，师父一边问道："近来你对灸法有什么体会？"

"随师以来，我对师父灸法治疗的特点做过分析，我认为，您在选取穴位上，做到了少而精，但每一个穴位的灸量都是非常大的。"弟子回答道。

"灸量不足达不到治疗的效果，这一点倒是被你看出来了。还有呢？"

"还有，就是选穴，有时在病位的附近取穴，有时远离病位选穴，有时是近端与远处都选取穴位，比如左边有病左右同时取穴，还有俞穴与募穴的相互配合。"

"腧穴的这种配合方式，主要是依据经脉的循行分布特点，临床应用屡见其效。经脉中，任脉、督脉行于人体中线，前后对应。十二经脉，每一经脉都有两条，分布于人体的左右两侧。另外，手足的同名经，比如，手阳明大肠经与足阳明胃经，也有一定的联系。如果你能综合考虑经脉的阴阳、五行、表里、手足，以及与脏腑之间的联系，就能够揣摩出更多有价值的内在规律。"

正说着，突然，弟子喊道："师父，您看！"只见栖霞山下距离寺庙尚有一段距离的地方冒出一缕青烟，在冒出青烟的地方，聚拢着一群人。

"师父，不知出了什么事？"

"呃！那地方像是坟地，我们先到那儿去！"

于是两人快马策鞭而去。

半途遇到从事发地回来的人，师父问道："请问，这儿出了什么事？"

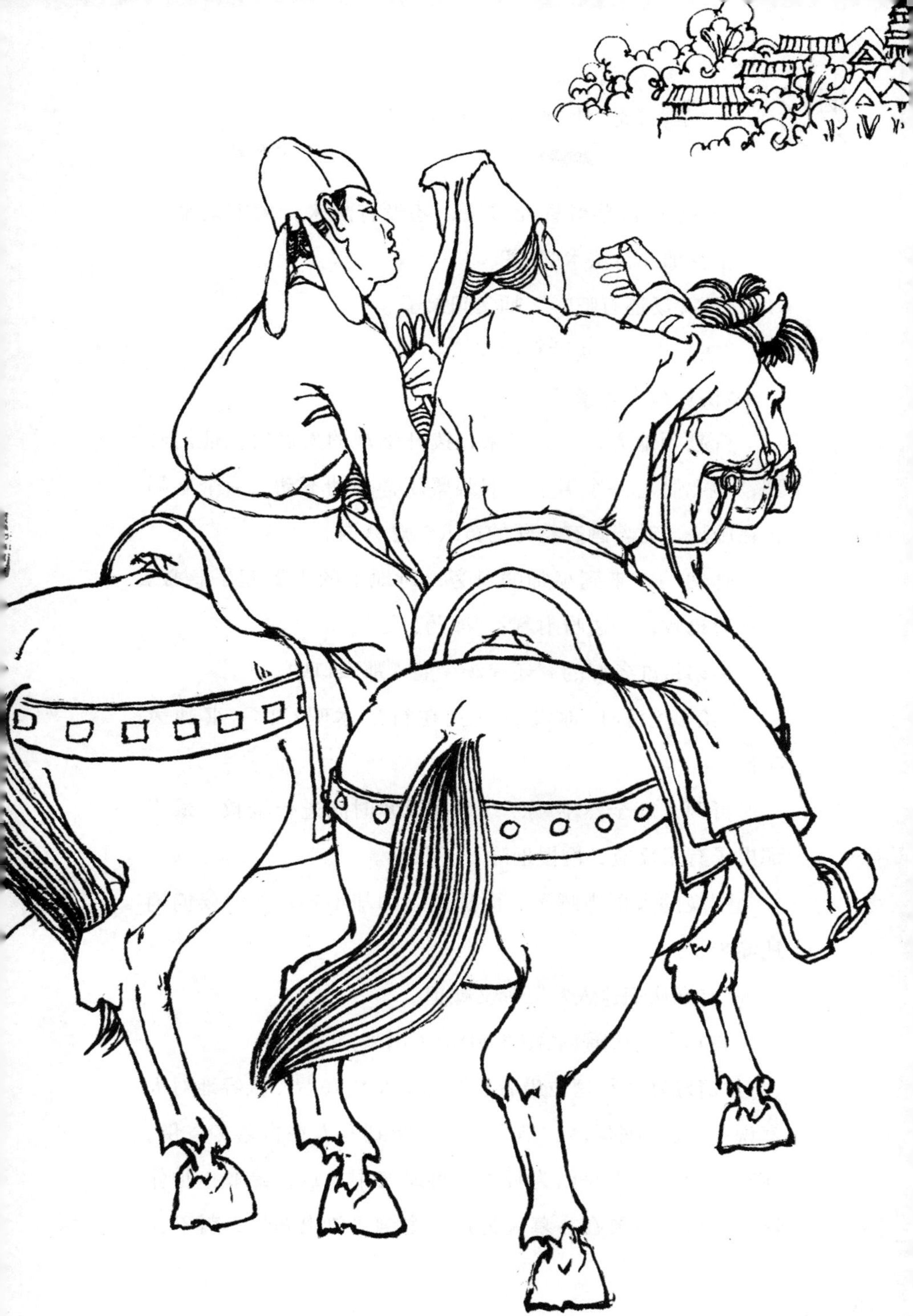

"有人在古墓旁昏死过去，还没有醒来，大家请来巫师，正在那儿行法术呢！"

"还魂汤还有吧？"师父问弟子。

"在行囊里，还没有用完。"

"快！救人要紧。"

待赶到地方，跳下马来，拨开围观的人群时，他们看到，地上躺着一个男子，双眼紧闭，一动不动，一个巫师正在施法，对着画有符咒的黄纸念念有词。

师父马上来到巫师的身旁，对地上的人做起了急救。他一边抢救，一边吩咐着："灌药！"

徒弟将准备好的"还魂汤"灌入那人口中。

"给我滚开！你没看见我在行法术吗？！"巫师大吼道。

可两人却全然不顾，只是在抓紧时间进行抢救，最终那男子有了反应，慢慢地睁开了眼睛。

围观的人群沸腾了，而那位巫师却不知什么时候悄悄地溜走了。

"有谁认识这人？"师父喊道。

有几个人从围观的人群中走了出来。

"请好好照料这位患者！"师父交代好后，从容地对大家说："我叫陈延之，是个医生，听到有人在古墓旁昏倒，前来抢救。此人是因为吸入一种恶气中了毒，绝非鬼神作怪。不信，只要在古墓旁另掘一个洞，放出恶气，就不会有问题了。"

有几个胆子大的人，按照陈延之所说的，在古墓旁掘了一个洞，放出恶气，为了避免被恶气所伤，人们都站在上风的位置。恶气放出后，古墓旁就再也没有人中毒了。

这件事大约发生在公元 483 年南齐时，陈延之的"神医"之名从此不胫而走。

陈延之所说的"恶气"，就是一氧化碳之类的毒气，古人对此类中毒称为"中恶"。所谓"还魂汤"，则是一类能兴奋呼吸和加速血液循环的药物，能促使刚刚昏迷的患者苏醒。

陈延之是南北朝宋齐时期的医学家，著有《小品方》。

《小品方》是一部较为重要的医学著作，唐代政府把《小品方》一书与《伤寒论》相提并论，并列为医家必修之书，其学术价值和在当时的影响可想而知。

《小品方》中有一些关于针灸的内容，尤其注重灸法的临床应用。

《小品方》在针灸学方面的成就主要表现在：

倡导多样化的取穴、配穴法。《小品方》中针对不同的疾病，使用不同的取穴、配穴方法，主要有近取、远取、左右取穴等法，还详细阐述了俞募配穴法。

用穴精少，灸量随证而变。《小品方》中有三十多个针灸处方，但一般每方仅取一至三个穴位，除十四经穴外，尚有经外奇穴，其中还有两个新的奇穴。《小品方》在灸量上虽有大致规定，但其具体用量有每日一壮至百壮不等，甚至有一日三灸之说，并且阐述了根据地域、气温、体质之不同，在灸疗上可适量增减艾炷大小。

陈延之的《小品方》博采各方书之精华，是一部实用性较强的小型方书。它卷帙虽短，却概括了各科治验。此书共十二卷，编次井然，可惜北宋末年就已经亡佚。我们所能见到的有关《小品方》的内容，主要辑自《医心方》《外台秘要》《备急千金要方》等书。

参考文献

日·丹波康赖《医心方》、唐·王焘《外台秘要》

第八章

# 柳太后发中风难施针液
# 许胤宗创新术药熏孔穴

南朝陈国的宫廷内，柳太后得了中风，太医们为她开出了方药。

宫女将煎好的药呈了上来："太后，您请用药。"

"嗯！嗯！"太后说不出话来，急得像个哑巴一样迸着让人听不懂的单音，她用手指了指自己的一侧口角。

宫女看到太后的口角歪向一边，牙关紧闭，就拿一把铜勺，试图撬动她的牙关，可是，她的牙关咬得太紧，一点都撬不动。这药是白煮了，她没办法喝下去。

柳太后中风后面部肌肉麻痹，导致一侧面瘫，口歪向另一侧。治疗面瘫，对于各路医生来说，并不是什么难事。可柳太后的面瘫，不同一般，单这口噤不能服药，就够麻烦的。不过，治疗面瘫，效果最好的并非汤药一种，针灸可能更为有效，可太后偏偏怕针，不论你怎么劝说，就是不愿意接受针灸治疗。

柳太后不能吃东西，更别说吃药了，对她有好处的针灸她又拒绝，眼看着病情一天天加重，人一天天消瘦，这可难坏了给她治疗的御医们。

正当大家一筹莫展之际，有一名官员主动提出要给太后治病，他乃是南朝常州义兴人，新蔡王外兵参军许胤宗。

许胤宗应召入宫为太后诊病。他为太后把脉后说："脉沉迟而弱，中风不能言，御医们开的药都没有错，可太后闭口不能服，如果照我设计的这种办法去做，或许……"

许胤宗有备而来，早就琢磨好了，他在纸上写下了药方"黄芪，防风……"

"这个许胤宗，还不是黄芪防风汤么，太后中风不语，谁都知道这方对她的证，可你也看看，她能服下药吗？桌子上还摆着喂不下的汤药呢！"众医看到许胤宗开的药方，禁不住私下议论起来。

写完药名，许胤宗又在药名的下方写下药物的剂量。

"哇！这还得了，这剂量是普通剂量的好多倍。"

许胤宗全然不顾旁人的议论，接着写下方剂的数量，他开出了黄芪防风汤数十剂。

"这么大的剂量，还开出这么多剂药，这个许胤宗到底要做什么？"人们猜测起来。

"按我开的药方和方法煎煮！"许胤宗把开好的药方交与药工。

　　许胤宗的别出心裁，出乎大家的想象，他开出中药方剂，令药工煎煮好，倒出数十斛，众太医看到此等举动，更加不解。

　　看着这些医生用狐疑的眼神望着他，许胤宗笑了，说："各位用不着怀疑，虽然太后现在还不能用嘴巴吃东西，但是我可以用其他的办法让太后服药。来呀！把汤药端过来！"

　　几个人把刚刚煮好的、十几斛滚烫的药液端了过来，摆在太后的床下。太后躺在床上，药汤的热气犹如烟雾，飘然而起，熏蒸太后的身体，慢慢地渗入了太后的肌肤。

　　当天晚上，太后就能说话了。


　　许胤宗诊病问疾，特别重视切脉，通过切脉探求发病的缘由。他主张用药适当，不宜杂药乱投，他开的方子虽然药味少，不过一两味，却能直攻病所。

　　许胤宗所用的熏蒸疗法，即用中药煎煮的热药蒸汽熏蒸治疗疾病。早在马王堆汉墓出土的《五十二病方》中，就已经记载，其中有熏蒸洗浴八方，如用骆阮（药名，不知为何物）熏治痔疮；用韭和酒煮沸熏治伤科病症等。东汉医圣张仲景的《金匮要略》亦记述了用苦参汤熏洗治疗狐惑病腐蚀妇人前阴的药方与手法。晋朝葛洪的《肘后备急方》记述了用黄柏、黄芩煮汤熏洗治疗创伤与疡痈症。

　　不过，真正开创中药熏蒸疗法治疗内科疾病先河的，还是许胤宗，是他将先前仅用于治疗皮肤、伤外科疾病的熏蒸外治法用于内科疾病，以皮肤吸收药物，使那些口噤、无法饮药的患者得到治疗。

参考文献

五代后晋·刘昫等《旧唐书·卷一百九十一·列传第一百四十一·许胤宗》

第九章

# 崔知悌穿行乡里疗骨蒸
# 染瘵人获灸四花得救治

七月流火，天渐渐转凉了，可正午时分依然热浪滚滚，又没有一点风，乡民们三三两两地来到树荫下。

此时，树荫下已聚拢了好多人，人群中间升起阵阵青烟。一个中年男子，裸露着背脊坐着，上身稍向前倾，在他的脊背上放着几个燃烧着的艾炷。

一位文官模样的人，手拿一根线绳，在另一个年长些的男患者身上度量着。身旁跟着几个年轻人，在他的吩咐下忙活着。

这度量之人乃是崔知悌，生于隋大业十一年（615），许州鄢陵人，官宦人家出身，时任洛州司马。

崔知悌平素喜好岐黄之术，谙熟《内》《难》，政事之余，常给人治病或研究医学。

这会儿，他拿着绳子，从患者的大脚趾量起，经过足底，量到脚后跟，让其踩住后，上提线绳，量到腘横纹的委中穴后，取下绳子，将这个长度对折，再把对折的中间点，放在患者的脖子上，置于喉头下的天突穴位处，把绳子的两头往身体的后边垂放下去，吊在后头，两个线头所交会的地方，用墨笔画个记号。之后，他令患者坐好，把嘴闭起来，不要用力，量左嘴角到右嘴角的长度，也就是一个"口寸"，按量好的长度，剪取一张方正的纸，从纸的中间穿个洞，把纸放在患者的背上，让纸上的洞对准刚才用墨点做的记号，在正放着的纸的四个角所对应的位置又点了四个墨点。

点好了最后的四个墨点后，他交代了身边的一个年轻人在这四个点上施灸，就又去量另一个人去了。

他走到一个妇人身旁，拿起绳子，以绳端从妇人的肩锁与上臂之间的骨关节间隙，即肩髃穴量起，向下量到中指的指端。

跟在他后面的一个青年，看到不一样的人用不同的量度方法选穴，就问道："大人，到这里来做灸疗的人，得的都是痨病吗？"

崔知悌说："我们到这里来，就是为痨病来的，当然做灸疗的人中，得痨病的人很多，但也有个别患有哮喘气急，呼吸不畅的人，虽然不是痨病，但同样有不错的疗效。痨病的危害最大，几年来死了好些人，我们用艾灸给患者背上灸四个穴位，灸出灸花，结疤化脓，虽说是痛苦了些，但毕竟一些经过治疗的人，活了下来。"

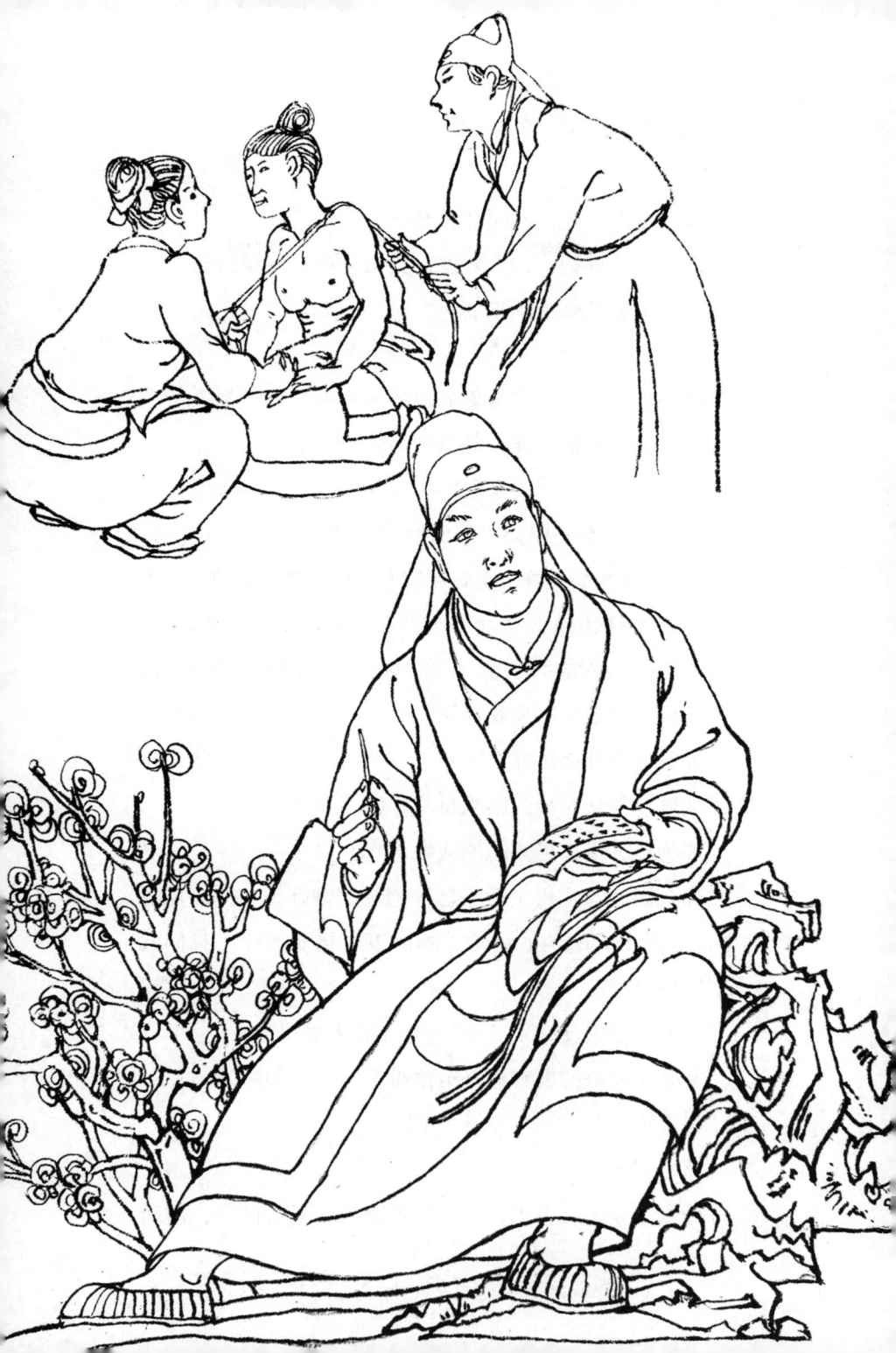

"就是这四个穴位？叫什么名字？"

"名字非常好记，四个穴位，灸出灸花，就叫四花。"

"这方法您从哪里学来的？"

"祖上传下来的。"

"这个妇女与刚才那个男的得的病不一样吗？"

"他们俩的病情一样，都是痨病。"

"那为什么量法不一样？"

"虽说量法不一样，但是所取穴位的结果还是一样的，你看——"崔知悌说着，走到那妇人身后，将量过的线绳中点置于她的结喉位置，再将线绳两端向背后中线方向靠拢，绳线两端的交点对应的位置，与刚才度量的男子的位置相当。

"结果一样吧！"崔知悌说。

"那量法有什么讲究？"

"从臂量与从足量的结果是一样的。"

"那为什么量那男子时不从臂量呢？"

"那是因为这个男子两手已经抱拢，做好了等待施灸的准备，为了不影响他的情绪，能静下心接受治疗，我们就从他的足趾量起。"

"大人，这人灸好了。"另一个年轻人对崔知悌说。

"有利于发疮的事宜你都给他讲了？"崔知悌问那人。

"都讲了。"

"那好。"

"可是，今天又来了几个邻村的患者，夏日已尽，前面的患者都已经做过两三次伏灸了，他们还好用灸吗？"

"是晚了些时日，不过，近来秋老虎天气，易于发灸疮，灸疮发了就会有效果，去给他们上灸吧。"

崔知悌同那人说完，将线绳放了放，对身边的青年说："这位患者是用足量法度量的。你再看！"

这时，刚刚做好灸疗的那个男性患者，身上的艾绒余灰已经清理干净，他直了直上身，两手臂放了下来。崔知悌走上前，将手中绳子的一端抵住那男子的肩髃穴，将线绳向下量到中指端，如同刚才给那妇人度量的方法一样，结果最终量出的位置正落在原先用足量的终末墨点处。

"其实，这两种量法的结果是相差无几的。"崔知悌说着，将绳子递给那青年。

青年接过绳子，顺手将绳子套在胸前。

"对了，还有，你把胸前绳子的两头对齐，向下拉直，看看绳子的端点落在身体的什么位置？"崔知悌对青年说。

青年按他说的做后惊奇地说道："剑突位置。"

"对了！这是一个更加简单的量法，先量到剑突，再量背脊，最后定穴。不过量剑突时，人要稍稍向前收拢一点。"

崔知悌任洛州司马时，适逢地方骨蒸病流行，崔知悌带着几个侍从，到疫区治疗，一个月内就救活了 13 人，前后累计治愈 200 多人。

后来，崔知悌官至度支郎中、户部员外郎，唐高宗时

升任殿中少监，后任中书侍郎，唐咸亨中为尚书右丞。调
露元年（679）官至户部尚书。

　　崔知悌稍有空闲时，就琢磨灸疗治病的事。他想到，
在痨瘵肆虐的年代，有多少百姓面临着疾病的折磨与死亡
的威胁，但是，靠医生带几个徒弟，又能救出多少人呢？
他想着想着，冒出一个念头。

　　"得出一本书，把灸治骨蒸病的经验推广出去！"主意
已定，崔知悌开始着手写作。他在治疗骨蒸病的实践中，
已经积累了丰富的经验，需要写的东西，在他的头脑中已
有了轮廓。

　　所以，很顺利地，他完成了《骨蒸病灸方》一书。

　　四花穴，也称"崔氏取四花穴"，其位置约当第七、第
十胸椎棘突下旁开 1.5 寸，亦相当于膈俞、胆俞两穴。

　　取四花穴，臂量法与足量法的结果是一样的。然而，
由于后来裹足陋习的盛行，致使女性足部严重变形。妇女
如果足部被裹成三寸金莲，遇上了骨蒸病，是不能用足量
法选取四花穴的，必须改用他法。

---

参考文献

　　五代后晋·刘昫等《旧唐书·经籍志》，宋·欧阳
修与宋祁等《新唐书·宰相世系表》《新唐书·艺文
志》，唐·王焘《外台秘要》，日·冈西为人《宋以前
医籍考》

头临泣 目窗 正营 承灵
阳白 脑空
风池

第十章

# 文仲集诸方随身能备急
# 妇人产横位烧艾可矫正

唐朝是中国历史上的鼎盛时期，医学同其他领域一样也有了长足的发展，涌现出了一大批杏林高手，张文仲便是其中的杰出代表。

张文仲，洛州洛阳（今洛阳市）人，唐高宗时为侍医，高宗患头风，张文仲常为其诊治。

高宗驾崩后，中宗即位，光宅元年（684）张文仲被升为侍御医，后至尚药奉御。他与乡人李虔纵、韦慈藏同以医术享誉当时，而张文仲尤善于治疗风疾。

张文仲精通医理，尤其是在风与气的研究方面颇有心得。他认为风有一百二十四种，气有八十种，治疗气病与风疾，方药虽然大抵相同，然而人的气质、性格各不相同，若不能区分，会延误疾病的治疗时机而导致死亡。脚气、头风、上气，常需不断服药，其余则随病情的启动与发展变化随时治之。患风气之人，只要在春末夏初以及秋末时节，疏泄得当，就不会加重症情。武则天曾令张文仲集中当时的名医，共同编撰风气诸方，并命麟台监王方庆监督修撰。张文仲撰四时常服及轻重大小诸方十八首，以表奏上。另撰《随身备急方》三卷和《法象论》一卷。

载初元年（689）的一天，张文仲奉诏，与韦慈藏同去苏良嗣宅第，为苏良嗣诊疾。原来，苏良嗣在上朝时突发意外，武则天急令他们两人前往救治。

苏良嗣为人刚烈耿直，注重法治。垂拱初年（685），升冬官尚书兼纳言，并封温国公，留守西京，获得了优厚的赏赐。苏良嗣的谏言多次得到武则天的采纳，被升为文昌左相同凤阁鸾台三品。这次，苏良嗣遭人陷害，太后公开表示相信苏良嗣，苏良嗣惶恐拜谢，竟突然昏倒不能起身，由皇家的马车送回府邸。

"文仲君，你认为这次国公的病况如何？"张文仲为苏良嗣诊视后，韦慈藏问道。

"我认为，国公的这个病是由于忧愤，邪气横逆所致。"

"是啊！国公直言，多次遭人陷害，大起大落。这次太后表态，不相信那些诬陷之词，他原本长期郁闷压抑，这一激动，精神上忽然放松，麻烦就来了。你说，他这次发病，预后将会如何？"

"这个么，就要看他后续症状的表现了，若是两胁出现疼痛的症状，救治起来，就比较困难了。"

他们两人一大早就过来诊病，一直守在苏国公身边，结果还未到吃早餐的时候，苏良嗣的疼痛就发作了，痛在两胁，而且呈绞痛状。

"国公今年多大年纪？"

"八十四五岁。"

"我看，国公病成这个样子，恐怕过不了这一关了。"

"是啊！如果他再发心痛，就一点办法都没有了。"

过了一会儿，苏良嗣果然心痛发作，针药不治。

苏良嗣卒于黄昏。武则天得知苏良嗣的死讯后，命满朝的文武官员前往吊唁。

张文仲对疾病的发展与转归有着深刻的认识，苏良嗣的疾病突发，他仅从临症表象就能说出将要发生的一系列变化，着实不易。

张文仲在针灸治疗方面也有他的独到之处。

一天，张文仲正在阅读整理医药典籍，有人前来请求会诊。

"张太医！我家夫人难产，已请了医生，用了不少药，还是没有效果。"

"到底是什么情况？"

"产妇横产，胎儿的手先出来了，把手放回去，胎身还是转不过来。"

"好！那我去看看。"

张文仲随那人来到了产妇的居所，尚未进门，便见屋内飘出阵阵烟雾，进门后，见地上写着符咒的黄纸还在燃着，而做法的道士见产妇没有动静，已悻悻离去。

"怎么样？有转胎的迹象吗？"张文仲问守在一旁的产婆。

"没有，没有丝毫的变化。"

张文仲走到产妇跟前，看了看她的面色，望了望她的舌象，又给她搭了脉。

情况还好，看来，产妇的体质还不错。

他走到床的另一头，坐在产妇的脚前，掏出随身带的一包金黄色艾绒，用右手捏了一点，放到左手心里，再用右手的拇指、食指与中指将艾绒揉搓成麦粒大的小艾炷。他将这艾炷置于产妇小趾趾甲角外侧的至阴穴。

"给我燃上一炷香！"张文仲吩咐产妇的家属。

香燃着了，张文仲用香点着了产妇脚上的艾炷，霎时，缕缕青烟飘然而起。艾炷将燃尽时，张文仲将其取下，置上第二枚。待燃上第三枚艾炷时，产妇猛地抽动了一下。

"又动起来了！"

当第三枚艾炷就要燃完时，产妇"啊"的一声惊叫，婴儿呱呱坠地了。

张文仲所选用的穴位，名曰至阴，在足小趾末节外侧，距趾甲角 0.1 寸。后来的产科医生常用灸至阴穴的方法来治疗滞产及胎位不正等。灸此穴时，艾炷灸与艾条悬灸皆可获效，一般情况下，艾炷灸灸 3 ～ 7 壮，艾条悬灸灸 10 ～ 20 分钟。

现代研究表明，艾灸至阴穴，有加强子宫收缩促使胎动以及提高血中催产素含量的作用。

参考文献

五代后晋·刘昫等《旧唐书·卷一百九十一·列传第一百四十一·张文仲》、宋·王怀隐等《太平圣惠方》

第十一章

# 幕僚咳逆发胃气将竭尽
# 沈括荐方灸艾灼顷刻平

宋神宗熙宁二年（1069），王安石被任命为宰相，开始进行大规模的变法运动。积极参与变法运动的沈括，受到王安石的信任和器重，任翰林学士，还担任过管理全国财政的最高长官三司使等许多重要官职。熙宁九年（1076），王安石变法失败。沈括因为受到牵连等原因，照例出知宣州（今安徽省宣城一带）。三年后，为抵御西夏，改知延州，兼任鄜延路经略安抚使。

元丰年间的一天，在延州有一次官员们的聚会。

宾客们陆续到场，主持聚会的主人看时间不早了，便问道："都到齐了吧！"

"鄜延路经略使沈括还没有到。"有人回答。

"谁说我没到，我来了。"说话间，沈括走了进来。

"哈哈！说曹操，曹操到，请坐！请坐！"

沈括看到延州通判陈严裕旁有个空位，就走过去坐了下来。

"都齐了，开始吧！"

"好！"主人站起来，手持酒杯，说："诸位，今天有幸能和大家相聚一堂，略备薄酒，不成敬意，来，各位，我们干了这杯！"

"干！"宾客们站了起来，举起酒杯，表示谢意。

酒过三巡，席间的气氛愈加轻松热闹起来，大家你一言我一语聊得正酣。这时，沈括身旁的通判陈严裕突然提高了嗓门，对大家说："你们知道张平序吧？"

张平序是幕官，在座的大都认识。

"这陈通判，又不知在卖什么关子。"大家带着狐疑的眼神看着陈严裕，有人问："怎么啦？"

"他得了伤寒，快不行了，家里人已经在他的口鼻处放上丝绵，看他还有没有气息。"

"哟！"人们听到此话，异常惊诧。

"上次见到他还好好的，怎么得个伤寒，这么快就不行了，是怎么回事？"沈括问道。

"这些天不停打嗝，看来，胃气将绝。"

"大病再发咳逆可是个凶兆。"大家议论着。

"哎！对了，张平序病重，要见我，可我有什么办法，你收集了不少的良方，帮我出出主意。"陈严裕转过脸，对沈括说。

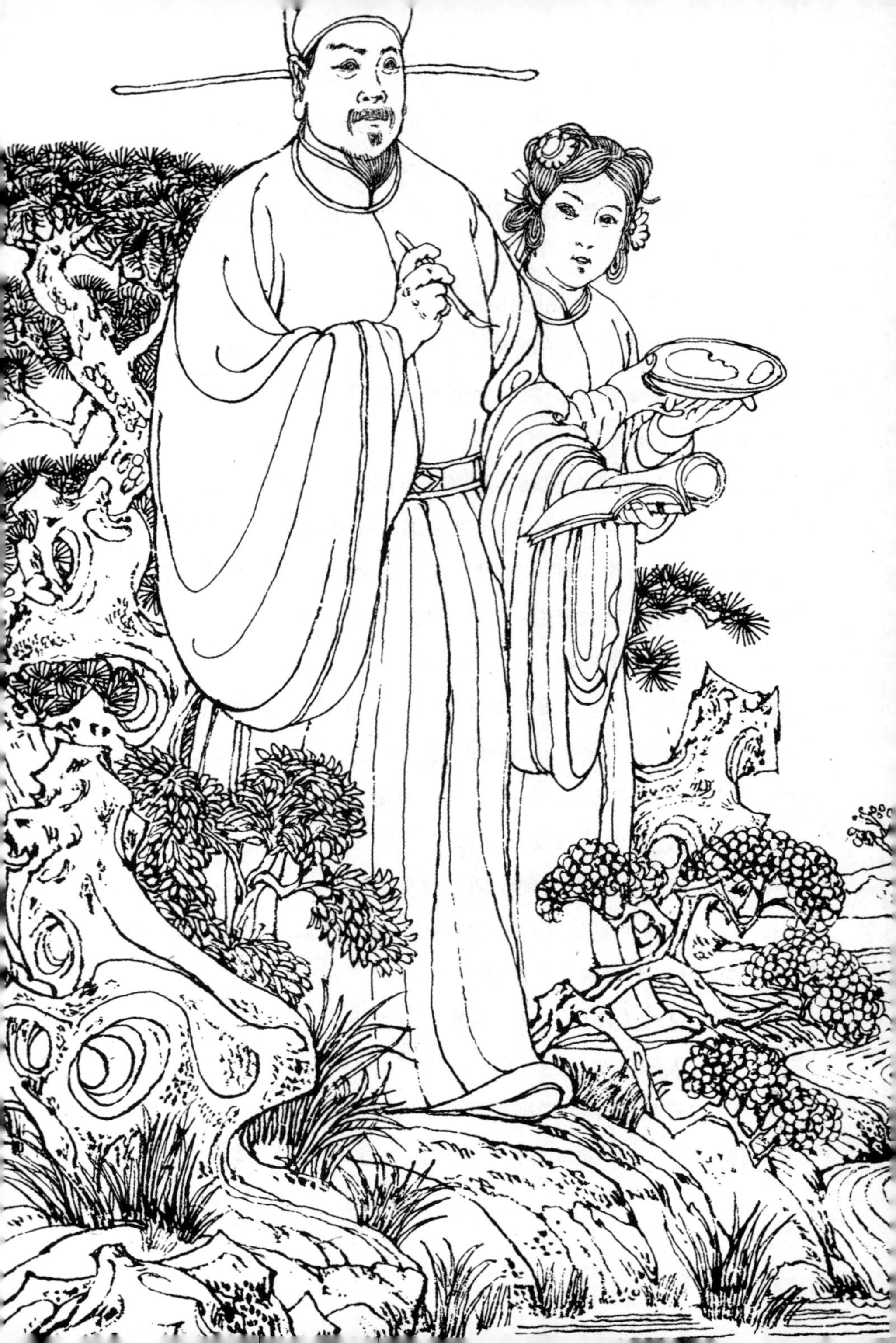

"药方可能不行了，可是，有一个方法倒可以一试。"

"你说说看。"

"这法子成不成，我也没有十足的把握。那还是我在家乡的时候，家族中有人得霍乱，呕吐泻利，精气俱伤之际，突发咳逆，仅半天的工夫，就将命绝。就在这个时候，有一个客人提供了个灸治咳逆的方法，他说，凡是伤寒或是久利而得咳逆，都属于恶候，服药没有效果的，灸治必愈。于是，我就叫人用艾灸给这个族人治疗，等艾火烧至肌肤，患者感到疼痛的时候，咳逆就停止了。"

"也就是说，泻利或者伤寒所致的咳逆，都可以用灸法治好，说不定，张平序他有救了。"

"先不要这么乐观。"

"说到现在，还不知道你说的灸法怎么灸。"

"是这样的，在男性患者的左乳下一指许，与乳头相对的骨间陷中，置小豆大小的艾炷施灸，艾火要烧到肌肤，一般灸三壮就差不多了。如果是女性，就以右侧乳头向下屈曲度量，乳头碰到的位置是穴。记住，男灸左，女灸右。"

"那我现在就令人给他用这个办法去灸。"陈严裕和主人打了个招呼，先离席了。

这边的酒宴还未结束，陈严裕就回来了，他高兴地对在座的宾客说道："沈大人的这一招还真灵，用他说的办法，就这么一灸，你猜怎么着，张平序真不打嗝了。"

"还得继续观察，如一天不再发作，才能确定真正的效果。"沈括说。

"好！我抽空再去看看。"陈严裕说。

"还有，确定他真不打嗝了，需要好好地调理一番，他身体欠佳，元气的恢复要慢慢地来。"

"明白了。"

陈严裕后来又去了张平序那里，他确实不再呃逆了。

沈括说的这个穴位，在左乳下一指许，与乳头相对的骨间陷中，就是乳根穴，古代文献中就有乳根穴治疗咳喘、噎嗝的记载。乳根穴之所以能够治疗咳逆，可能与它特殊的位置有关，乳根当第五肋间隙，与食窦穴在同一肋间隙中，而咳逆主要是因为横膈的异常运动，横膈的前缘就在第五肋的位置。因此，艾灸乳根或是食窦，对于横膈的病理反应所致的咳逆，还是有一定的调节治疗作用的。

沈括，字存中，宋代钱塘（杭州）人。父沈周，进士及第，任太常少卿。沈括早年以父荫入仕，任沭阳县主簿及东海、宁国县令。嘉祐八年（1063）中进士，任扬州司理参军。治平三年（1066）入昭文馆编校书籍，从此博览群书。

沈括年少的时候，曾梦到一处幽雅之地，梦境中的山麓有一条溪流，橙色的山石，碧蓝的水，绿树成荫，花团锦簇，既可静养，又可作乐。后来，沈括得一地块，因为环境犹如梦境一般，故命名其所在为梦溪，并自号梦溪上人，著书《梦溪笔谈》。

沈括学识渊博，在天文、方志、律历、音乐、卜算、医药诸领域皆有成就及论著，而这当中，尤精于医术。

沈括收集整理的医疗验方，后来被编入十卷本的《苏沈良方》之中。

参考文献

元·脱脱等《宋史·卷三百三十一·列传第九十·沈括》，宋·苏轼、沈括《苏沈良方》

## 第十二章

# 盛幕士胸膈满痛呈危象
# 刘经络焠刺疗疾保安康

盛皋是宋代的一位禁卫军幕士，他从没想过自己会有这么一天。

看看床上躺着的他，眼窝深陷，目光无神，往日的气度已荡然无存。

"来！今天的饭做得稀薄，看你能不能吃得下去。"家人把饭端到了床前。

盛皋吃下一点，摇摇头，用手拍了拍胸，因为他感到胸膈更加闷得慌，并伴有一阵阵刺痛，他没办法吃下去。

盛皋素来体魄强健，因身材魁伟，武艺出众，被皇帝选为贴身侍卫。乾道年间，盛皋突然得病，胸膈噎塞刺痛，不能饮食，请来一些医生为他诊治，大都以为是积食所伤，投之消食健脾的方药。然而，盛皋服药后不但不见其效，反而日渐消瘦，发病至今已两百多天，威武之躯也禁不起如此消耗，病情绵绵，势已垂危。

在盛皋发病的这两百多天里，家人与他一道经历着痛苦的磨难。盛皋不时地胸痛，间或伴有咳嗽，常常于夜间搅扰家人。但他们一直在默默地忍受着，暗中在为他祈祷，为他寻找名医良方，希望能有一天发生奇迹。

终于有一天，他们听说刘经络有奇技，就赶紧去请他来给盛皋看病。

刘经络在殿前司任外科医生，殿前司与侍卫司分统禁军，所以说起来，二人的关系也不算远。

刘经络为盛皋搭脉望舌，看到他瘦得不成样子，不禁叹道："唉！堂堂八尺男儿怎致如此？"

盛皋说："别提了，没想到一个小小的积食，就把我给害成这个样子，惨啊！"

刘经络说："这哪是什么积食，明明是肺痈！应当以火攻之。"

"肺痈？没听到哪个医生说过？"家人问道。

"像他这样，病症不是太突出，病程又这么长的，诊断和治疗起来都比较难。"

"那如何是好？"

"看他气息奄奄，难以服药，还是用这个吧！"

刘经络说罢，从行囊中掏出长约一尺的针，煅于火中。

盛皋的家人见了大惊失色，盛皋的妻子被吓得抖了起来，慌忙摇着手说："要不得，要不得，不能这样治。"

刘经络将针从火中退了出来，说："治，还是不治？"

"治！治！治！反正是快要死的人了，就是治不好死了，也比活着受罪要好。"盛皋被疾病折磨得受不了了，抢着说。

"我敢用这么长的火针给你治疗，就是要让你好起来，如果被我治坏了，那你们就拿我问罪。"

盛皋的妻儿看到盛皋痛苦的病态，又听到刘经络的许诺，终于点了点头，同意治疗。

刘经络在盛皋左右臂上选了两个穴位，用笔在穴位处做了标记。然后将针烧红，疾速刺入左臂上的穴位，深约数寸。

"嗞——"焠刺的声音，伴随着一股肉烧焦了的味道。

盛家人被这种治疗方法惊呆了，转过头，不敢再看下去。但盛皋却全无感觉，也不见有什么反应。

刘经络刺完盛皋的左臂，就迅速出针，再烧针刺其右臂，盛皋对火刺两臂都没有多大的感觉。

火针针刺两处之后，刘经络叫盛皋前倾身体，微捏他的后背，不多时，血从针孔涌出。

盛皋的妻子看见血流了出来，又是一阵惊慌，"盛皋这个身子骨，他经得起这样出血吗？"她心里虽是这样想，却没有在刘经络面前说出来。

刘经络看出盛皋妻子的担忧，说道："没事，任血流出，不时地给他喂点清粥就行。"

盛皋的妻子听了赶紧去准备稀粥。

不一会儿，针孔就不再流血了。

看到血液停止渗出，刘经络站了起来，说："好了！今天就到此结束，两天后我再过来。"

第三天，刘经络如约而至。他看了看盛皋手臂上的火针针刺点，说："痛毒已去。"说罢，拿出两贴膏药，在火上烘了烘，贴在疮口上。

贴好膏药，刘经络对盛皋和他的家人说："没问题了，我也不再过来了，过上个三五天就会好起来。"

果不其然，如刘经络所说，几天后，盛皋病愈了。


盛皋的病是不是如刘经络所说是肺痈？如若是肺痈，这么长的病程，到底是哪一种类型的肺痈？没有相关的史料可查，我们不得而知。

刘经络所用的火针疗法，是将针烧红后，迅速刺入穴内，以治疗疾病的一种针灸方法。火针具有温经散寒、通经活络的作用，临床上用于对寒证、痹痛、痈肿等的治疗。

早在《内经》中就有与火针有关的记载，《伤寒论》中也论述了火针的适应证和禁忌证，《千金翼方》认为处疗痈疽，"针惟令极热，极热便不痛"。《针灸大成》一书有关于火针的专论，总结了明以前用火针治疗的经验。书中说道："灯上烧，令通红用方有功，若不红，不能去病，反损于人。"还说，刺针切忌太深，恐伤经络，太浅不能去病，应该根据人的高矮胖瘦，中度针刺为宜。

　　刘经络火针选刺的位置，据《夷坚志》记载，是在左右臂上两穴，未挑明具体穴位。如果认为《夷坚志》的叙述还有一定道理的话，那么，肺痈当首取肺经，肺经行于上肢内侧前缘，在上臂仅有天府、侠白两穴，在前臂可选择的也只有孔最，但是，这几个穴位治疗肺痈的记载却少见。古代文献中治疗肺痈记载最多的是中府、云门，两穴在肩关节附近，也可以把它们看作在上臂上端的内侧。请注意，刘经络有一个关键的动作，提示了可能的穴位。在火针刺后，盛皋没有什么反应，他叫盛皋倾其身，在盛皋的后背捏掐，促使血液从针孔中流出来，这捏掐的部位，应当是与针刺的位置相对应的，因此，可以认为，刘经络火针选刺的穴位，应该在中府、云门两对穴位之中。

参考文献

宋·洪迈《夷坚志》

第十三章

# 陈瓘烧背胛疗劳损瘵疾
# 庄绰为济世著灸膏肓法

冷来时冷得在冰凌上卧，

热来时热得在蒸笼里坐。

疼时节疼得天灵破，

颤时节颤得牙关挫。

只被你害杀人也么歌，

真个是寒来暑往人难过！

这首打油诗是明代金陵陈全发自己发疟疾后对自身病况的真实写照。

很早之前，我们的先辈就有了治疗疟疾的经验。唐代韩愈的诗作《谴疟鬼》中描写了古代医生治疗疟疾的情景，诗曰：

屑屑水帝魂，谢谢无余辉。

如何不肖子，尚奋疟鬼威。

乘秋作寒热，翁妪所骂讥。

求食欧泄间，不知臭秽非。

医师加百毒，熏灌无停机。

灸师施艾炷，酷若猎火围。

……

诗中的"灸师施艾炷，酷若猎火围"描述的就是应用灸法治疗疟疾的景象。许多年来，人们不断摸索研究，筛选出疗效突出的三个经验要穴——大椎、间使、后溪，于疟发前两个小时灸刺此三穴，往往手到病除。

可是，由于古代卫生条件的限制，疟疾得不到有效的防控，染上疟疾的人大多得不到及时的治疗和调护，很多人病后长期处于虚衰的状态。而这种疟疾病后的衰弱状态，如若通过艾灸予以调理，还是非常有效的。下面要讲的，就是用艾灸的方法，调理疟疾病后虚劳的故事。

事情发生在宋朝，一个大户人家里。

一个中年男子裸着后背趴在床上，一位长者正在他的肩胛内缘度量好的位置上灸着艾炷。

"你平常身体还是挺硬朗的，怎么这次来，像是换了一个人，路都走不动，拄着拐杖，还一喘一喘的。"年长者问道。

"哎！别提了。我在许昌，正赶上金人入侵，危难时刻，只有冒着寒暑，东下避难，在八月份我抵达泗水河边的时候，就感染上了疟疾，到了琴川（今常熟市）求医治疟，谁知那里的医生不顾我旅途劳累，妄加攻伐，致使我身体衰耗，到了第二年的春末，病情更加严重，脘腹肿胀，气喘吁吁，难以饮食，大便泻利无法控制。"

"是啊！看你的舌象脉象一派虚象，单靠药物的调理，进展缓慢，所以，我考虑用艾炷给你灸膏肓俞。我用这个穴位已经灸好了不少的虚劳患者。"长者一边给中年男子更替艾炷，一边说道。

这位长者就是宋代名臣陈了翁。


关于陈了翁，有一段传说，说的是一婢女生两名臣的事。

起初，陈了翁的父亲与潘良贵的父亲私交很深，无话不谈。

一天，潘良贵的父亲为婚后没有子嗣而发愁，陈了翁的父亲知道这种情况，便劝解他，说："我有一婢女，已生过孩子。如果你不嫌弃的话，我可以把她奉借给你，到时候生下孩子后再还给我。"

当下两人说妥后，这名生下陈了翁的侍婢，便由陈了翁的父亲派人送到潘家。这个侍婢果然不辱"使命"，很快怀孕，后来，生下了潘良贵，为潘家解了后顾之忧。这样一来，该侍婢一下子就成了特殊人物，经常往来两家，因为每家都有她的骨肉，都需要她的照顾。再后来，两个儿子皆有出息，都在朝廷做了大官名臣，而这段故事也就流传了下来。

陈了翁，名瓘，字莹中，号了翁，南剑州（今福建省北部）沙县人，徽宗时为左司谏，他个性耿直，不愿说违心的话，后遭蔡京一党的陷害，被贬通州。

接受艾灸的男子，名曰庄绰。庄绰，就是著名的《鸡肋编》的作者。

庄绰，字季裕，惠安县人。早年随父外迁，居颍川（今河南许昌）。历摄襄阳尉、原州通判等。


短暂的沉默之后，庄绰接着说："你的身体怎么样啊，看了你近来的诗文书法，似乎心绪不佳啊。"

"哎！奸贼蔡京、蔡汴这兄弟俩，欺瞒皇上，祸国殃民，你看，这国家被搞成什么样子了。"陈了翁愤愤道。

"他们俩总是要遭报应的，不过我宋朝元气大伤，你这忧国忧民之忠臣，可要保养好自己的身体啊！"

"是啊！我尝留心禅宗，有所省发。后来读了华严，深刻地领会了其中的法义，研究佛法使我的心境平复了许多。对了，我现在是华严居士，以后你就叫我华严好了。"

陈了翁灸完最后一壮后，拂去了留在庄绰身上的艾灰，拍了拍他的肩膀，说："起来吧，把衣服穿好。"

"好了？"

"好了。"

"那我……"

"按照我说的时间来，灸过的地方会发灸疮，注意灸疮的护理。"

"好吧！我听你的。"

从施灸第一天起至第七天，陈了翁累计为庄绰灸了三百壮。施灸的第二天，庄绰就感到胸中的气息平和了下来，痞闷肿胀得到了消除，同时泻利也止住了，想吃饭了。至第八天，已能携带物品出行了。后又如此这般地续灸了一百壮，直至疾症俱除，身体完全康复。

治疗期间，庄绰目睹了许多新老患者，大多都得到治愈，心中萌生了要把这种方法记录下来，以济世活人的想法。

多年后，庄绰通过收集整理，完成了《灸膏肓俞穴法》一书。这本书专门介绍膏肓穴，详解了其主治、部位及不同流派的取穴方法等，并附有插图，还讲解了灸膏肓穴后的补养方法等。

在这本书的跋文中，庄绰说道："我在遭遇金人南侵的危难之际，为躲避战乱，从许昌冒着寒暑东下。……在陈了翁家，他专门为我灸膏肓俞。……我看到像我这样宿疾难除的患者，大多数都通过艾灸的烧灼而得以治愈。孙真人说，若能用心求得其穴而灸之，无疾不愈。圣人所言不虚……因而，我考证医学经籍之间的异同，参考各派医家

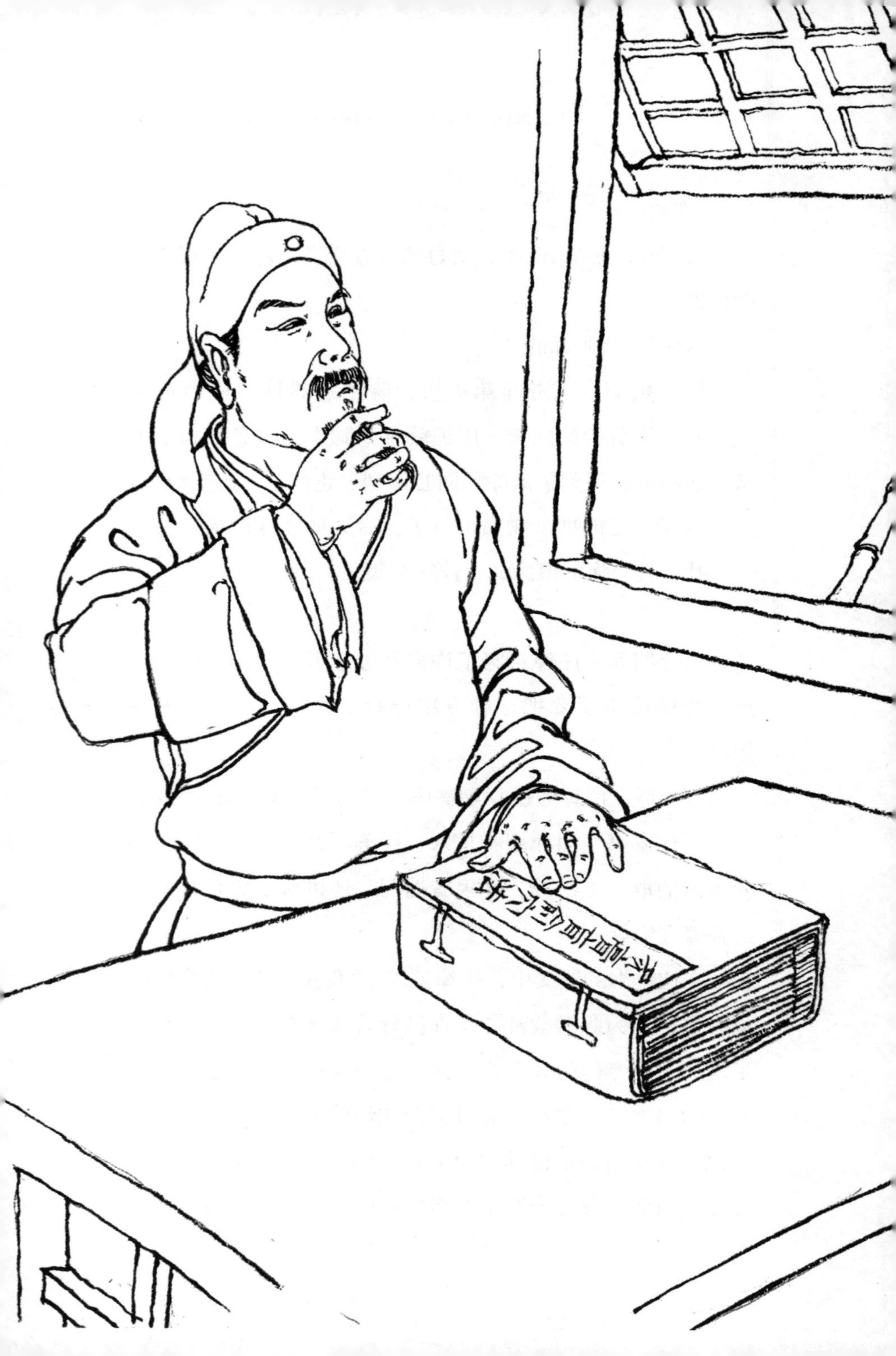

的不同说法，以及自己的亲身感受，从分寸度量，到补养之法，共分为十篇。并绘有身指屈伸坐立之人身像置于诸篇之后，令浏览者易于理解。也使得求取方穴的人，如孙真人说的那样，能够得到满意的效果。愿存有济众之心的仁人广布于天下。"

建炎二年（1128），庄绰写完后记，他深深地舒了一口气，望着窗外，心潮起伏，往事历历在目。

想到陈了翁，庄绰的眼睛湿润了，是他灸膏肓俞穴使自己恢复了健康。虽说陈了翁留心禅宗、研修华严，但他那耿直的本性无法改变，他在徽宗年间就去世了，仅度过了六十五个春秋。令庄绰欣慰的是，靖康时蔡京一党就受到了清算，蔡京也被贬岭南，途中死于潭州（今湖南长沙）。同年，朝廷追封陈了翁为谏议大夫，并在县学中建斋祠奉祭。朝廷南迁后，政局趋于稳定，朝廷又对陈了翁给予了肯定的评价。这本《灸膏肓俞穴法》也算是对陈了翁的一种祭奠吧！

宋高宗对辅臣们说过："陈瓘当初为谏官，谏言正直，对国家大事多次陈言，现在看来都是对的。"并特谥陈瓘为"忠肃"，赐葬于扬州禅智寺。这是后话。

---

参考文献

元·窦桂芳《针灸四书》、宋·周密《齐东野语》

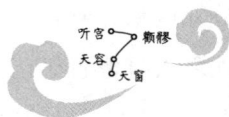

第十四章

# 安抚官患痔疮任途僵仆
# 主驿吏施艾灸核消痛止

在陕西，有一条长约四百里的谷道，名曰骆谷道。它是关中与汉中两地之间的交通要道。

谷道北口的骆谷在今陕西周至西南，南口的傥谷在今洋县北。

北口的骆谷有一个驿站。驿站是古代供传递官府文书和军事情报的人或来往官员途中食宿、换马的场所。

宋代，某一天，一人乘骡进入骆谷，刚到驿站，跨下骡背，就跌仆倒地。

驿站的主驿吏，见来者突然晕厥，急忙迎了上去，和仆人一起将这人抬入馆内。

主驿吏从僵仆者身上找到了一纸信函，得知来人乃是原峡州王及郎中，充为新任西路安抚使判官。此行估计是去上任，却不知为何晕倒。主驿吏为此人掐按人中、内关等穴位，希望他能尽快苏醒。

过了一会儿，躺在床上的人慢慢地睁开了眼睛。

"醒了！"守在床边的仆人叫道。

"你快给他准备点糖水来。"驿吏吩咐道。

"是！"

"大人有何不适，以至于昏厥于此。"见来者已经清醒，主驿吏关切地问道。

"我罹患痔疾，这次远徙，坐骑长久，以至于痔疾复发，痔核脱出，疼痛难耐，我一路坚忍，哪知，眼见着到了这中途休息的场所，可还是没能熬得过这剧烈的疼痛，晕了过去。"来者说。

"让我看看！"驿吏道。

"这……"来者有些不好意思。

"这驿站，行人来来往往，途中伤病者亦有之。其中有人患痔疾，剧痛无比，难以迈步，后来用艾灸了灸，很快就好了。大人不妨也试一试。"

"那……好吧！"

来者脱下裤子，驿吏见他肛门处夹着偌大的一个肉球，形如胡瓜，呈紫绀色。

驿吏以手试着碰了一下肉球。

"啊！"这轻轻地一碰，就使他痛苦难耐。

"真够烫的。"驿吏感到那肉球烫得很。

"糖水来了！"就在这时，仆从手里端着一个碗进来了。

驿吏接过碗，对病者说："先把这碗糖水喝下吧。"

患者坐起身，喝下了碗里的糖水。

驿吏转过身来，对仆从说："你去采点槐枝过来。"

"要多少？"仆从问。

"够煎一锅汤用的即可，你把槐枝煎煮成浓汤，倒在盆里，给我送过来，我先给他洗洗患处。"

仆从领命而去。

"用槐枝？"患者问。

"是的。"

"为什么要用槐枝？"

"痔疮，肠风下血，最好用槐角，可眼下没有槐角，就用槐枝来代替。"主驿吏解释道。

"你说肠风下血？"

"肠风下血，大多为内痔出血，但也有很多患者是内外合痔，肛门处是又痛又痒。"

"我就是这样，可我没有下血呀！"

"现在不下血不等于就不会下血了。凡发痔疮的人，大多大便秘结，魄门不通，就是有内痔出血，也不是马上就能够解得出来。"

"大人，这槐枝汤好了。"仆从端来了槐枝熬成的浓汤，放在地上。

"烫吗？"驿吏问道。

"端到这里，估计也冷得差不多了，您试试看。给您擦布。"仆从递过来一块干净的布。

驿吏将手伸到汤水中，试了试温度，将布放入水盆中，然后对患者说："你先下床浸浸洗洗。"

患者蹲下来浸洗了一会，爬上了床。

驿吏接着说："你侧卧一下，将上面的一条腿摆向前面。"

"这样行吗？"

"腿再岔开一些，让痔疮暴露出来。好！就这样，不要动了。"

主驿吏找来了艾绒、线香，先燃着线香，然后将艾绒揉搓成艾炷，轻轻地放置在外露的痔上，再用线香燃着了艾炷。

"烫吗？"稍息，驿吏问道。

"不烫。"

"烫了马上告诉我。"

"好……烫了。"

此时，艾炷燃了近七成，驿吏将未燃净的艾炷清除掉，重又置上一艾炷，如此反复施灸，连续灸了三四壮。

在灸到第五壮的时候，患者突然叫道："哇！好痛。"

"烫着了吗？"

"不是，刚才忽然感到有一股热气窜入肠中，接着就感觉腹痛，想要大解。"

"好！我这就将余艾清除掉。"

余艾清除掉后，患者迅疾去如厕，刚一蹲下，便解下一段粪便，接着，他感到有股液体流出，随着一阵扑拉拉的声响，大便转泻，他低下头来，看见流出的鲜血，以及鲜血后面的一些秽便。

便后，他取纸擦拭时，发现坠出肠外的痔核不见了。他起身系好腰带，走路试试，一点也不痛了。

他回到卧房，告诉主驿吏，说："肉团不见了。"

驿吏回答道："它缩回到肠内了。你放心吧，它暂时是不会再给你惹祸的。"

"那就太好了。"

"可你也要当心，要少吃辛辣油腻的食物，多走动，不要坐得太久。"

"太谢谢你了。"

针灸治疗痔核脱出，鲜有直接在其表面上施灸的，若处理失当，则可造成肛肠的烧伤。上面这个案例虽然神效可信，但难以把握，后学者不宜仿照。肠风下血痔出，除应用止血化痔的药物外，还可以艾灸百会、神阙、关元、腰俞等穴以升提阳气，在百会施以艾条悬灸，神阙予以隔盐灸，关元、腰俞等穴以隔姜灸。

参考文献
宋·许叔微《普济本事方》

第十五章

# 太守患中风口噤难下药
# 克明煎汤液熏蒸转平安

"已经过了十多天了，太守的病还是没有丝毫的改善，嘴巴张不开、一句话都不能说，真把人给憋死了，你们总得有个治疗的办法啊！"庐州太守王安道的家人焦急地对几位会诊的大夫说。

"这……我们也急得很，可他的嘴巴一直都撬不开，我们准备好的汤药都没法灌下去，你说怎么办……总得再给我们点时间，让我们好好想想！"几位大夫也急得没办法，他们已经治了快半个月了，眼看患者一点起色也没有，不能再拖下去了，总得想个万全的办法出来。

一位大夫一拍脑瓜，说："有了！"

"什么办法？"

"就靠我们几个也想不出什么好办法，太守若有个好歹，我们也担当不起，不如另请高明。"

"那我们不是太没面子了吗！"

"要面子，真出事怎么办？再说，我们都是善于内治的医生，太守没办法内服药液，这也不是我们的错。而且，我想到的高明，是能用外治的方法治疗内科疾病的人。"

"那是谁？"

"王克明。"

"对！就是他。"

王克明，字彦昭，祖辈为饶州乐平县（今属江西）人，后来移居到湖州的乌程县（今属浙江）。王克明幼年多病，长大后他的脾胃疾病越来越严重，甚至连医生都认为治不好了。他就自己阅读《难经》《素问》等医学经典，试图通过自学来寻找解决的办法，用尽心思为自己开方下药，没想到的是，他竟然用这种方法，把自己的病给治好了。

于是，他便正式开始悬壶济世，主要在江、淮、苏、鄂一带行医，渐渐地声名响了起来，传于四方。

他曾被礼部选中，多次担任"医官"的职务，后升至翰林医官。

王克明特别精通的是针灸这一科。在诊病时，对患者进行详细诊查后，如觉得是个难治的病症，他一定要久久沉思，找出关键，然后才给患者处方。他认为，一个病虽然有好几种症状，但有时可以只用一种药解决疾病的根本问题，根本问题解决了，其余症状也就自然消除了。也有一些患者，他诊查后，不是贸然给他们处方用药，而是会做出预测，说在某一天患者自己就会好。还有一些病，他认为不是别的医生开错了药，而是患者某个生活习惯有错或者行为处事有误区，要想根治疾病，首先就得改掉这个错误。他所作的预测、所用的方法往往非常灵验。许多做官的人或有声望、地位的知识分子都想方设法地要和他交朋友。

王克明应邀来到了太守的府第。当他看到太守中风口噤，无法服药时，就想到了一个办法。

他开出一张处方，交给太守的侍从，说："快！按这个药方抓药！然后把药煎好抬进来。"众医看到王克明的药方，好大的剂量，不知要煎出多少药水出来，太守本来就没办法服药，王克明这是要做什么？

王克明又道："抬几筐木炭过来！"

这可就奇怪了，又要煎药，又要木炭，这个王克明打的什么算盘？

"大人，药煎好了。"过了一些时候，侍从将煎好滤好的药液送了过来。

王克明吩咐道："把木炭倒在地上摊开，摊成一张小床那么大。"

侍从们按照王克明的要求，将木炭摊好。

"将木炭点燃。"

侍从点燃了木炭，炭火一会儿就烧红了，炙烤得人脸

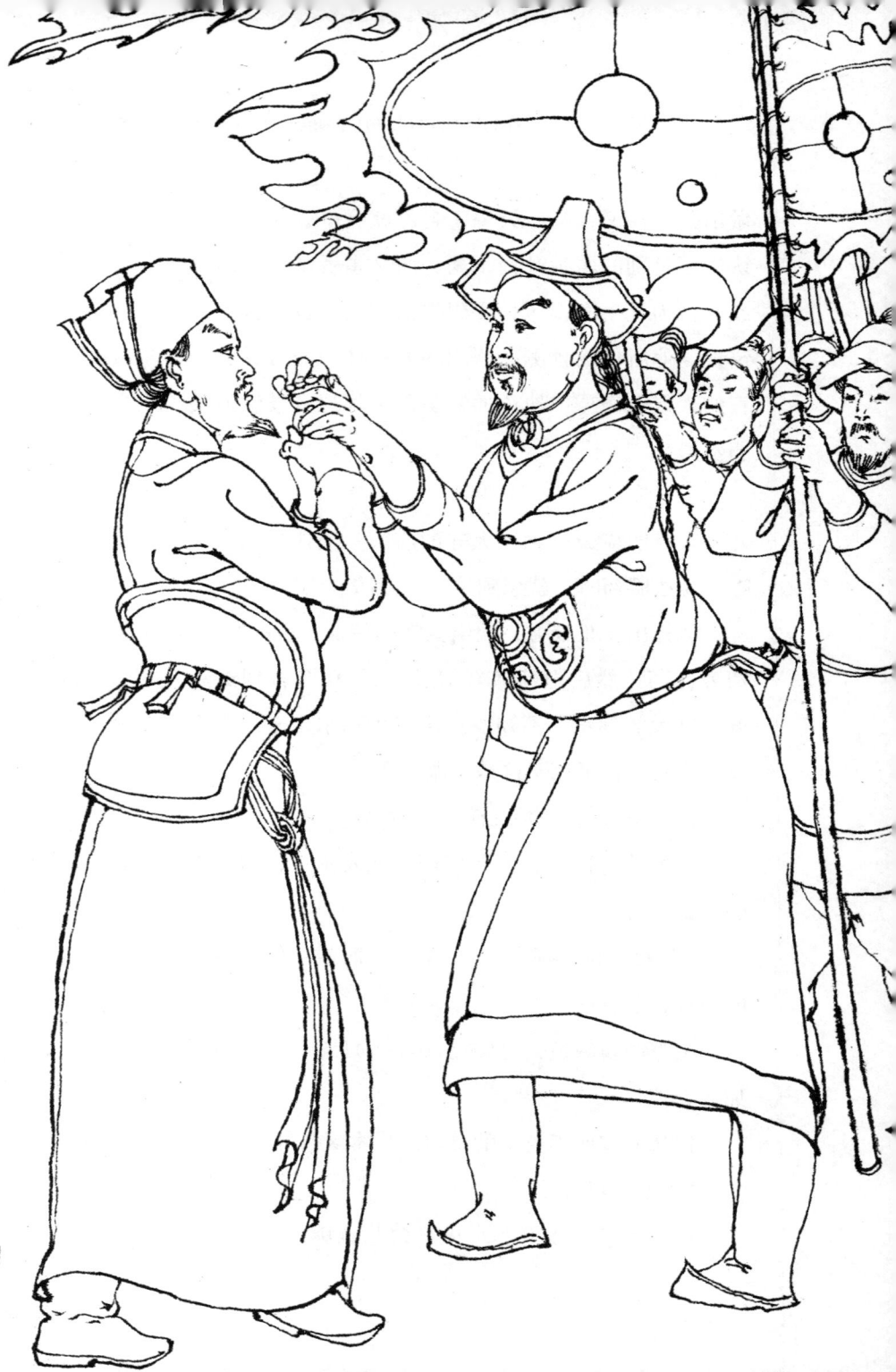

发烫。

炭烧完了，王克明将准备好的汤药浇洒在被燃烧过的地上，顿时，药气升腾起来。

"快！抬着太守过去！"王克明道。

两个侍从，将太守抬起，置于气雾之中。

过了一会儿，太守眨了眨眼睛，说："我，这是……"

大家看到太守能说话了全都又惊又喜，几位大夫围住王克明，问他这是什么方法。

王克明道："我所用的这种方法乃为药气熏蒸法。"

南朝时，陈国的柳太后病风口噤，许胤宗煮汤药数十斛，置于床下热熏，柳太后当晚就能言语；而宋朝的王克明以炭烧地，泼洒药液，借药水的雾气熏蒸太守，两种方法略微有异，实则殊途同归。


当初，王克明在扬州时，一次海州战役，张子盖带兵前去海州营救，军队中突然暴发了严重的流行性传染病，如果不及时救治，就可能全军覆没。王克明不顾个人安危，穿行于军中，以高超的医技救活了几万人。张子盖上书皇上为他请功，却被王克明推辞了。

金国的使者黑鹿谷，在经过姑苏城的时候得了伤寒病，快要死了。王克明受命为他诊治，第二天就给他治好了。后来王克明随徐度出访金国时，黑鹿谷正好是迎接他们的"先排使"，对王克明给予特别的礼遇。王克明感到很惊讶，黑鹿谷就提起了自己当初身患伤寒，垂死得救的往事，这一来，王克明的名声又传到了北方。后来，王克明又跟随吕正己出使金国，金国派来迎接他们的使者忽然得了重病，王克明也给他治好了，并且婉言拒绝了他的谢礼。

王克明就是这样一个医德高尚、技术精湛、侠胆仁心、高风亮节的人。

参考文献

元·脱脱等《宋史·卷四百六十二·列传第二百二十一方技下·王克明》

第十六章

# 反应点灸刺治疗异样病
# 王执中集验成就资生经

王执中，字叔权，浙江瑞安县人，乾道己丑年（1169）中进士，官从政郎，沣洲教授，将作丞。因少年多病，故兼攻医药，不仅悉心研究医学理论，并且集思广益，善于学习借鉴各种医学经验，特别重视针灸疗法。

一次，王执中的弟弟白日登山，为风雨所袭，回家后就觉得不舒服，入夜不久感到胸闷，几乎喘不过气来。大半夜过去了，还是没有丝毫缓解的迹象。

"哥！我胸闷得很啊！"弟弟流着眼泪，喘促着说。他看到人就哭，大有欲死诀别的感觉。

王执中看着弟弟悲戚的样子，心想，这可能与他的心理状态有关，就给他针刺了百会穴。

用百会治心病可是他最拿手的，当初母亲病了很久，突然有一次涕泪俱下，无法控制，王执中给她灸了百会穴就好了。王执中在治病时，如遇到忧愁凄惨、心境难释的患者时，也是必取百会。

可是，王执中这次为弟弟针刺百会，针下去好久，也没有见到效果，任你怎样的捻转提插，也无济于事。

王执中想到，自己当初背痛，在距脊柱四寸半，膏肓穴旁的地方，以手按压则疼痛更加明显，遂请人为施小艾炷灸，灸三壮后，背痛就止住了。后来，又发作了几次，复灸疼处立愈。王执中领悟到孙思邈《千金方》所论阿是穴的要领，临床中也常以阿是探穴法寻找针刺点。

"我何不在他的身上找寻压痛点，以求得有效的针灸治疗点呢？"他想，"像他这样郁闷悲伤，虽说是外因引起，但最终还是与内脏相关，我不妨在他的膀胱经第一侧线上，从上到下，对背部的所有脏腑俞穴进行探循。"

于是，王执中从他弟弟背部的第一对背俞穴开始按压，一边按压，一边问："痛吗？"

"不痛。"

"痛吗？"

"不痛。"

"痛吗？"

"痛！锥刺的一样痛。"

"左边痛？右边痛？"

"两边都痛。"

"好！你不要动，我给你焠刺两针。"

王执中在他弟弟的肺俞穴上，点上了两个标记，拿出一根针，置火上烧红，迅速地刺到一边的肺俞穴上，并如此这般地焠刺了另一边的肺俞穴。

焠刺之后，王执中的弟弟顿时感到心胸宽敞了起来，他的病好了。

王执中临症选穴，注意探寻压痛点，即使是经穴，也以阿是穴的方法循经探位。他是我国历史上应用阿是穴最有成效的医家。

他在治疗痫证时，曾较多地应用百会、中脘等穴，虽然也有效果，但是疗效维持的时间不长，难以除根。后阅《脉诀》，见通真子"爱养小儿，谨护风池"一说，有所悟。凡痫证求治者，必先于风池按压有痛处施灸，此法提高了王执中治疗痫证的远期疗效。

一天，一个妇人来找王执中治病，她因患有赤白带淋浊曾来治疗过。

"怎么样，有改善吗？"

"没有，带下还是很多。"

王执中感到很纳闷，这类疾病他多数情况下都是艾灸气海来治疗，为什么给她灸就没有效果呢？是不是穴位的位置不正确。

"这样，你先躺下来，让我查一查。"

妇人躺了下来，他看到肚脐下的灸痕，就在脐下一寸半处，没有偏斜，这灸的位置没错。他用指头按了按，妇人没有什么反应。他又在关元穴处探压，患者同样没有多大的反应。

他想，这带下病，何不灸带脉？他找到带脉的位置，按压了下去，好像还是没有什么异常。于是，他稍稍地移动了一点，再压下去。

"哇！好痛。"妇人突然将伸开的双腿缩了回来。

"好！别动，是这里吧。"王执中又重复地按了一次。

"嗯！是。"

王执中在压痛处标了个记号，说："今天给你灸灸这里。"

王执中在压痛点上放上艾炷，灸了起来。

灸着灸着，妇人闭上了双眼。

过了一会儿，妇人说起话来："昨天还好，没有灸到我，今天可灸到我了，我走了，你可要用酒食来祭我啊！"

王执中停了下来，转过脸，问那妇人："你说什么？"

妇人睁开眼睛，回答道："我没说什么？"

王执中道："你说今天灸到你了，你要走了，还说要用酒食来祭你。"

妇人听到此话，一脸的茫然，王执中也被这妇人没头没脑的话语给弄糊涂了。

为防不测，妇人回家后还是买了酒肉食品献了祭。

说也奇怪，这以后，妇人的病就好了。

王执中觉得这件事非常的怪异。后来，他想到晋景公病入膏肓之疾，梦见二竖子为虐，那是虚劳过甚，魂魄不能固守所致。妇人的这个病，也与此类似，只要灸到关键的穴位，就能固守住患者的魂魄，即使不去祭祀，也能治好这病。

后来，王执中对前来就诊的，患有赤白带、淋浊的妇女，都取这个穴位，以手按之，都能找到酸痛点，灸这个穴点，没有几个治不好的。

王执中用的这个穴，位于两胁季肋之下一寸八分左右。王执中还强调：有这种病的人，一定要及时灸治。妇人患这种毛病而丧生的很多，切不可忽视。从王执中的经验来看，此病多由过于用心所致，若再配合灸百会穴，则效果更佳。

王执中根据长期临证经验，参照《针灸甲乙经》等书，撰成《针灸资生经》七卷。在这本书中，他讲解了许多独创的经验，并充分地说明了阿是穴的临床价值。他的《针灸资生经》对宋代针灸学的发展做出了重要贡献。

参考文献

宋·王执中《针灸资生经》

第十七章

# 发背急艾燎疮上无感觉
# 愈疾慢灼烧痛时方保命

在中医疡科的治疗中，有些恶疮单凭方药是难以奏效的，艾灸往往发挥奇效。但行家有这样一句警示的话："艾灸灸疮，只怕不疼。"不疼意味着病情恶化，难以扭转。如能灸到有痛的感觉，基本上可以说是有救了。

北宋年间，在都城开封的万胜门，有一老弱士卒，名曰王超。

一天，他忽然发现背上好像背着个东西，又热又痛，使他产生一种不可名状的感觉。担心之余，他找大夫给他诊视。

"你这背上的疮已经有灯盏那么大了，里面生出好多个头。"那大夫看后，告诉他说。

"什么？有这么大了！我可是刚发觉，怎么这么快，这不就是人们所说的发背吗？"王超听说他背上的疮这么大了，不禁惊恐异常。

对方发现他被吓蒙了，一时又没有什么好办法，就提醒他说："你可以去梁门里外科金龟儿张家去看看，张家有好些妙方，或许能治你的病。"

王超按照指点去了，张大夫看到王超背上的疮后，皱了一下眉头，说道："这种疮凶险得很，不是一般的药物能够治疗的，唯有烧艾，别无他法，现在只有寄希望于此了。不过，艾灸操作起来还是挺麻烦的，还望你的家人能够坚持下去。"

张大夫抓了一把艾绒交给王超，告诉他施灸的方法，并对他说："你回家后，马上就试着灸背疮，怕就怕你灸得不痛，只有灸得痛了，才有希望。"

王超接过艾绒，道了声"谢谢"，就匆忙回家了。

到了家里，王超将诊病的结果告诉了他的夫人。夫人听了，差一点被吓晕了。她强作镇静，点上香烛，在菩萨像前跪了下来，拜了几拜，念叨着："观音菩萨保佑！"

求过菩萨后，王超拿出艾绒，又点上线香，交给他夫人。他示范着捻起一壮艾炷，对夫人说："来给我用艾灸疮，艾炷就做这么大，烧完一壮接一壮，不停地烧。"

王超夫人如法炮制，烧起了艾炷。

艾灸发背用的是直接灸的方法，一壮燃尽，另一壮续起，就这样不停地换着灸炷。每当灸炷即将燃尽之时，王夫人都禁不住要问："痛吗？"可王超总回答说不痛。

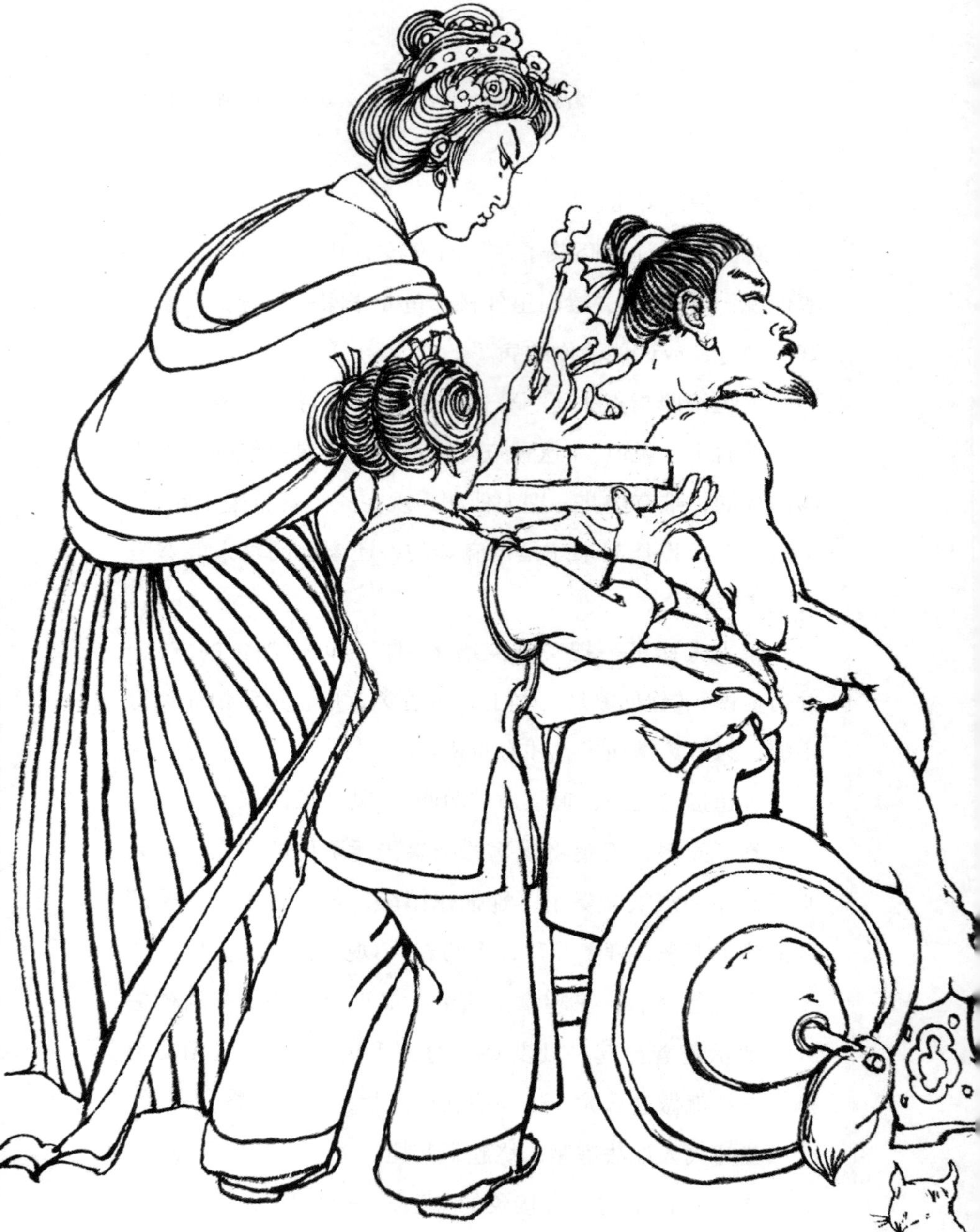

　　灸到第十壮时，王夫人又问道："现在痛不痛？"

　　王超依然没有什么感觉，他的心里也不好受，心想，这下完了。他懒得言语，只是摇了摇头。

　　夫人可受不了了，哇的一声哭了起来。可是，哭又有什么用呢！她强忍泪水，继续灸下去。

　　"啊！怎么这么痛啊。"灸至第十三壮的时候，王超顿时感觉到剧烈的疼痛，艾炷四周的恶肉也卷烂起来，随手一碰就掉落到地上。

　　"菩萨显灵了！菩萨显灵了！"王超的夫人脸上带着泪花，高兴得笑了。

　　王超的发背有所好转，他们再次到了张家表示感谢，张大夫又给他开了些药用于敷贴，他贴后几天就全好了。


　　王超以十三壮艾炷，使发背转危为安，这算是快的。有的地方暴发病疽，多人亡命，个别因艾逃生者，也是经过不停的灸炳，自清晨到入夜，方才知痛转安。

　　那是元祐三年（1088）的初夏，开封的官员王蓬，发疽于背，医官为他治疗了好多天，不但没有丝毫的效果，病势反而更加严重。

　　在医官无计可施的时候，有人举荐了徐州萧县人张生，王蓬得张生的救治，从清晨开始以艾火灸疮，整整一天，烧去一百余壮都没有感到疼痛。张生并没有气馁，他继续施艾，至掌灯时分，计灸去一百五十壮时，王蓬才感觉到疼痛。

第二天，张生为王蘧去除掉疮上的黑痂，只见那疮脓尽溃，肉里皆红，此时的疮疽也不再疼痛了。张生续以膏药贴患处，一天一换，在更换膏药的时候，剪去少许的黑烂肉。就这样，历时一个多月，王蘧的发背才给治好。

这一年夏秋，京师开封共有七名士大夫病疽，唯王蘧躲过一劫。

王蘧从此留心集录治疗痈疽之效方，日久成帙，撰成《经验痈疽方》一卷，又名《发背方》，但未见传世。

参考文献

宋·张杲《医说》、清·魏之琇《续名医类案》、宋·王执中《针灸资生经》

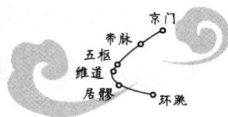

第十八章

# 老盗寇耄耋年纪发淫威
# 贼王超重灸关元壮体魄

南宋绍兴年间发生过一件怪事。

有一段时期，岳阳湖畔的乡民们，日不能安，夜不能寐，处于极度恐慌之中，特别是家中有女的人家更是提心吊胆。原来，有盗贼不时侵扰乡民，掠夺财物，更为可恨的是，他还奸淫妇女，一日能多达十人，扰得百姓惶惶不可终日。

官府多次派人缉拿，终于将此盗贼抓获。

然而，让所有人都没想到的是，这么一个为恶多端的家伙，竟然是个年近九旬的老头儿！不仅如此，这老头儿面色红润，声音洪亮，被收押在牢房多日，仍看不出一丁点儿的老衰之态。

这盗贼名叫王超，是太原人，以前曾在刘武军中任步卒，后来不知怎么成了流寇。他在江湖厮混时，偶然遇上一个精于方术的奇人，授与他强身壮体的黄白住世之法。王超习得此法，从此有恃无恐，奸淫强掠，一发不可收拾。

修得奇法的王超，精力过人，力大无比，每入乡抢掠，轻而易举，更为怪者，乃他的阳事奇盛不已，这是乡民最为害怕也最感憎恶的。王超虽已步入迟暮之年，然而，他的精气神并未随着年纪的老去而有多少减退。也因为如此，让他成了为害一方的祸害。

王超罪恶深重，终被判处死刑。临刑前，监官问道："你有什么奇特的强身之术吗？"

"没有。"王超说。

"那你是怎样保持这样强壮的体魄的？"监官追问道。

"火力使然。"

"何种火力？如何使然？"

"我没有什么特别的方法，只是每年都坚持用艾火灼烤。每至夏秋交接的时候，我都要在我的关元穴上施以疤痕灸，累计灼灸关元千壮，常年如此，久则不畏寒暑，多日不食也不感到饥饿，而今我脐下有一小块地方，就像是一个取暖的火炉，人们都知道，泥土能烧成砖、木头能烧成炭，砖头、木炭千年不朽，都是火力的作用使然，人也是这样，我脐下的这块地方就像泥土成砖一样。"

王超死后，行刑官令刽子手剖查他所说的小腹的和暖之处，即关元穴的位置，挖出了一块似肉非肉，似骨非骨，俨然像块石头的东西，这样的东西就是艾火的作用日积月累形成的。

　　关元，为小肠募穴，任脉与足三阴经之会穴。在下腹部，前正中线上，当脐中下三寸。

　　关元，又名丹田，为人一身元气之所在，是人体保健要穴。《难经集注·六十六难》中杨玄操说："丹田者，人之根本也，精神之所藏，五气之根元，太子之府也。"

　　中医学认为，关元其部位为真阳所居、化生精气之处。艾灸关元能使清阳上升，浊阴下降，元阳温暖，血液充盈，能培肾固本，补气回阳，通调冲任，理气活血。艾灸关元，能治积冷，男子疝气，梦遗淋浊，女子瘕聚，经产带下，诸虚百损。

参考文献

宋·窦材《扁鹊心书》

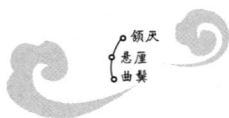

## 第十九章

# 服睡圣躁狂男子方平静
# 保元阳真定道徒灸募俞

"哇！哇！不！我不！"一男子喘着粗气，被几个壮汉压在地上，一位医生拿出针灸针来，在这个男子的人中、内关扎了几针，男子一急，不知哪来的力气，挣脱了出来，几个人没抓住，让他跑了。他一边跑，一边拔掉扎在身上的针，"嗷！嗷！"地叫着。

这男子患狂证已经五年了，时而发作，时而休止。发作时，狂躁易怒，摔打东西，或弃衣奔跑，家人与邻居都被他搅扰得无法正常生活，还要时时刻刻地提防着他，恐怕他会闹出事来，伤着老人和孩子。

五年来，服食了好多的方药都没有效果，这一次又是剧烈发作，好不容易找到医生，按住他给扎了几针，可又被他挣脱逃跑了，这可把家里的人都给急坏了。

"还是找窦大人吧，只有他有办法能让这个疯子安静下来。"不知谁提醒了一句。

"对！窦大人那里有一种能让人昏睡的方药，服后就能躺下，毫无知觉，过一会儿才能醒来。"有人附和着说。

"那醒来之后不还是闹腾吗？"

"主要是在他昏睡的时候好给他做治疗。"

"对！就这样。不过，得能让他乖乖地到窦大人那里去才行。"

"我们可以趁他不注意，或是熟睡的时候将他捆起来，抬到窦大人那里去。"

"为了给他治病，也只能这样委屈他了。"

几个壮汉趁这个疯狂男子不注意，用绳子将其捆住，送到了窦大人——窦材诊病的地方。

窦材，宋代真定（今河北省正定县）人，曾任绍兴开州巡检等职，他学医于"关中老医"，受道家思想影响，提出保扶阳气为本的主张："道家以消尽阴翳，炼就纯阳，方得转凡为圣，霞举飞升。故云：阳精若壮千年寿，阴气如强必毙伤。又云：阴气未消终是死，阳精若在必长生。故为医者，要知保扶阳气为本。"强调阳气在人生命活动中的重大作用。主张"保命之法，灼艾第一，丹药第二，附子第三"。

为减少多壮灸给患者造成的痛苦，窦氏创立了一种灸前麻醉法，即口服"睡圣散"，使人昏睡，然后施灸，可无

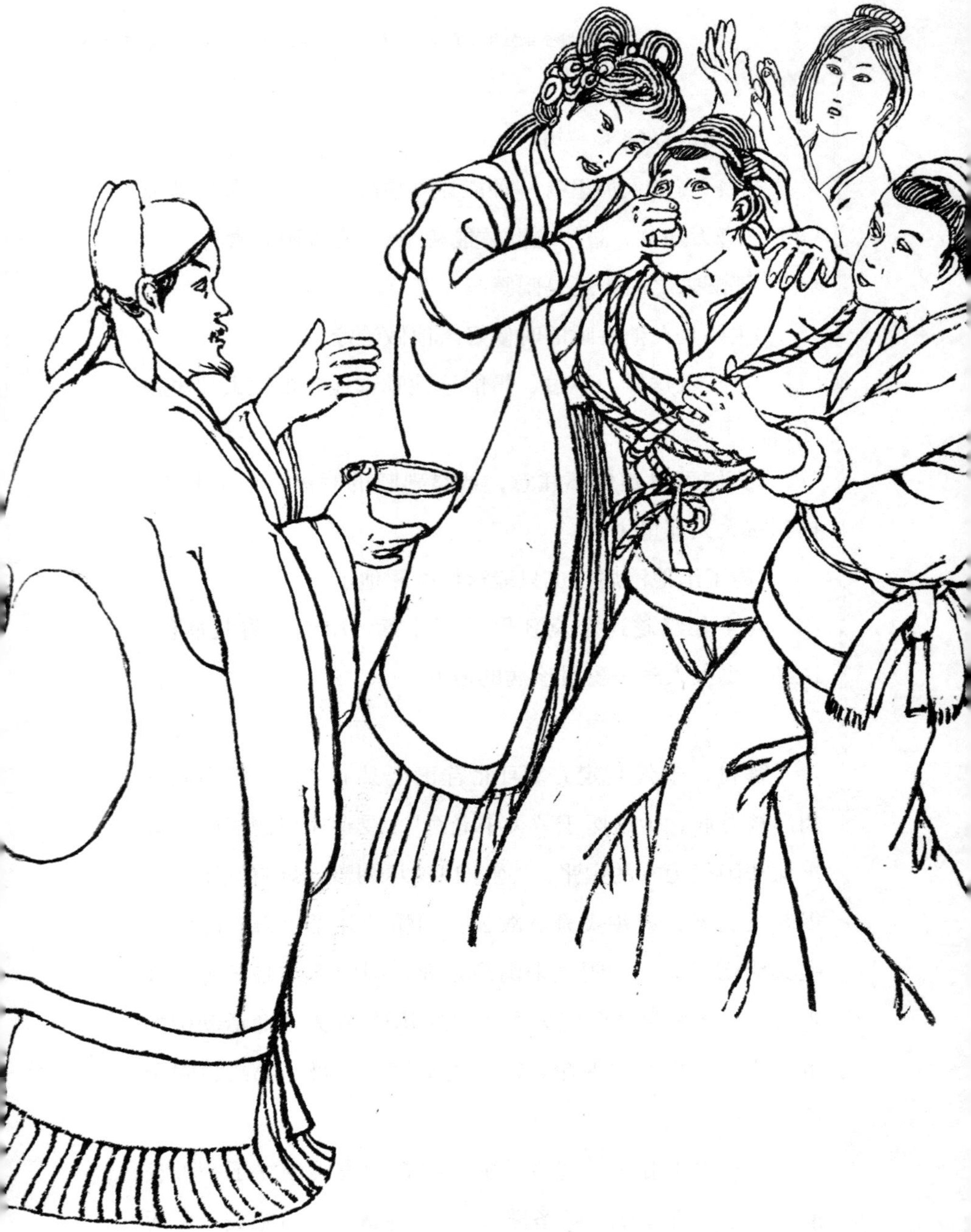

痛苦，这是灸法应用麻醉的最早记载。

窦材看到被送来的是个发狂患者，而且又正在发作期间，就为他调制了睡圣散。

患者看到这些人要给他喝药，牙关紧闭，极力挣扎，窦材见状，说："捏住他的鼻子！"家属上来捏住了患者的鼻子，患者嘴巴张开了，窦材趁机给他灌下了睡圣散。

发狂者紧握着的手，渐渐地松开了，他昏睡了过去。

"快！给他松绑。"窦材说。

几个人赶紧解开绑绳。

"让他躺好，我要为他施灸了，请把他的上衣解开。"

窦材在患者剑突下一指多宽的位置放上艾炷点燃，一壮灸完，一壮续灸，患者全然不知。灸着灸着，患者动弹起来，但艾灸治疗还未完，窦材就再次给患者服睡圣散，一直灸到五十壮时停了下来。

"将他的身体翻过来。"

患者被翻过身来，窦材从他的第一胸椎开始量起，向下数，到第五胸椎在脊柱左右旁开约两横指，确定了两个穴位，在每个穴位放上一个艾炷，点燃，又各灸了五十壮。

全部灸完后，窦材告诉家属："患者发狂，神志不清，属心之病变，所以，我给他在心的募穴巨阙与心的俞穴心俞进行灸治。他暂时不会发病了，回去后还需服一剂方药。不过，他患病已久，必有一回大的发作方能痊愈。"

说话间，患者睁开了眼睛，他狐疑地看着周围，说："这是什么地方？"

"在窦大人这里。"家人告诉他。

他还是不解，不过，却很安静。

"这是镇心丹的药方，你们回去就煎，让他喝下去。"窦材将药方递给患者家属，只见药方上有人参、茯苓、石菖蒲、远志、木香、丁香、甘草、干姜、大枣等。

患者在家属的陪同下回去了。回去后很长一段时间没有发作。

一天，这男子突然又发病了，而且比以往任何一次都厉害。

太阳快下山了，发狂男子已经折腾了一整天了。正当家人极度忧虑的时候，患者静了下来。从此以后，该男子的发狂病症就再也没有发作过。

窦材治疗男子的发狂病，用的是同属于心的特定穴——胸腹募穴巨阙和背部俞穴心俞，是认为该病证属心气不足，故而取这两个穴位施灸。而在另一个也属于心病的例子中，他却选择了位于胸腹部的两个募穴。

一天，一个书生在家人的带领下来找窦材诊病。

"窦大人，你看我家这孩子，整天昏昏沉沉地待在家里，也不愿意出门，都半年了，又不想吃东西，眼看着他一天天地消瘦下去，不管怎样劝说，他都听不进去。"书生的家人说道。

"因为何事发病？"

"乡试赶考，名落孙山，从此一蹶不振。"

"找医生看过？"

"看过好多医生，一点效果都没有。"

"前头的医生是如何治的？"

"吃了汤药无数。"

"看来，他的这个病，靠药物治疗是无济于事了。"

"那如何是好？"

"保命之法，灼艾第一，还是先试试艾灸。让他在诊床上躺好，解开衣服。"

书生依言躺好，窦材在他的巨阙穴位置灸了二百壮，然后又灸他小腹的关元穴。

"为什么要灸这么多？"

"郁而寡欢，多静少语，证多属阴。加之病程较长，服了半年的方药，未见功效，反而有可能对机体本来就阴盛阳虚的局面带来更多不利的影响。所以，不用方药，而重用灸法。"

"那，为何只灸这两个穴……"

"他的郁证属心肾不交，上焦心之虚火上炎，下焦肾水不能升腾与心火相济，所以取心募巨阙，小肠募关元，关元又是补肾强身的要穴，取这两个穴就是为他降心火，温肾水，以使水火既济，心肾相交。"

"噢！原来是这个意思。"

"好了，关元穴也灸二百壮，你看看他现在情况如何？"

窦材和书生家属与书生聊了一会儿，感觉到书生的病症已好了一半。

"回去后，你们给他准备些白酒，让他每天喝上三次。"窦材把书生家属叫到一边，交代道。

"为什么要喝白酒？"

"他的病是由于求取功名未能如愿而发，让他稍饮些酒，半醒半睡暂时忘掉这些事情，有利于他的恢复。不过，你们要掌握好酒量，适可而止。"

回去后，他们遵照窦材的嘱咐，按时定量地给书生饮酒，一个月后，书生的病症全部消除，果如窦材所言。

参考文献

宋·窦材《扁鹊心书》

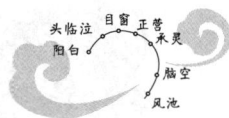

头临泣 目窗 正营
阳白 承灵
脑空
风池

第二十章

# 究病原窦材疗疾多灸艾
# 叹奇术扁鹊效应见心书

前文讲到，患郁证的书生被窦材艾灸巨阙、关元二穴治好了。窦材认为书生的证型是心肾不交，用的是交通心肾的治疗法则。

窦材还碰到这样一位中年男子，也是因七情所伤，不思饮食。乍看起来，病症似乎与那书生相同，实际上，却有着本质上的区别，如果不是窦材细心诊察，很有可能误诊误治。

这中年男子面无血色，安静少语，窦材诊其两脉，诊得右手沉细，左手无脉，遂问道："先前看过吗？"

"看过，很多医生都认为是死症，不愿给他治疗。"陪同的家人回答道。

"怎么会这样说？"

"你看他白天是这样的安静，可到了夜里却是异常的烦

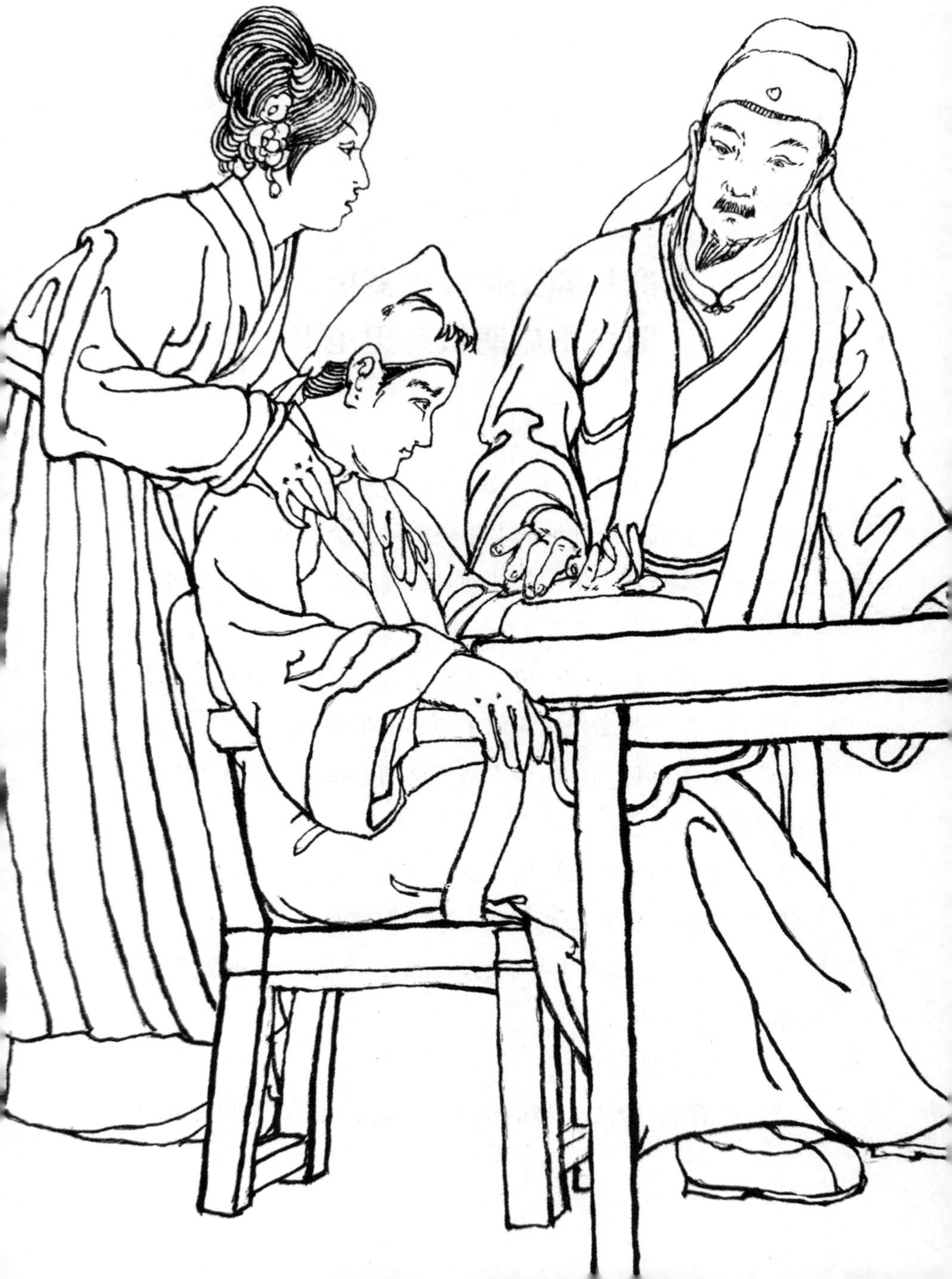

躁郁闷，整个夜里，辗转反侧，难以入眠。所以那些医生都说他得的是死症，没有办法治。"

"还是因为他的脉象吧，他右手脉沉细，左手脉根本就摸不到。"

"是的，医生都说他左手无脉。"

"知道他发病的原因吗？"

"他本来脾气就不太好，有一段时间特别失意，过于恼怒，又特别悲伤，后来就不想吃东西，日渐消瘦起来。"

"这样看来，我倒不认为这是死症，我觉得他还是有机会治好的。"

"是吗？他这是什么病？"家属急切地问。

"他这是肾厥病，是由寒气客于肝肾二经所致。此为真气大衰，不是平常的药物所能治疗的，非得艾火方能起效。灸后再配合点丹药服用，应该用不了多少时间就会好转。你们愿意一试吗？"

"那太好了！请给他治疗吧！"患者家属赶紧说道。

窦材为患者灸中脘五十壮，关元五百壮。灸后开出金液丹、四神丹。

"回去后，按照我写的量，每天吞服这两种丹药，五天以后再过来看诊。"

"是！"

五天后，病家又来了。

窦材为他诊脉，刚将三个指头搭在患者左手寸口上，窦材的嘴角就翘了起来。

"怎么？"家属见窦材笑了，忍不住问道。

"左手有脉了！"窦材说。

"真的？！太好了，太好了。"家属高兴地叫了起来。

就在这时，患者突然叫肚子疼，家属顿时又紧张起来。

"是想上茅厕吧！"窦材问道。

患者点了点头。

"出门不远，那边就有一个。"窦材用手指了指，说。

患者在家人的陪护下，出去了。

回来后，窦材看到他们表情严肃，心中已有数，问道："大便怎么样？"

"解下的大便都是青白色的脓液，有好几升呢！"

"哈哈！不必担心。这几天，他的真阳之气充实了，有能力抵御寒气，这次大便，寒气都被他泻净了，他的病好了。"

"那还要服药吗？"

"脉已复生，寒气已除，如饮食渐进，夜卧安宁，就不必服药了。"

病家听到此话顿然醒悟，扑通跪倒在地，说道："谢大人救命之恩！"

窦材赶紧走上前，扶起病家，说："快请起，不必这样客气，我行医不就是为了治病救人吗？"

患者走后，没有再来求治，他彻底好了。

一个产后患者，头发昏，两眼睁不开，颜面发麻，两手拘挛，窦材看后说："此证为胃气闭，由肝气上逆，胃气结而成厥。足阳明胃脉还出夹口环唇，出于齿缝，所以会见此症。"遂令灸中脘五十壮，当日即愈。

窦材诊疗的病例中，有不少是众医弃而不治的疑难病，窦材都能穷追其原，抓住根本，以艾火重灸，或佐以丹药，最终妙手回春。

窦材著《扁鹊心书》三卷，记述的病症和医案，几乎百分之九十以上用的都是灸法，他把灸法排在各种治法之上。

窦材用灸有两大特点：

一是艾灸的壮数多，每个穴位能灸数十壮、上百壮，甚至五六百壮。

对于这么大的灸量，就曾有人问他："人的皮肉是最嫩的，灸上五六百壮，那不把人的皮肉给烧焦掉？"

他回答道："不会的，死了的人，灸上二十壮，就能把肉烧焦，那是因为没有血气的荣养。如果是一个真气未脱的人，气血自然流行，荣卫周而环行，哪怕是灸上千壮，也不至于烧焦烧烂皮肉。"

所以他认为要治大病、根治疾病，一定要大量施灸。

二是他用的穴位少，而且多取自脾、肾、膀胱、任脉诸经，特别是关元、命关（食窦）两穴用得最多。他认为："脾为五脏之母，肾为一身之根……此脉若存，则人不死。"

还说："若不早灸关元，以救肾气，灸命关以固脾气，则难保性命，脾肾为人一身之根本，不可不早图也。"

窦材在《扁鹊心书》一书中提到，有一个人患伤寒太阴证，身体发凉，下肢从脚冷到小腿，六脉弦紧，皮肤发黄，有紫斑出现，同时还口吐涎沫，发燥热噫气，但是，由于立即重灸关元、命关，保住了性命，恢复了健康。而另外一个患伤寒太阴证的人，在第六天就诊时，同样是脉弦紧，皮肤发黄，还有自汗。窦材要为他灸命关穴，但他就是不肯灸，窦材告诉他说，伤寒病唯太阴少阴两证死人最快，如果不抓紧时间灸治，你虽然服药，也是没有用的，这个患者不相信窦材所说的，到了第九天，他果然因为脏气败绝，泻血而死。

参考文献

宋·窦材《扁鹊心书》

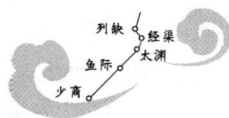

第二十一章

# 壮年汉发伤寒医者不识
# 郭子和重灸痫病家得治

一个平素身强力壮，很少患病的壮年人，突然发起病来。

他躺在床上，不停地呻吟着："哎哟！疼死我了。"

家人问道："是哪里痛？"

"全身都痛。"

"哪个地方最痛？"

"说不清楚。"

"这里吗？"家人试着为他找痛点，可找了半天，也没能找到具体的位置。

"我也不知道哪个地方，只要一起身，身上就像被手杖猛地敲打一样疼。"

他试着想翻一下身，可刚一转动，又是一阵剧烈的疼痛，令他不能转侧，他只能忍受着没有间断的疼痛折磨，仰卧在那里。

这时，医生来了，此人不是别人，乃患者的同辈兄弟。

医生为他的堂兄长视诊后，问起病情，堂兄长一一回答。

医生见堂兄长头脑清晰，并无恍惚昏睡的情况，又问道："发病至今，请别的医生看过吗？"

"看过，开过一些药。"堂兄长回答。

"服药后有什么感觉？"

"服药后没有什么反应。"

"那医生怎么说？"

"他们说，我这个病比较严重，心静不烦躁，头脑又清楚，身重得不能起床，况且，还有自汗自利，四肢厥冷等一系列症状，就判定我得的是阴证。"

"不错，是阴证。"

"他们还说，你遍身疼痛，不知道所痛的地方，动不动就犹如被杖打一样，这是阴毒证，应当从急治疗。"

"此言有误，暂不可听。"

"怎讲？"

"仲景《伤寒论》太阴病篇曰：'太阴之为病，腹满而吐，食不下，自利益甚，时腹自痛。若下之，必胸下结硬。'你病属伤寒，而非杂病，当以外感看待。"

"那该怎么治呢？"

"太阴病篇中说道：'自利不渴者，属太阴，以其脏有寒故也。当温之，宜服四逆辈。'因此，你应该先服用四逆汤，我再给你灸灸关元、三阴交，看看能否改变你的这一派寒凉征象。"

患者的兄弟谈起《伤寒论》来，头头是道，他是何人？

此人乃儒门弟子，《伤寒论》研究的大家郭雍。

郭雍，字子和。祖籍洛阳，他的父亲郭忠孝，是永兴军路提点刑狱，从师于儒学大家程颐，对《周易》研究颇深，著《兼山易解》，名号兼山先生。郭雍承继父亲的儒学思想，通于世务。隐居峡州（今湖北省宜昌），自号白云先生。乾道年间，朝廷征召，峡州太守任清任、湖帅张孝详推荐他，他不愿赴朝，皇上给他赐号冲晦处士。宋孝宗知他贤良，常在辅臣面前称赞他，并命所在州郡每年新春致礼慰问。淳熙年间，郭雍又被封为颐正先生。

郭雍讲习儒学之余，研究医学，他向太医常器之学习，得到传授指点，乃精于诊断，洞悉病情。他喜好仲景方书，因感于《伤寒论》已有残缺，于是深入研究《素问》《难经》《千金方》《外台秘要》等书的论述，及朱肱、庞安时、常器之等诸家的学说，于淳熙八年（1181）撰成《伤寒补亡论》20卷。

这位被郭雍诊为伤寒的壮年患者听了关于自己病情的一番解说后，觉得还是兄弟说得明白清楚，就接受了他的治疗。

第二天，郭雍问患者："昨天治疗后，有什么感觉？"

患者回答："昨天刚灸过，感觉是好了许多，可今天，还是原来那个样子。"

听患者这么说，郭雍又给他开了些丹药，说："把这九炼金液丹服下去，或许会有所改善。"

患者按照郭雍的吩咐，加服了九炼金液丹后，果然，冷汗、自利、手足厥冷等症都有了不同程度的缓解。

看到患者的病况逐渐改善，郭雍决定将药物与艾灸停个一两天，观察一下。

不料，治疗一停下来，原有的那些症状就又复发了。

"看来，这个治疗还没有到位，还需要继续加量。"

郭雍加大灸量，他连续三天两夜，共灸去艾炷一千多壮。同时加大药量，令患者服九炼金液丹共计一千余粒，服下的四逆汤大约有一两斗之多。至此，患者的阳气是回复过来了，不见出汗，证如太阳病。

郭雍看到患者的伤寒病由太阴病转为太阳病后，没有立即给药，他在等着患者汗出。可一等就是几天。

三天后，患者突然烦躁不安起来。

"水！水！"患者频欲饮水。口渴后的第二天发起了高烧，身上发了好多斑，语言也有些模糊不清了。郭雍见此情景，不得已，改用调胃承气汤。

真没想到，调胃承气汤服后，患者的大便得以清利，大汗外泄，诸多症状一扫而净，再也没有反复。

自张仲景《伤寒论》问世以来，历代《伤寒论》专家苦苦追索，以求其精髓主旨，但是，伤寒病在临床中的表现，多种多样，常有变数，如何能够既忠于《伤寒论》之本意，又能随其变化而灵活应用，是临床医生必须明白的，决不能死守条文而贻误治疗。

这个案例就很有特点，郭雍能够不受先前医生的错误诊断的影响，又能够根据六经传变的规律灵活施治，从而使一个濒临衰竭的患者转危为安。

值得注意的是，郭雍为这位堂兄患者治病，灸量之大，达每日五百多壮。郭雍的灸治理念，同窦材近同。窦材在他著的《扁鹊心书》中说道："医之治病用灸，如做饭需薪，今人不能治大病，良由不知针艾故也。世有百余种大病，不用灸艾、丹药，如何救得性命，劫得病回？如伤寒、疽疮、劳瘵、中风、肿胀、泄泻、久痢、喉痹、小儿急慢惊风、痘疹黑陷等证。若灸迟，真气已脱，虽灸亦无用矣；若能早灸，自然阳气不绝，性命坚牢。"他还说："世俗用灸，不过三五十壮，殊不知去小疾则愈，驻命根则难。故《铜人针灸图经》云：凡大病宜灸脐下五百壮。补接真气，即此法也。若去风邪四肢小疾，不过三、五、七壮而已。"

参考文献

元·脱脱等《宋史·卷四百五十九·列传第二百一十八隐逸下·郭雍》、宋·郭雍《伤寒补亡论》

第二十二章

# 小童子宿痰未清成风痫
# 陈自明除壅开窍有灸药

"孩子已经醒过来了，也不再抽了，还要我们给孩子配什么药丸。"

一对夫妻抱着孩子从一家医馆走了出来，一边走一边嘟囔着。

"就是，孩子好了，还要我们买药，这不是为了牟利又是为了什么！"

"还好，我们不信他的，不然，又不知道要被他讹去多少钱。"

这夫妻俩，就在他们进门之前，抱在怀中的孩子还在不停地抽搐，而出门时，已经在他们的怀中安睡了。

这是怎么回事？

原来小儿惊风发搐，昏迷六天，不省人事，也不知看了多少医生，服了多少药物，都没有见效。父母急得四处

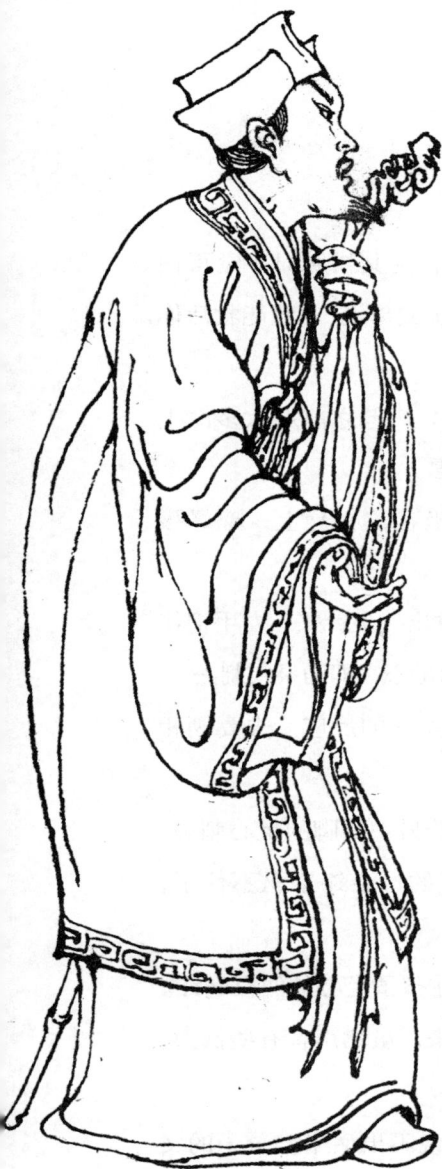

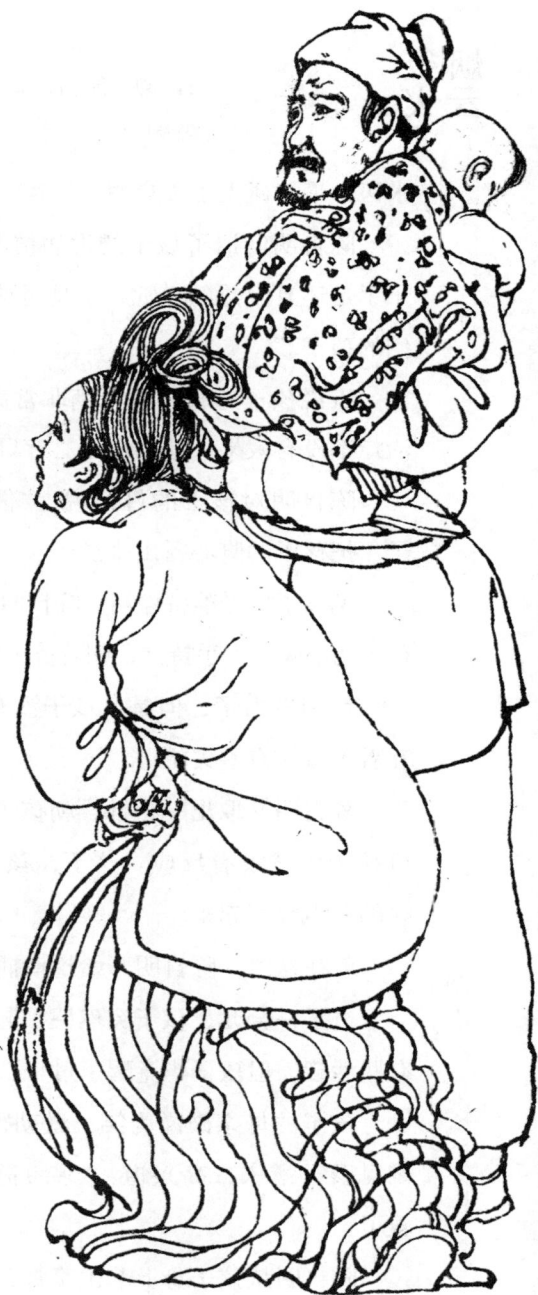

求医，最终碰上了陈自明。

陈自明问清了孩子的发病情况，为其搭脉时，觉得孩子手足还有温热的感觉，于是对孩子父母说："我能救活你们的孩子。"

听说孩子有救，夫妻俩非常高兴，但之前那么多医生治疗都没有效果，他们还是心存疑虑。

陈自明对孩子的母亲说："你坐在这板凳上，抱好孩子，把孩子的脚心露出来。"

见孩子父母准备停当，陈自明拿出一根针来，左手把住孩子的小脚，右手持针，朝着孩子的足心，即涌泉穴刺去。

针刺进去了，但是，孩子没有丝毫的反应。夫妻俩相互看了看，有些失望。

陈自明又取出一根针，朝孩子的另一只脚的足心刺去，可孩子依然没有反应。这下，孩子的母亲终于忍不住了，哇的一声哭了起来。

就在这时，陈自明开始捻动插在孩子足心的两根毫针。

过了一会儿，孩子突然哭了起来，虽然声音有些低微，有些沙哑，但孩子毕竟醒了过来！

孩子的母亲破涕为笑，激动得说不出话来。孩子的父亲见孩子醒来，高兴道："多亏陈医生妙手回春，我儿有救了。"

陈自明从孩子身上起出毫针，对他们说："你们孩子的病，得之于伤食，食伤则胃伤，胃伤则影响它的运化，运化失常则胃中存留的饮食，不得下泻，饮食宿积，继而成痰，宿痰壅堵，乃作抽搐。现如今，孩子虽然醒了过来，抽搐也停了，可是宿痰尚未祛除，不知道什么时候，恐怕还会发作，单靠这两根针也只是治其标，要想除根，还得服些药丸，不然，神气渐昏，必将发痫。"

患儿父母听说此话，相互交换了一下眼神，孩子的父亲用眼睛向外瞄了瞄，孩子的母亲抱着孩子站了起来，对陈自明说："谢谢医生，我们明天再来。"

说完，两人抱着孩子一起走出了大门。


陈自明以为他们身上没带够钱，没想到，这对夫妻走了之后，再没来过。

可是，到了第二年的八月，他们又来了。

陈自明见他们再次来诊，心里已经明白了几分，也没有责怪他们，就问道："孩子怎么样，我一直担心这孩子，在等着你们。"

孩子的母亲焦急而惭愧地说："我们原以为孩子没事了，就没太在意。"

"那现在的情况怎么样呢？"

"不知怎么的，这孩子近来一段时间老是犯迷糊，大小便有时也不知晓，还不知道避闪水火。"

"孩子原来的病根未能彻底清除掉，到了一定的时候，这风痫总是要发出来的。"

"都怪我们，上次没听您的话，害了这孩子，您看，这耽误了一年，还好治吗？"

"你们不要着急，先让我看看。"

陈自明诊视后，为孩子开出了一个丸方，说："我的这个方子多为祛痰、安神、开窍的药物。其中，黄连、山栀泻浮越之火，制胆星、制白附子祛壅积之痰，茯神、远志、石菖蒲、朱砂安神，麝香能利心窍。"

孩子的父母不放心，又问道："孩子的病，能治好吗？"

"虽说拖了一年，但是，你们孩子的病，还是能治好的，只不过花费的时间，相对要长一些。你们就放心地给孩子用药吧！"说完，陈自明又详细地交代了方药的使用方法及用量。

夫妻俩按陈自明的医嘱，给孩子服了半年的药，孩子的风痫就不发作了。

孩子的痫症暂时是停了，可他们还是心有余悸，万一什么时候再发作，他们不敢想下去，又一次找到陈自明。

"医生！孩子的风痫症已经好了，能除根吗？"

"这孩子的病，基本上可以说是没什么问题了。不过，为确保不再复发，我看，最好再灸几个穴位。"

"那好，我们听您的。"

陈自明说："为了更加有效地起到祛风、利湿、化痰的作用，我看，就灸胆经和大肠经的穴位吧。"

他为孩子灸了风池、曲池、手三里等几个穴位。打那以后，孩子就再也没有发过惊风与痫症。

明代《医学入门·杂病穴法》中说："小儿惊风少商穴，人中涌泉泻莫深。"针灸治疗急惊风可镇惊止痉以救其急，陈自明为孩子救急时所用的就是涌泉穴。当孩子痉止苏醒后，必须查明病因，采取相应的治疗措施治其本。陈自明认为，孩子的病，因于风、湿、痰，孩子病体虚弱，且湿痰又为阴邪，故选择风池、曲池、手三里诸穴，以灸法驱邪而扶正。

陈自明，字良甫，一作良父，晚年自号药隐老人，江西临川县人。陈自明的祖父、父亲都是医生，而陈自明是陈家医学成就最为突出的。陈家家传的医书，陈自明几乎阅了个遍，不仅如此，他每到一个地方，也总是想方设法地收集方书加以研究。

南宋嘉熙年间，陈自明任建康府（今江苏南京）明道书院医学教授，著有《管见大全良方》（已佚，仅在《医方类聚》一书中存有散在内容）《妇人大全良方》《外科精要》等书。

陈自明治病多灸、针、药兼施，他重视艾灸，并且能够在继承前人经验的基础上，发展提高。

---

参考文献

清·魏之琇《续名医类案》

第二十三章

# 李东垣见师长罹患风眩
# 张元素教徒儿灸取侠溪

　　金元时期四大名医之一的李东垣，是在易水的张元素栽培下成长起来的，李东垣拜师后，跟随张元素学医，一天也不敢懈怠。

　　一次，李东垣因家事，有好几天没到张元素那里去了。事情一办完，他就急匆匆地赶到师父家。

　　李东垣在卧室里见到了卧病在床的张元素。

　　"师父！您哪里不舒服？"

　　张元素微闭的双眼睁开一条缝，说道："我这头……"话刚出口，他停顿了一下，接着说："明之，还是你先给我看看吧！"

　　李东垣明白了他的用意，他是要以自身的疾病来考验指导学生。

　　"好，那我就先看看。"李东垣应道。

　　张元素伸出手来，李东垣静下心来将手指按在了师父的寸口上。

　　"脉弦缓。"李东垣道。他抬起头，仔细地观察着老师，只见张元素一只手扶着额头，低声呻吟，面颊部泛着青黄色，两只眼睛半眯着，似乎是懒得张开。

　　"怎么，头痛吗？"李东垣问。

　　"不光头痛，还晕得慌，房子直打转。整个人感到非常沉重，疲惫乏力，一点都不想说话，张口就感觉累。"张元素答道。

　　"发作厉害的时候怎么样？"

　　"就是想呕吐，可也没吐出什么。"

　　"平时呢？"

　　"没有发作的时候，人也没有力气，有种困重的感觉。"

　　"那您的这个头痛头晕的毛病反反复复的也有好几年了吧。"

　　"是的，有好几年了。你说该怎么治呢？"

　　"这……"学生怎好班门弄斧，李东垣道："师父！该问的我都问了，这怎么治还是您说吧。"

　　"还是我们一起来分析吧！明之，你看我这面色，应该与哪些脏腑有关？"

　　"面色青黄，当与肝脾有关。肝动生风，痛与风眩在您的病症中都有所表现。肝木旺盛克制脾土，脾失健运，则水液代谢失常，导致湿痰壅滞，就会出现身体困重，懒于言谈等现象，就像您一样，困重得目胞都懒得睁开。甚则还会因为湿痰的缘故，出现想要呕吐的征象。"

"不错，我这个头痛，可以把它归为风痰头痛。头痛的病机为胆郁痰扰，这是因为肝与胆脏腑相依，互为表里，肝失条达，则胆失疏泄，致胃失和降。胆经的脉络上抵头目，因此，在治疗上多从胆或胆经论治。你说，风痰头痛应该用哪个汤头？"

"这个，我还是听师父的。"

"我认为，应该用局方玉壶丸治疗。其中生天南星、生半夏主要用于祛痰化湿，天麻用于除眩。"张元素讲完方剂后，又说："毕竟发病多年，单以方药治疗恐怕还不能功尽其效，还需要针灸加以配合。你说说看，针灸怎样取穴？"

"可以选取胆经的风池、临泣，不过……"

"在我的头上施行针灸恐怕你还有些顾忌，不如选个腿脚上的穴位，烧烧艾，你看怎样？"

"那好，可是，取哪个穴位能够充分地发挥作用呢？"

"这样吧，你就选取侠溪穴，灸侠溪的目的在于温胆，能够消减风痰，清除头面的眩痛。"

"是！侠溪穴有祛风活络止痛的作用，主治少阳头痛。我这就给您拿药，等服完药我再给您施灸。"

李东垣取来药，服侍张元素服下后，就在他的身旁揉搓艾炷，他把搓好的艾炷放在手心里，伸到张元素面前，说："老师，您看这么大行吗？"

"可以，就这么大。"张元素看后回答道。

"好！那我现在就给您灸了。"

李东垣将艾炷置于他的小趾侠溪穴处，点燃施灸。

几壮艾炷灸完，李东垣听到了轻微的鼾声，他转过脸，看到他的老师睡着了。

后来，张元素又自己灸了几次，他的风痰晕眩就全好了。

参考文献

金·李杲《兰室密藏》

第二十四章

# 元好问发疮险遭庸医害
# 李东垣诊治灼灸百壮安

问世间，情是何物，直教生死相许。

天南地北双飞客，老翅几回寒暑。

欢乐趣，离别苦，就中更有痴儿女。

君应有语：渺万里层云，千山暮雪，只影向谁去？

横汾路，寂寞当年箫鼓，荒烟依旧平楚。

招魂楚些何嗟及，山鬼暗啼风雨。

天也妒，未信与，莺儿燕子俱黄土。

千秋万古，为留待骚人，狂歌痛饮，来访雁丘处。

这首《摸鱼儿》，名曰《雁丘辞》，作于金章宗泰和五年（1205）。当时，一位 16 岁的少年在赴并州（今山西太原）应试途中，遇见一个捕雁人。

捕雁人说："今天我捕获了一只大雁，这只雁已死，可另一只脱网的大雁却不停地悲鸣，不愿离去，最终，竟然自行投地而死。"

少年被大雁殉情的故事深深感动。他买下这只大雁，把它葬于汾水河旁，并写了这首词。后来，他又据《摸鱼儿》的词调加工改定。词作高度赞美了大雁殉情之可贵，热情歌颂了坚贞的爱情。

这位天才少年，就是后来闻名全国的，金末元初最有成就的作家、历史学家和文坛盟主，宋金对峙时期北方文学的主要代表，又是金元之际在文学上承前启后的，被尊为"北方文雄""一代文宗"的元好问。

元好问性格外向，三教九流无所不交，时人多认为他豪爽滑稽、平易近人，虽然外表短小清瘦，却是骨劲气悍、超尘脱俗。"金元四大家"中的张子和、李东垣都是他的好友。

李东恒与元好问有着莫逆之交，金国首都被攻破后，他俩相伴逃难达五六年之久。元好问还和移居真定的著名元杂剧作家白朴的父亲白华是至交。

元好问的朋友多，他本人也好饮酒。一次，他到真定后住在白华家里，饮酒过量，在后脑勺下的项上生出了一个小疽。数日后，头项麻木，肿势扩大。本来，他是可以找好朋友李东垣来看这个毛病的，只是他觉得这样一个小疽，找个专看疮疡的疡医拿点药吃就行了，于是，他找了个疡医。

疡医看过他的疽势后，觉得只是这么大点的小疽，就为他开出五香连翘汤的方药。

元好问看了看药方，上面有乳香、木香、沉香、丁香、香附、黄芪、射干、连翘、升麻、木通、独活、桑寄生、甘草等药，问道："这些药，是……"

疡医告诉他，说："这是治疗脑疽、痈疽、时毒邪气郁滞最好的方子，保管你服后几天就能看到效果。你等一等，药一会儿就抓好。"说罢，他将开好的方子递给身后的伙计。

不多时，药抓好了，疡医把药包递给元好问，说："药吃完后，你再过来让我看看。"

元好问拿了药回去，一连服了八天的药，却没见到项疮有丝毫消减。

元好问再次来到疡医这里，疡医见他未见好转，不好交代，跟伙计耳语了两句，然后，跟元好问说了声"稍等一下"，就转身走了。

元好问见这个疡医离开了，就问那个伙计："怎么了，他干什么去了？"

"他一会儿就回来，他去找大师兄合计合计，该怎么处理，以前碰到像你这样的毛病，都是几天的光景就给治好了，很少见过你这样没有效果的。"

过了一会儿，疡医果然将他的一个师兄请了过来。这位师兄对元好问说："你的疮是不会很快好的，需要耐心地治疗。要等十八天，疮才能化脓；等到有脓出来的时

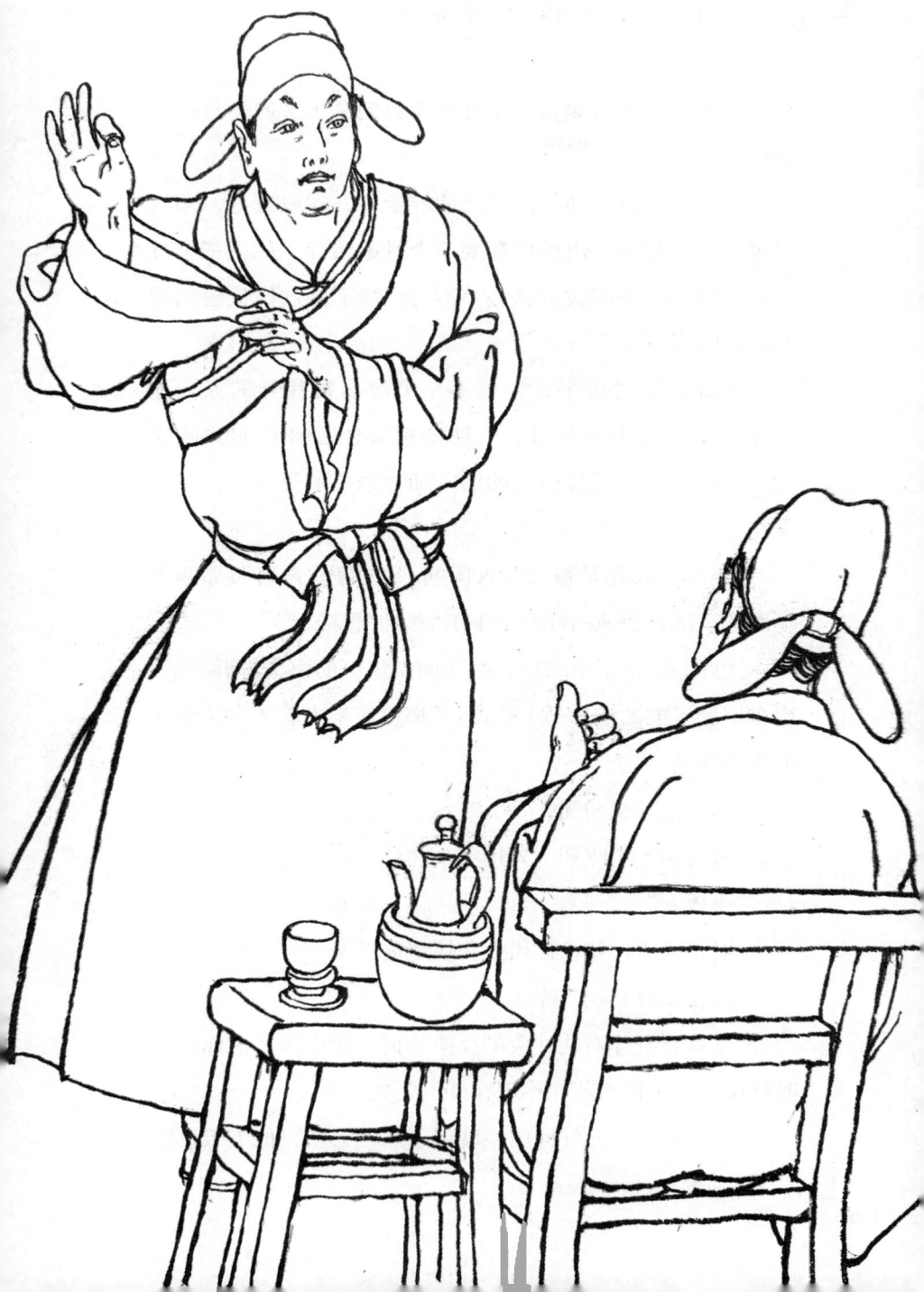

候，再用药或者针刺，三个月就没有问题了，四个月就会全好。"

元好问心想，师弟说几天就能治好，却没有好，师兄又说十八天化脓，出脓后还要三个月的治疗，如果三个月后还是没好，那叫我怎么办？不行，我不能这样让他们把我的病给拖下去。

元好问读过医书，他可不是个容易被糊弄的人，他清楚地记得医书上讲过，一些疮疡发作起来是非常凶险的，如果只听这两位医生的话，到时恐怕不可救药，悔之晚矣。

"不行，我还是得找个人问问。"元好问没有听那两个疡医的，他要找他的好朋友李东垣给他看看。

元好问约请了李东垣，把那两位疡医的说法告诉了他。李东垣看了他的疮，马上就说："那疡医根本就不该让你吃五香连翘汤。"

"那该吃什么药呢？"

"暂时用不着吃药，先用火攻之。"

"火攻？"

"对，火攻，我给你用大艾炷重灸。"

"那什么时候吃药呢？"

"这就要看你对艾炷灸的反应如何，然后再考虑你什么时候用药，用什么药。你现在要不要灸？"

"要！要！"元好问已经耽误了八九天了，他不想再耽搁下去。

李东垣做了一些大艾炷，如核桃大小，对元好问说："艾炷已经准备好，可以给你治疗了，你脱了衣裳，露出脖项，趴下来，我好给你施灸。"

元好问依言趴到床上，李东垣将大艾炷放置于他的后项生疽的部位。

艾炷点燃了，冉冉青烟升了起来。

不多时一个艾炷烧完，李东垣换上新艾炷。

就这样，一壮、两壮……十壮、二十壮连续不断地灸。可是，元好问一点感觉都没有。

"哇！好痛。"在灸至一百壮的时候，元好问感到了疼痛。

"好了，就灸到这里。"李东垣清理了元好问身上的艾灰，说："你起来，我可以给你开药了！"

李东垣一边开药，一边说："你这是足太阳膀胱经的病证，应当以黄连消毒丸治之。"

李东垣开出了黄连、黄芩、黄柏、生地黄、酒知母、羌活、独活、防风、藁本、防己、当归、连翘、黄芪、人参、甘草、苏木、泽泻、橘皮、桔梗。并且告诉元好问："你再把这汤药喝下，很快就会好起来的。"

听李东垣这么一说，元好问一颗悬着的心一下子放松了下来。

元好问傍晚喝下方药后不大多会儿，就趴在床上"呼呼"地睡着了，这些天来，他还从没有这么困过。

这一觉不知睡了多久，待他醒来时，已经日上三竿。他揉了揉眼睛，伸了伸懒腰，准备起床。

"哎！我脖子上的疮。"他突然想起来，赶紧用手去摸一摸，"呃，只有一点点大了。"

元好问项后的疮消去了八成，这效果确实来得快。可这个怪才又怀疑起这个疮是不是真的就这么消下去了。

他请来李东垣，问道："我这个疮是小了好多，但它会不会窜到前面，再从喉咙的位置长出来？"

李东垣被他这么一问，真是哭笑不得，看了看他的疮，说："从现在起，不超过五天，至多七天，生疮的地方就要结痂，结痂后你就可以出门，想到哪里就到哪里。"

"真的？"

"我说的你还不信！"

这下元好问可以把心放到肚子里了吧。

可是，就在第三天的夜里，元好问做了一个梦，这个梦把元好问吓了个半死，可他又不好意思将梦里的事告诉别人，只觉得元神被索，梦境预示着死亡。

还好，这次李东垣主动看他来了。

李东垣知道元好问的病就要好了，可想到元好问这人，思维敏捷，善于想象，又不知会闹出什么笑话来。"元好问啊元好问，我可得想个法子来逗你几下子。"

　　元好问正犯着狐疑，一见李东垣来了，心想，这下可有救了。

　　李东垣一进门，就问元好问："我给你艾灸、用药后，你会有三个方面的改变，你为什么不告诉我呢？"

　　"啊！我怎么不知道？"

　　"这两三天，你是不是吃得很多。"

　　"你怎么知道的？"元好问惊讶。

　　"你原先脚膝酸软无力，现在走路有力气了吧！"

　　"是啊！"

　　"你昨天晚上睡觉，做了个春梦，是和哪家的姑娘在一起的，你可要老实交代啊！"

　　元好问眨了几下眼睛，心想："这个，怎好讲给他听。"

　　李东垣见元好问不愿意说，接着道："不要不好意思嘛，吃好睡足，养精蓄锐，偶尔做个这样的梦，也属正常，不至于伤害身体。"

　　"这个李明之，真是神了，发生在我身上的事情，他都能知道。"元好问感叹着，对那梦的恐怖想法也随即淡去。

　　原来元好问以为男子所泄之精伤及人身元气，尤其在病中梦见此事，疑为索命之兆，使他感到十分害怕。

　　元好问几乎丧生于庸医之手，从李东垣接手治疗起，仅十四天，他的疮疾就被治好了。

初发之疮灸而不痛，痛而后止其灸，服以药。这是名医反复强调的，李东垣知其然，而庸医不知，故记之以为医戒！

参考文献

明·朱橚《普济方·卷二百八十八·痈疽门》

第二十五章

# 经痛妇遭冷侵复又受惊
# 李明之灸手足片刻除悸

一天，一位 30 多岁的妇人在家人的陪同下，来找李东垣看病。

李东垣见这个妇女上身前躬，表情痛苦，待她坐定后，就问她："是不是小肚子痛？"

妇女回答道："大夫，我这几个月，一来月经就……"说着，她身体一抽，忙用一只手压了压肚子，接着说："就痛。"

"经期痛，还是经前痛？"

"经来之前，必先大痛一阵。"妇人说着，站起身来，跑到外面，吐了一些涎水。

吐出几口涎水后，妇人似乎感到轻松了些，又回到李东垣的案旁。

"吐什么啦？"李东垣问。

"没什么，就几口黏涎。"

"可不能小看这涎水，张开嘴，让我看看你的舌头……看看你这舌苔，寒湿之气这么重，能不呕水腹痛吗？那经期会不会加重？"

"经行后又吐水三日，疼痛加倍，到六七天月经停了才能止痛。"

"让我搭搭脉再说。"

李东垣凝神诊脉，这妇人的脉象是寸脉滑大而弦，关脉尺脉皆弦大而急，三处脉的强弱比较，尺小于关，关小于寸。

"所谓前大后小也。"

这时患者的家人又告诉李东垣，患者平素洗浴后，必用冷水浇淋全身，结果导致发病。李东垣不赞同地摇了摇头，他取出一张方笺，写下药方：香附、半夏、茯苓、黄芩、枳实、延胡索、牡丹皮、人参、当归、白术、桃仁、黄连、川楝、远志、甘草、肉桂、吴茱萸。

写毕，他将处方递给妇人，说："这是十五剂的药，要放进两蚬壳的姜汁，药要温服，服药后，泡泡热水澡，稍微发发汗，切不可坐卧在当风之处，手脚平时不要碰冷水，万不可服食生冷的食物。"

妇人按李东垣的交代，服完所开的药剂，自觉好转，李东垣要求她守方再服十五剂，妇人前后共服三十剂药，终获痊愈。

可是，未曾想到的是，半年以后，这妇人又来了。

李东垣看到妇人的样子，知道她的病又发作了。

"怎么！老毛病又犯了。"

"是啊！我这小腹作痛，还牵连着腰。都是那天夜里，我被一件事惊了一下，差点给吓死了，害得我现在还有小便淋痛，不时地感到心慌。"

李东垣听说是惊吓的，也未多问，心中有了计较。

"我看看你的舌头。"

妇人张开嘴巴，伸出了舌头。

李东垣点点头，又诊了她的脉。这妇人的脉象、舌象与上次治疗后没有太大的变化，看来病变只存于内脏，还没有通过经络反映到体表上来。

于是，他说："你这次的病为惊恐所累，主要影响心、肾两脏。要用艾灸的方法调理，以便于消除心悸，缓解腰部的疼痛。"

说着，李东垣就取出了艾绒，搓成艾炷，然后说道："来！将你的两只手伸开。"

妇人依言伸出双手。

"两手心向上，先握拳，手指屈向掌心，好！再伸开，平放在桌上。"李东垣让妇人先握拳，意在定取劳宫穴的位置。劳宫穴就在手掌心，当第 2、3 掌骨之间偏于第 3 掌骨，握拳屈指时中指尖的位置。

李东垣在妇人的劳宫穴上放好艾炷，用线香点燃。

就在艾炷快要燃完的时候，妇人突然叫了起来："哇！受不了了。"

李东垣没打算在妇人手上留下瘢痕，就赶紧清理掉她手上尚未燃完的艾炷和艾灰，然后，再放上新的艾炷，继续施灸。

就这样，几壮灸下来，妇人感觉轻松了不少。

灸过劳宫后，李东垣又在妇人的少冲、三阴交、昆仑穴各灸了几壮。这时，妇人的心悸与疼痛有了明显的缓解。

灸毕，李东垣又为她开了桃仁承气汤，嘱其煎服。

妇人服了桃仁承气汤后，大泻了一阵。李东垣觉得攻伐得差不多了，就改用醋香附、醋蓬术、当归身、醋三棱、延胡索、醋大黄、醋青皮、青木香、茴香、滑石、木通、桃仁、乌药、甘草、砂仁、槟榔、苦楝、木香、吴茱萸等药物，并加入少量新取的湿牛膝和生姜片，吩咐病家用荷叶汤煎服。

妇人按照李东垣的医嘱，如法服用，未等药液服完，身体的诸多症状就慢慢消除了。她还是按照李东垣的吩咐，服完了所有的药。

这次之后，妇人的病再没有复发过。

劳宫、少冲两穴分别为心包经、心经的腧穴，当掌指部，三阴交为肝脾肾三经交会之处，李东垣取此三穴，意在安神除悸，调冲任，理肝肾；昆仑为足太阳经经穴，当

足外踝后凹陷中，足太阳经行经腰部，取昆仑治疗腰痛为
远端循经取穴方法。之所以应用灸法，是因为病妇的腹痛
源于寒湿阴邪，当温通经脉以消除阴翳。所取经穴皆位于
四末，乃其师张元素喜用五输穴的取穴风格。

参考文献

明·江瓘《名医类案》

第二十六章

# 幼童遭惊吓发风痫抽缩
# 天益点艾绒灸两跻解痉

寺庙中，青烟缥缈，梵乐阵阵，木鱼声声。

大殿里，众僧双手合十，随乐音背诵着经文。一个青年正在接受剃度，将要成为一个正式的出家人。

就在这时，一个孩子从大殿的门前经过，他看见长老手拿香火，在一个人的头上烧灼，看到那人被烧的痛苦表情，又看到了殿内两侧耸立的样貌怪异的罗汉，和着乐声、木鱼声、诵经声，孩子感到异常惊恐，突然间，失去了控制，发了惊痫。

孩子倒在地上，头项强直，口吐白沫，两眼上吊，几无黑睛，喉咙中不时地发出"咕咕"的声响。

"这是谁家的孩子？"离大殿大门较近的一个和尚，发现了这个孩子，叫了起来。

"我的。"一中年男子急匆匆地赶了过来。

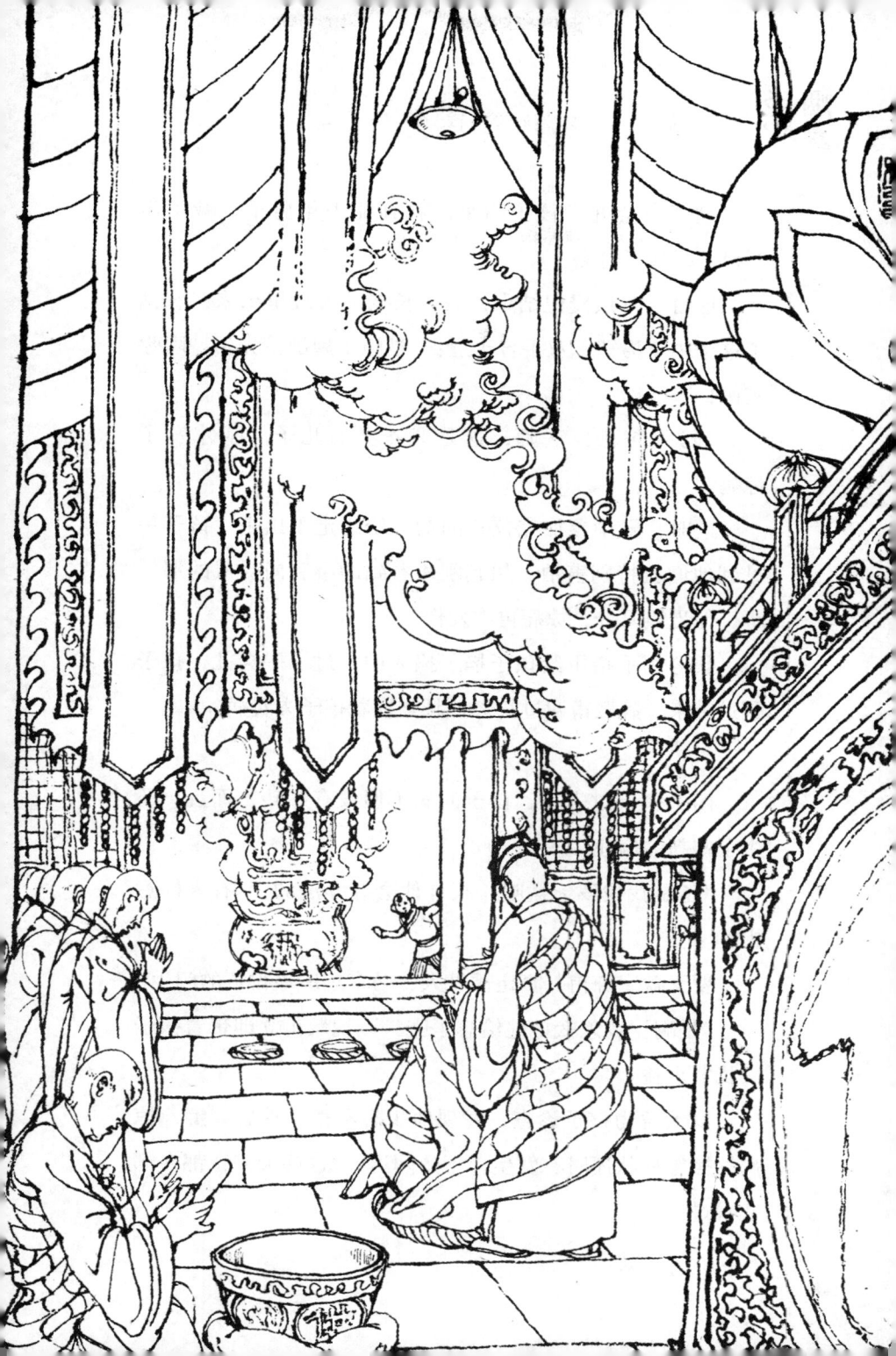

过了一会儿，孩子醒来，看到那中年男子，喊了声"爹！"，扑了过去。

这时，摩顶授记结束，一位长老从大殿里出来，看见了这个中年男子，双手合十道："是施主魏敬甫先生，阿弥陀佛！"

"阿弥陀佛！法师，这是我4岁的儿子，刚才发了惊痫。"

这时，殿中参加完仪式的僧人纷纷走了出来。孩子一见到他们就特别害怕，想起刚才看到的小和尚受戒的那一幕，他恐惧万分，惊痫再次发作。

长老用手指甲给孩子掐了掐人中，过了一会儿，孩子醒过神来。魏敬甫谢过长老，赶紧抱着孩子去看病。

四十多天过去了，孩子的病不但没有好转，而且，还生了些新的病症。

"还是找找罗天益吧！兴许他会有办法的。"有人好意提醒。

罗天益字谦甫，真定藁城人，乃李东垣最得意的门生。

"是啊！我怎么把他给忘了呢！"魏敬甫立即带着孩子去找罗天益。

罗天益为孩子诊查，发现他步态不稳、神思如痴，惊痫抽搐等症状还时有发生，不禁问道："这些天来，都在哪儿看过？"

魏敬甫回答道："孩子在寺庙发惊后，为了尽快给他治疗，就寻得距寺庙最近的一家医馆求治，哪知，这一治就是四十多天，不但没见好转，还变成现在这呆痴痴的样子。"

"都吃了哪些药？"罗天益问道。

"没吃完的药我带来了，你看。"魏敬甫掏出一个纸包，打开来，放到桌子上。

罗天益将纸包里的药拨拉开，一股香骚的气味窜了出来，那是麝香的味道，同时，还看到一些重镇之物，如朱砂、犀角、龙骨等。

罗天益将这几种重镇药拢到一起，问道："这些药一直在用？"

"是的，几乎每剂都有这几味药。"

"噢！我明白了。"

"怎么回事？"

"让我先诊下脉再说。"

诊毕，罗天益告诉魏敬甫："这孩子的脉沉弦而急。"

他接着道："《内经》上说，心脉满大，痫瘈筋挛；又肝脉小急，痫瘈筋挛。从你家孩子的病来说，就是小儿的血气尚未充足，小儿的神气还很弱，因而，稍不注意，引起惊恐，就会使得元神无所依。孩子的脉沉弦而急，说明惊恐扰动了肝脉。肝主筋，所以会出现惊痫，肢体抽缩，甚则角弓反张等现象。对于病久气弱的小儿，若用药不当，极容易损其不足。你看看这么多的镇坠寒凉药物，本来孩子的体质已经够弱的了，还一直用这些药，使得元神被进一步的损耗，也就出现了动作如痴的步态。"

"原来如此，那这药是断不能再吃了？"

"是的，不可再服这类药了。"

"那怎么办呢？"

"应该先用灸，灸后再以药物调理。《内经》上说，暴挛痫眩，不能走路，取天柱穴。天柱穴为足太阳之脉气所发，阳跷附而行也。还说，癫痫瘛疭，不知所苦，两跷主之，男阳女阴。张洁古老人说过，白天发病，取阳跷的申脉，夜间发病，取阴跷的照海，先各灸二七壮。"

"这灸跷脉，按你说的，《内经》讲究男阳女阴，张洁古讲究昼阳夜阴。那到底是取阳跷，还是阴跷？"

"这就要综合分析了。你的孩子还小，天癸未至，性别特点还没能完全地表现出来，所以，我倾向于张洁古老人的说法，即白天发病，取阳跷的申脉，夜间发病，取阴跷的照海。"

为魏敬甫讲解清楚后，罗天益给他的孩子灸了阳跷的申脉，左右各二七一十四壮。灸后，罗天益又开出以沉香天麻汤为主的方药。

沉香、制川乌、去皮益智仁各 6 克，灸甘草 4.5 克，姜屑 4.5 克，独活 12 克，羌活 15 克，天麻、制黑附子、制半夏、防风各 9 克，当归 4.5 克。

魏敬甫按此方抓药煎煮，给孩子服了三剂后，孩子的惊痫就再也没有复发过。

参考文献

元·罗天益《卫生宝鉴》

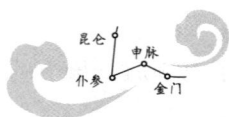

第二十七章

# 张安抚得中风半身失用
# 罗谦甫愈偏废针灸并行

元中统元年（1260）四月的一天，顺德府安抚张耘夫府内，罗天益拿出针包，准备给张安抚针灸。

罗天益从针包里取出锋针，朝着张安抚手指的指端刺去。

"哇！出血了。"张安抚嚷道。

"是啊！十二个井穴最好要刺出血，你的病是由于血气阻滞不畅引起的，所谓'菀陈则出之'，刺血不仅能开窍通闭、治中风之昏仆，而且刺血能泻其经络之实、去血络之瘀，治中风半身不遂、言语謇涩等症。"

说罢，罗天益在他手上余下的十一个井穴上一一刺了下去。

刺毕，罗天益说："今天的治疗就到这里，下次来我再给你加上艾灸。"

这张安抚到底怎么了，让罗天益又是针又是灸。

原来张安抚在四五个月之前，即上年闰十一月月初突发中风，中风之后，又复感风邪，本属阳明经大黄承气汤证，可由于他胸膈痞满，肝脾不和，先前请过的几个医生没有一个敢用的，治了几个月也没有什么效果。后来张安抚的家人请来了罗天益。

经过罗天益的诊查治疗，张安抚的病情有所好转，大便秘结、难以安睡，以及眼涩喉痹诸症都逐渐消除了，胸膈痞满，肝脾不和的一些症状也得到了改善。

中风急性期过后，本该集中精力治疗遗留下来的一些症状，由于复感风邪，加上医生误治，延误了最佳的治疗时机，等到这中风之外的病症都解决掉之后，中风发病已经接近五个月了。

"身体调理得差不多了，该抓紧时间治疗你的后遗症了。"罗天益对张安抚说。

"后遗症？"

"对！后遗症，就是你中风后出现的半身不遂，肢体偏枯。"

张安抚初病时，右肩臂臑酸痛，不能举动，也无法持物，同时表虚自汗，肌肉瘦削，不能正卧，正卧则右肩臂臑痛得厉害，因此，他睡觉时多是左侧卧位。

"还要用什么药？"张安抚问道。

"这个时候药物的作用都很有限了，必须配合针灸才能舒展你的筋脉。"罗天益回答道，"经常半身出汗，就有可能使人半身不遂。《内经》上说，虚实疑似的病，要根据经脉的盛衰，采取疏通的疗法。又说，若病邪久留不去，形体消瘦，针刺的时候，就应当减量而行，使经络通畅调和，血气得以平复。还说，陷下者灸之，你的病正是阳气下陷入于阴分所致，适合用灸法。你这肩膊时痛，不能运动，以火导引，火性趋上，能引阳气上行，能够温补，这一类的病证都可以用灸刺来进行治疗。"

"好！那就针灸吧。"

四月十二日，罗天益在张安抚的右侧肩井穴针刺，针刺后续而施灸，灸了十四壮。

灸后，罗天益对张安抚说："灸后的效果如何，就看你发不发灸疮了。不过我觉得，经过前一段时间的调理，你机体的正气已有所恢复，而且，天气也已转暖，因此，这次灸后发灸疮的可能还是很大的。"

灸后的结果，果如罗天益所云，张安抚不仅发了灸疮，而且，身体枯瘦的地方肌肉一天天增长，汗出得少了，肩臂也微感有力。

至五月初八，罗天益再次为张安抚灸肩井，灸完肩井，他又捻上艾炷放到张安抚的肘横纹处。

张安抚有些不解，问道："还要灸此处吗？"

罗天益道："这是为了引气下行，以便与正气相接，正气充实上来，你的臂膀才能活动起来。"

罗天益于张安抚两侧肘横纹的尺泽穴各灸二十八壮。

第二天张安抚感到臂膊又添气力，而且还能摇动臂膀了。

罗天益见张安抚病情大有好转，说："现在正值仲夏，暑热渐至，我给你开几剂清肺饮子以补肺气，养脾胃，定心气。"张安抚赶忙让人去按方抓药。

刺灸一个月，张安抚的偏枯几近痊愈，他不禁叹道："真没想到针灸会有这么大的作用！"

"是啊！针灸就是这么神奇，我治病时，会尽可能加上针灸，以提高治疗的效果。要知道，我也曾经中风过，靠的就是自灸，自己给自己施灸，才没有让病情发展下去。"

"有一年，我在五月份突发口眼歪斜，于是立即自灸百会、风池、颊车这三个穴位，没多久口眼歪斜的症状就给纠正过来了。当时右手足感觉麻木无力，我又灸了百会、发际、肩井、尺泽等七个穴位，后来手就不麻了。两个月后，有一次我突然发病，感到胸膈满闷、气机不畅、痰涎上涌，话都有点说不出来，那感觉如同堕入水中，让人魂飞魄散，好像顷刻间就要毙命了。当时，我强迫自己，硬撑着灸了百会、风池等，还有左右颊车，终于缓上来一口气，随后口吐半碗涎痰，胸口也就一下子宽松了许多。我卧床休息了半个多月，并且坚持灸疗，所有的病症都消除了。自那以后，凡是感觉到身体有些不对劲，我就立即灸百会、风池等穴，没有不应验的。"

"看来这艾灸真是保命之法啊！"

参考文献

元·罗天益《卫生宝鉴》

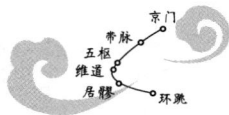

第二十八章

# 为儿郎奥屯周卿求诊视
# 补虚损真定罗氏灸中脘

有这样一首元曲，歌曰：

西湖烟水茫茫，百顷风潭，十里荷香。

宜雨宜晴，宜西施淡抹浓妆。

尾尾相衔画舫，尽欢声无日不笙簧。

春暖花香，岁稔时康。

真乃上有天堂，下有苏杭。

这支《咏西湖》的小曲，采用《双调·蟾宫曲（折桂令）》的曲牌写成，融合了前人的诗词名句、时俗谚语，描绘了元初杭州西湖碧波荡漾、荷花飘香、晴阴皆美的自然风光，令人神往。同时在曲作家笔下"天堂"一般的自然景观中又有游船、笙乐等人的活动，一派天顺民昌的盛世之景和繁华的气象，表现出曲作家愉悦的心境。这首作品在历代众多吟咏西湖风光的诗词曲赋中，也不失为上乘

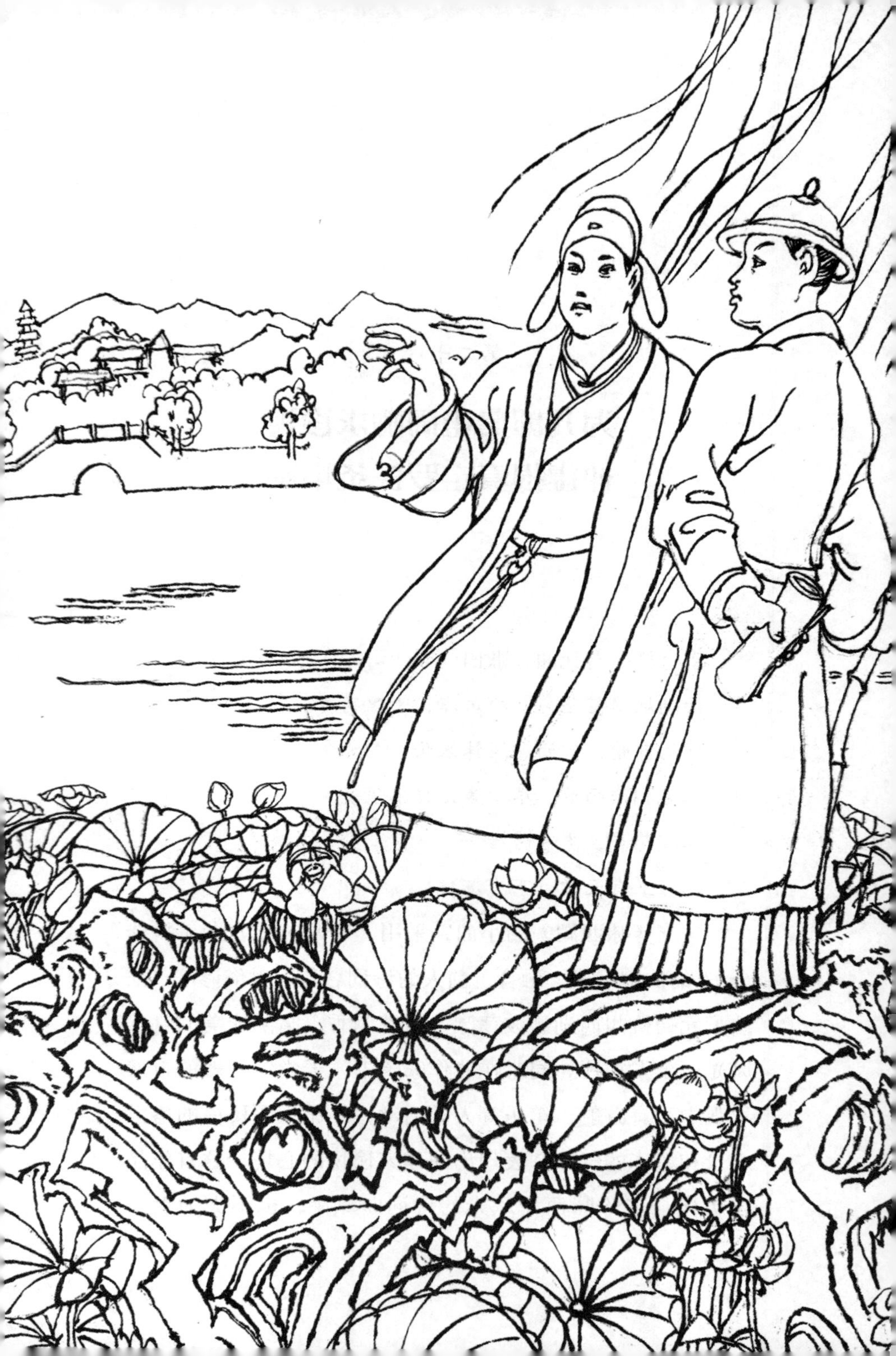

之作。

你可不要以为这首曲子为江南才子所写，它是罗天益的好友，女真族人奥屯周卿所作。

奥屯周卿，又作奥敦周卿，元初散曲家，至元六年（1269），为怀孟路总管府判官，后历任官侍御史、河北河南道提刑按察司佥事等。

至元十五年（1278），奥屯周卿任江东建康道提刑按察司按察副使时，他年方23岁的儿子因发热起病，随后，出现了盗汗、不思饮食、倦怠等症，从三月起，拖延约半年未见改观。

奥屯周卿的儿子中途也曾有所好转，奥屯周卿以为病将痊愈，就放松下来，哪知，没过多久病又复发，就这样断断续续的，延误了治疗。

"不能再拖下去了。"奥屯周卿决定请罗天益上门来给他的儿子诊病。

罗天益来到奥屯周卿的家里，看到这年轻人面色不华、肌肉消瘦，遂问道："你的睡眠如何？常出汗吗？"

患者回答道："我感觉四肢困倦，老想睡觉，常常在夜间出汗。"

罗天益又问："胃口如何？"

"腹中经常咕咕地叫，口中乏味，一点都不想吃饭，也不想饮水，而且懒得言语。"

"大便呢？"

"大便稀薄。"

罗天益为其切脉，诊得脉浮数，按之无力，便说道："王叔和浮脉歌云，'脏中积冷荣中热，欲得生精要补虚'。"

奥屯周卿问道："该以何种方法补虚生精？"

"脉浮盗汗，荣卫不充，先灸胃之中脘，引清气上行，以肥腠理；次灸脐下元气生发之所在的气海，以滋养百脉，生养肌肉。"

"中脘、气海，兼顾了先后天之精气。"奥屯周卿懂得些医理。

"还有，再灸胃之合穴三里，以助胃气，为的是撤去上热以使其下走阴分。"

"先生考虑得真是周全，只是这样灸治起来太费时了吧！"

"这是最合理的治疗方法，灸治后还需药物调理。你我不是外人，就不要犹豫了，你让他躺好，我这就给他用灸。"

说罢，罗天益搓好艾炷，放在患者的胃脘穴上，点燃灸了起来。

灸过胃脘灸脐下，最后，再灸双膝下的足三里穴。

"好了！今天就灸到这里，你可以起来了，现在感觉怎么样？"罗天益问患者。

奥屯周卿的儿子从床上下来，深吸了一口气，说道：

"好舒服啊，我感到有精神了。"

"这种好转的感觉只是临时的，短暂的，真正的好转还需要长期耐心地治疗与养护。"罗天益交代道。

"我知道我的病症，有这个思想准备，一切都听您的。"

"好！我再给你开个处方，方药中以甘寒的药物泻热，同时佐以甘温之品，以养中气。"罗天益说完，提笔写好了处方。

奥屯周卿接过药方，郑重道："多谢了！"

罗天益笑了笑，说："不必客气，我还有话要对他说，就是养病调理的事，可以吃些粳米、羊肉之类的食品，固其胃气，注意少说话，话多伤气，饮食要节制，因为脾胃还很虚弱，还有，要避免情绪的激动，不能生气，还得禁止房事。"

奥屯周卿的儿子——应了下来。

奥屯周卿儿子的病，在罗天益的治疗与家人的悉心照料下，一天天减轻，几个月后，就完全康复了。

他躯体四肢的肌肉也日益见长，两年后恢复如初。

参考文献

元·罗天益《卫生宝鉴》

第二十九章

# 史公子寒凝便血身体衰
# 罗天益温中散结药灸愈

　　真定总管史侯的儿子发病十多天了，他躺在床上，翻来覆去的，烦躁不安。

　　至元十八年（1281）秋，史总管的儿子到乡下收租，佃人置酒予以款待，史公子端起酒，感觉酒中散发出一股酸酸的气味，本不想饮，但是碍于情面，还是喝下了几杯。这几杯酒下肚后不大多会儿，他的肚子就开始疼了，第二天，转为泄泻，一天十几次，就这样连续拉了十天。

　　十天后，史公子便后见血，并且，腹中不停地鸣叫，疼痛不止。史家请来医生为他治疗，医生认为他的便血应该属热证，给他开了芍药柏皮丸，他服食后，没有任何好转的迹象。

　　史公子本来身体就比较瘦弱，一下子泻了十几天，加之他没有胃口，不想吃饭，即使吃下一点东西，也马上要呕吐反酸，这就使他迅速地衰弱下来。

这天，史总管与他的同僚在一起，说起他儿子的病迟迟没有好转的事。

同僚说：“你为什么不去找罗天益？他是李东垣的高徒，治脾胃病很是高明。”

“这个，我也知道。不过，儿子发病时，罗天益不在真定，情急之下，我只有请别的医生看了。”

“既然孩子的病没多大转机，还是找罗天益看吧！他现在在真定。”

“好吧！”

罗天益来到了史总管的家里，看到总管的儿子面色发青，心中已经明白了几分。在为他把脉时，又感到他的手有些凉，而且脉象弦细微迟，一派寒象。

罗天益看了看他的舌头，问他：“口干吗？”

他点了点头。

“想喝水吗？”

“不想喝水，特别不能碰冷的食品。”

“想吐吗？”

“说不上想吐，只是稍微吃点东西后不久，就嗳气泛酸。”

“解开你的上衣，我看看你的脘腹。”

史公子解开衣扣，罗天益用手轻轻触压他的上腹，硬邦邦的。

"心下有痞块，寒气凝滞，不得宣泄，是为阴结之证。"

"不是热证呀，那芍药柏皮丸……"

"芍药柏皮丸适用于便血热证，不能用在你的身上，现在必须改用其他药。你是阴结便血，宜温中散寒，除湿和胃，你就先吃几剂平胃地榆汤吧！"

罗天益说着，迅速地写下了方子：

苍术 3 克，升麻 3 克，炮黑附子 3 克，地榆 2.1 克，陈皮、厚朴、白术、干姜、白茯苓、葛根各 1.5 克，炙甘草、益智仁、人参、当归、神曲、炒白芍药各 0.9 克。

写完，罗天益交代道："每剂另加生姜三片，枣子两个，加水煎煮，去滓滤出，空腹时温服。"

史公子服了几剂药之后，病情就减轻了不少。

罗天益看病情有所好转，就说："要想好得彻底，除了服药，还需要灸法来调理。愿意接受灸疗吗？"

史总管父子同意了。罗天益着手给史公子施用灸法。他在史公子的脘腹正中线上度量出两个穴位，一个在胃脘的中部，一个在脐下两横指的位置。

接着，罗天益拿出艾绒，搓成两个艾炷，放在他所选定的穴位上，然后将艾炷点燃。他对史总管说道："贵公子的病变目前以脾胃寒气凝滞为主，这胃脘正中的中脘穴乃胃之募穴，是胃腑精气汇聚之处；脐下边的这个是气海穴，气海气海，生气之海，先后天精气生发之处。艾灸中脘、气海，为的是温补脾胃，升提阳气。"

中脘、气海两穴灸过三壮之后，总管问他儿子："还痛吗？"

史公子道："好多了，不那么厉害了。"

罗天益换上艾炷，说："艾灸温运阳气的作用，是针刺难以替代的，该用针时用针，针所不为时必须用灸。"

罗天益为史公子续灸了几壮艾炷，灸后说道："这个病，不是一时半时就能恢复好的，我再给他开点药。"

罗天益让史公子吃还少丹，说："这药吃完后，我再来继续给你灸。"

后来，罗天益又为史公子灸了足三里，并告诉他："若要安，三里常不干，这足三里不但能治病，而且是防病保健的要穴，以后你也可以在家自灸这个穴位。"

就这样，经过罗天益一段时间的细心调理，史公子终于康复了。

罗天益师从李东垣学医十余年，他继承了李东垣的脾胃学说，结合自己的临床经验及心得体会，写出《内经类编》和《卫生宝鉴》。从《卫生宝鉴》记载的有关针灸疗法的医案可以看出，罗天益以灸法治病，取穴时侧重于中脘、气海、足三里三穴，灸此三穴的意义在于调理脾胃，培补元气。

参考文献

元·罗天益《卫生宝鉴》

头临泣 目窗 正营
阳白 ◦ ◦ ◦ ◦ 承灵
　　　　　　脑空

风池

第三十章

# 男子发劳瘵咯血病难愈
# 震亨用倒仓灸补体增强

一位壮年男子，咳嗽咯血，长期低热，肌肉瘦削，明显患了瘵症，医生给他用了好几年补药，不但一点效果都没有，还加重了他的病情。

该男子性情外露，好色而易怒，后来，当地的医生知道他经过了多年的治疗而没有什么起色，于是，都望而却步，不肯再接手诊治。

病家几经辗转，最终找到了朱丹溪。

朱丹溪，字彦修，名震亨，婺州人，元至元十八年（1281）十一月生于义乌赤岸村，赤岸村后来改名为丹溪村，因此，人们习惯于尊称他为丹溪先生。

朱丹溪自幼好学，读书能过目成诵日记千言。他性格豪迈，见义勇为。元大德四年（1300），朱丹溪年满20岁，时任义乌双林乡蜀山里里正。他刚正不阿，敢于抗拒官府的苛捐杂税，因而深得民众的拥护，连官府都忌他三分。

30 岁时，朱丹溪的母亲患病，请了好多医生治病却治不好，因此，他立志学医，日夜攻读，刻苦钻研《素问》等书。经过 5 年的勤奋苦学，竟然真的治好了母亲的病，也为他日后走上医学之路打下良好的基础。

当时，朱丹溪已经 36 岁，怀着对知识的强烈渴望，他来到东阳，向许谦学习理学。4 年之后，他成为许谦的得意门生。

延祐元年（1314）八月，朝廷恢复了科举制度。朱丹溪参加了两次科举考试，但是，都没有能考中。

一天，许谦重病卧床，朱丹溪去看他的老师，许谦对朱丹溪说："我病的日子够久的了，一般的医生医道不精，他们治不好我的病，我看你聪明异常，不知你愿不愿意研习医理，成为一个高明的医生？"

朱丹溪粗学过医术，听了许谦的话，又使他想到五年前给母亲治病的情景。他觉得老师所说的话还是蛮有道理的，就叹道："要想使仁德恩泽远播于四方，看来还只有学医济人这条路。"于是，他决意放弃功名，专心致力于医学，此时的他，已经 40 岁了。

从此，丹溪一心扑在医学上，过了两年，在他 42 岁的时候，治愈了许谦多年的顽疾。

泰定二年（1325），朱丹溪 45 岁时，为了寻得高明的老师，他千里迢迢，辗转于吴中（今江苏苏州）、宛陵（今安徽宣城）、南徐（今江苏镇江）、建业（今江苏南京）等地，却始终没能找到一位合适的老师。就在他徘徊不前的时候，有人告诉他，说杭州的罗知悌医术高明，学问精湛，得金刘完素之学，是刘完素的二传弟子，他旁参张从正、李东垣两家之说，曾侍疾于宋理宗。

朱丹溪听说后，就不顾夏日的炎热，日夜兼程，急忙赶到杭州求教。

没想到罗知悌性情傲慢，朱丹溪先后十次求见，他都置之不理，不予接见，可这一切都未能动摇朱丹溪，不管是日头高照，还是风吹雨打，他都静立在门外，等着罗知悌。

后来，连罗知悌的邻居都被朱丹溪感动，对罗知悌说："来求师的这个人是朱彦修，你看他这样执着，如果你还不见他，失去这么好的生徒，你可是会后悔的。"

罗知悌听了友邻的这一番话之后，想想觉得有理，就打开了门，接待了朱丹溪。两人一见如故，像老朋友重逢一样，畅谈起来。

罗知悌收徒后，对朱丹溪既有理论的传授，又有实践的教诲，使朱丹溪的医术有了长足的进步。

一年半后，罗知悌去世。朱丹溪安葬了老师后回到义乌老家。

朱丹溪在义乌济世救人，为百姓治病，仅仅几年工夫，

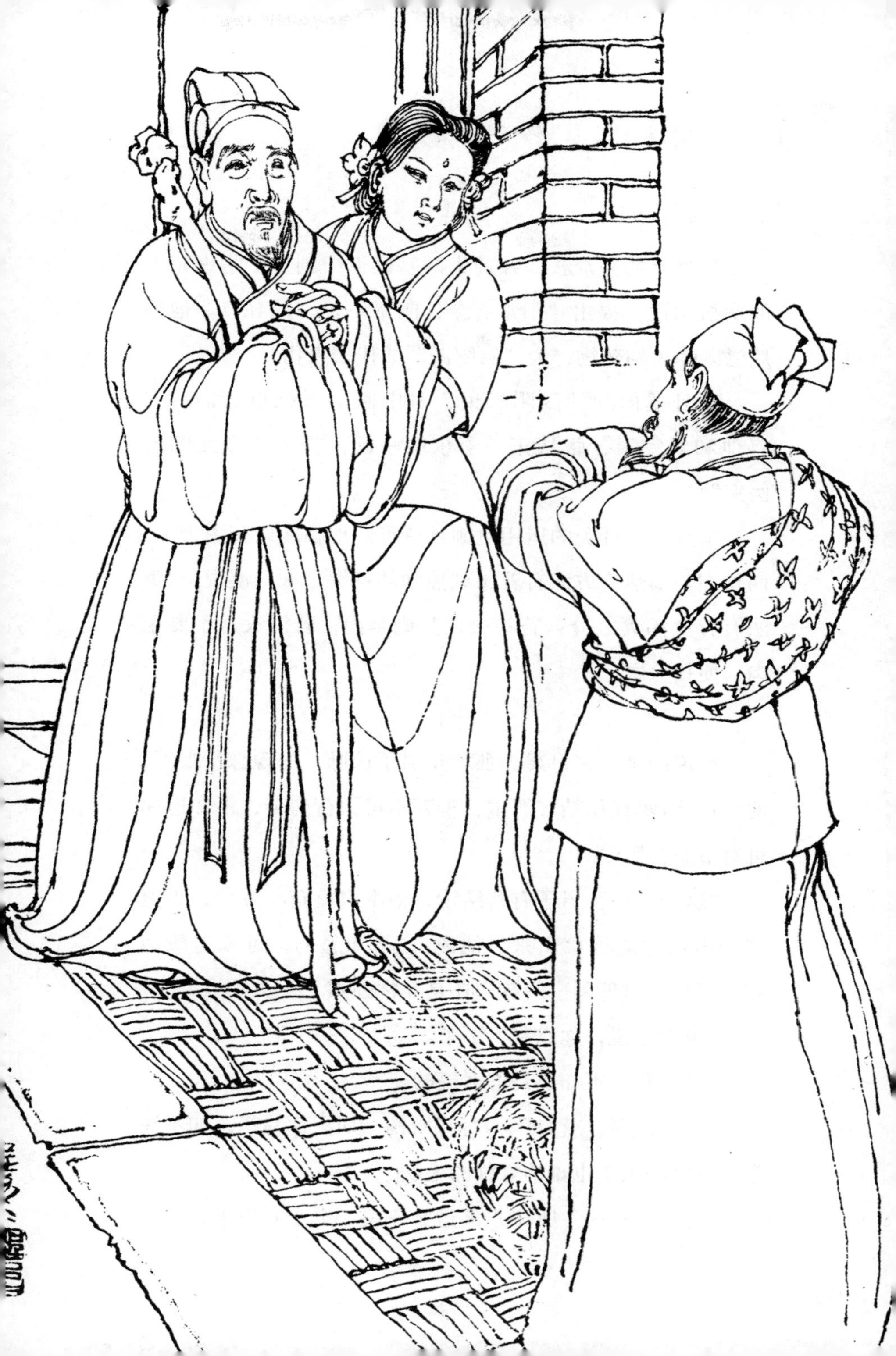

就"声誉顿著"。

朱丹溪博采众长，在前人的基础上，创立了阴虚相火的病机学说，提出"阳常有余，阴常不足"的观点。他善用滋阴降火的药物，为"滋阴派"的代表人物。

朱丹溪倡导的滋阴学说，对中医学贡献卓著，后人将他和刘完素、张从正、李东垣一起，誉为"金元四大医家"。

朱丹溪对针灸的运用也颇具特点。他临床以艾灸为主，而且在灸治热症方面有着深刻独到的见解。朱丹溪说："灸法有补火泻火之分：若补火，艾焫至肉；若泻火，不要至肉，便扫除之。"

话说回来，朱丹溪为那壮年男子诊脉，出现脉行艰涩，便说："劳瘵耗伤精气严重，千万不可再行房事，不知道你可有节制？"

"这个……"男子有些结舌，他本来就花心好色，难道这种事情也能诊察出来。他说："不知怎的，近来这般消瘦，可是，对那种事的欲望还是非常强烈。"

"也就是说，你克制不了了。"

"是！我也不知道是怎么搞的。"

"你的虚劳，就是因为房劳所伤，加上你易怒，如不注意，再好的医生也难治好你的毛病。"

"这，这……"听朱丹溪这么一说，男子心慌了，不知如何是好。

"要想治好这个病，你必须答应我两个条件。"

"好！我答应，你说。"

"第一，病好之前，坚决杜绝房事。"

"是。"

"第二，你的病到现在这个状况是由于你自身的原因，还有前一段时间的误治，使得病情愈来愈重，愈来愈不好治。如今要想有所转机，我必须给你采用一种特殊的治疗方法，这种方法可能有些痛苦，不知你能不能接受。"

"你为了我好，我还有什么好说的。没关系，我能挺得住。"

"那就好，你可要听好，由于你好色多怒，精气过多地损耗，加上补塞药用的又多，这就造成你机体营卫不行，气血内积，肺气壅塞。治肺壅像你这样非得催吐不可，精血耗伤如你这般也非得用补不可。"

"既要吐，又要补？"

"对！吐，就是用催吐药，让你的胃翻个个，把胃中的内容物吐个净，这种方法又叫作倒仓法，施行起来，患者觉得很难受。"虽说朱丹溪师从罗知悌，可金元名家之长，他也一并兼收，这倒仓法，就源自张子和的吐法。

"那补又怎么补呢？"

"用灸法。"

"为什么不用药补？"

"你的病是由于肾亏损于下，水火不济则虚火上炎所致。肺气壅遏于上，则荣卫不行，瘀血内结，咳嗽久而不愈。如若以药补治疗，就有可能使得肺气愈加壅塞；若泻之，则肾精将更加亏损。你的病治疗起来颇为棘手，也就是说，既不宜药泻，又不宜药补。"

朱丹溪接着补充道："既然不宜药泻，那我们就改用催吐法先泻其实，不宜药补，我们用灸法以补其虚。"

这男子接受了朱丹溪的治疗方案，先以倒仓法催吐。果如男子所言，治疗期间，没怎么叫苦，倒像是个人物。

"好了，现在可以施灸了。"倒仓结束后，朱丹溪在他第三胸椎棘突下，两旁旁开各一寸半处，也就是肺俞穴处施以艾灸。

灸后，朱丹溪交代他做好灸疮的防护。

后来，朱丹溪又给这个男子艾灸了肺俞，共计五次，男子的虚劳症状逐一除去。

一个拖延了好几年的虚劳，就这样通过朱丹溪仅仅几次的治疗，治愈了。

朱丹溪对男子说："你已经清楚地知道，你的病是怎样产生的，如果不是后来你摄生自爱，那是不可能截断病源的。"

男子谢道："大师之教导，我当牢记，大师之恩典，我永生难忘！"

　　朱丹溪善用灸法治热证。曾经有一位中年人，患脑漏，右鼻孔流出的浓鼻涕，奇臭无比，无人愿意接诊。可朱丹溪并没有被这恶心的臭气熏跑，他为这个患者诊病，见其两脉弦小，右寸滑，左寸涩。他认为这是痰郁火热的证候，为患者灸了上星、三里、合谷等穴，另外，开出酒芩、苍术、半夏、辛夷、川芎、白芷、石膏、人参、葛根等药。患者经过灸治并服了上药七剂之后即告痊愈。

参考文献

清·柯劭忞《新元史·卷二百四十二·列传第一百三十九方技·朱震亨》、明·江瓘《名医类案》、清·魏之琇《续名医类案》

第三十一章

# 肠辟阳脱患者突然昏厥
# 扶正固本丹溪急灸气海

一天傍晚，朱丹溪在邻县浦江巡诊时，突然，有人跑了过来，气喘吁吁地说："先生，快请帮帮忙，我家里人忽然昏倒在地，神志不清。"

"是怎么回事？"朱丹溪赶紧问。

"他拉了几天的痢疾，刚才又拉了一次，不多会儿就昏倒了。"

朱丹溪收拾了一下，对来人说："快！带我看看去。"

患者是郑义士，平素身体尚好，较少生病，可这年夏秋之际，患上了痢疾，一天数次至十数次的如厕，傍晚忽然昏倒在地。

朱丹溪赶到郑家时，只见郑义士大汗淋漓，双眼上吊，裤子也由于小便失禁，湿透了。

朱丹溪为他诊脉，诊得脉大无比，就对家属说："这是阴虚阳脱突然发作的疾病，是由于病后饮酒且行房事而导致的。"

"那可怎么办呀！"家属听说是脱证，恐有性命之忧，急得不知如何是好。

"不要着急，有救的。你抓紧时间给他熬制人参膏，我在这里给他施灸。"朱丹溪说完，又交代病家如何熬制人参膏，最后又说："他现在没什么知觉，你熬药熬得稀点，以便于他服用。"

家属按照朱丹溪的叮嘱熬制人参膏去了。朱丹溪则在郑义士身上选取气海穴，拿出艾绒，搓成艾炷，置于穴上，燃艾施灸。一顿饭不到的工夫，郑义士的手动了起来，又过了一会儿，嘴角也动了起来。

"呀！能动了，能动了。"家属看见郑义士手动了，嘴也动了，甚感惊奇。

"我给他灸的是回阳固脱的气海穴，虚脱的患者宜灸气海、丹田这样壮阳的穴位。"

"先生，人参膏熬好了。"

"你试试，还烫不烫。"

家属用调羹舀了点，放到嘴边试了试，说："不太烫了，正好下咽。"

"那你就一点一点地喂给他吧！"

朱丹溪停止了灸治，家属将人参膏一点点地喂给郑义士，说来奇怪，郑义士竟然很顺利地吞服了下去。

就这样喂一会儿，歇一歇，如此这般，在喂食第三次的时候，郑义士睁开了双眼。

朱丹溪见郑义士清醒了，就交代家属："你再熬上几斤人参膏，稠一点也没有关系，每天给他服上几调羹。"

家属如此做了，之后的一段时日，郑义士服完了数斤人参膏，病就痊愈了。

这是朱丹溪治愈痢后阳脱的真实案例。痢疾过后有可能会产生不同的痢后病，下面的故事，是朱丹溪诊治的另一个有关痢疾的病例。

"好痛呀！"

朱丹溪听到叫声，急忙走到门口，看见门外不远处有一个孩子。

"怎么回事？"朱丹溪问。

"他们是到这里来看病的，走着走着，那孩子突然蹲下来，叫了起来。"门人回答道。

"快把他们请进来吧！"朱丹溪说。

不一会儿，那孩子在他父亲的带领下，走进门来。

"孩子为何如此哀号？"朱丹溪问道。

"这孩子原先得过痢疾，开始泻的是脓血，之后就是一点一点的血。找医生开了些药，服药后就不泻了。"

"然后呢？"

"后来就再也没有泻痢，不过，打那以后就落下了这个病，不知道什么时候这骨节就痛了起来，而且痛得特别厉害。"

"当时服的是什么药？"

"说是止泻的药。"

"泻痢是被止住了，可是恶血却入于经络，演化成痢后痛风。"

"痛风？"

"是痛风，治疗血痢当清热解毒或加以活血凉血之药，使肠内的湿热之邪与恶血得以清除，可是，孩子的痢疾是通过止泻药的止泻作用止住的。涩药虽止泻取效，但由于恶血未尽，入于经络，留滞隧道，所以会导致剧烈的疼痛。"

"那该怎么办？"

"仍以当初痢疾该用的治疗法则，以清利湿热、活血化瘀的方药为主。不过，这活血的药分量要加重些，治疗的周期也相应地要长一些，你们要有个思想准备。"

说完，朱丹溪开出了四物汤，加桃仁、红花、牛膝、黄芩、陈皮、生甘草，并告诉这父子俩，煎药的时候加入生姜汁。朱丹溪又配制了以黄柏为主药的潜行散，交代他们用的时候加入少量酒液饮服。

孩子的父亲依朱丹溪的嘱咐，前前后后共给孩子服了几十剂药。朱丹溪又采用了针刺的方法，用锋针在孩子的委中穴放血，泻出了不少黑血后，病孩就不再叫痛了。

参考文献
明·高武《针灸聚英》、明·江瓘《名医类案》

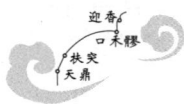

迎香
口禾髎
扶突
天鼎

第三十二章

# 病妇怒积多时发痫腹痛
# 丹溪肝脾并治艾灸鬼哭

　　一妇人躺在床上，两眼上吊，口吐涎沫，喉咙里还呼隆隆作响。一阵发作过后，刚平静不一会儿，她又"啊！啊！"叫了起来。

　　家人看到她额头上豆大的汗珠滚滚直下，手指不时地指向心窝。

　　"怎么了？心口痛吗？"家人问道。

　　"感觉……一股气……冲了上来，好痛啊！"妇人脘腹胀痛，气上冲心，在床上翻滚得更厉害了，两只手还在不停抽动。

　　几个人在她的身旁按住她，唯恐她跌落下来。

　　朱丹溪走到床前，手搭着妇人的寸口，说道："她这是痫症，在她发病之前，有什么异常的表现？"

　　家人道："发病前是有些不愉快的事情，使她积怒在

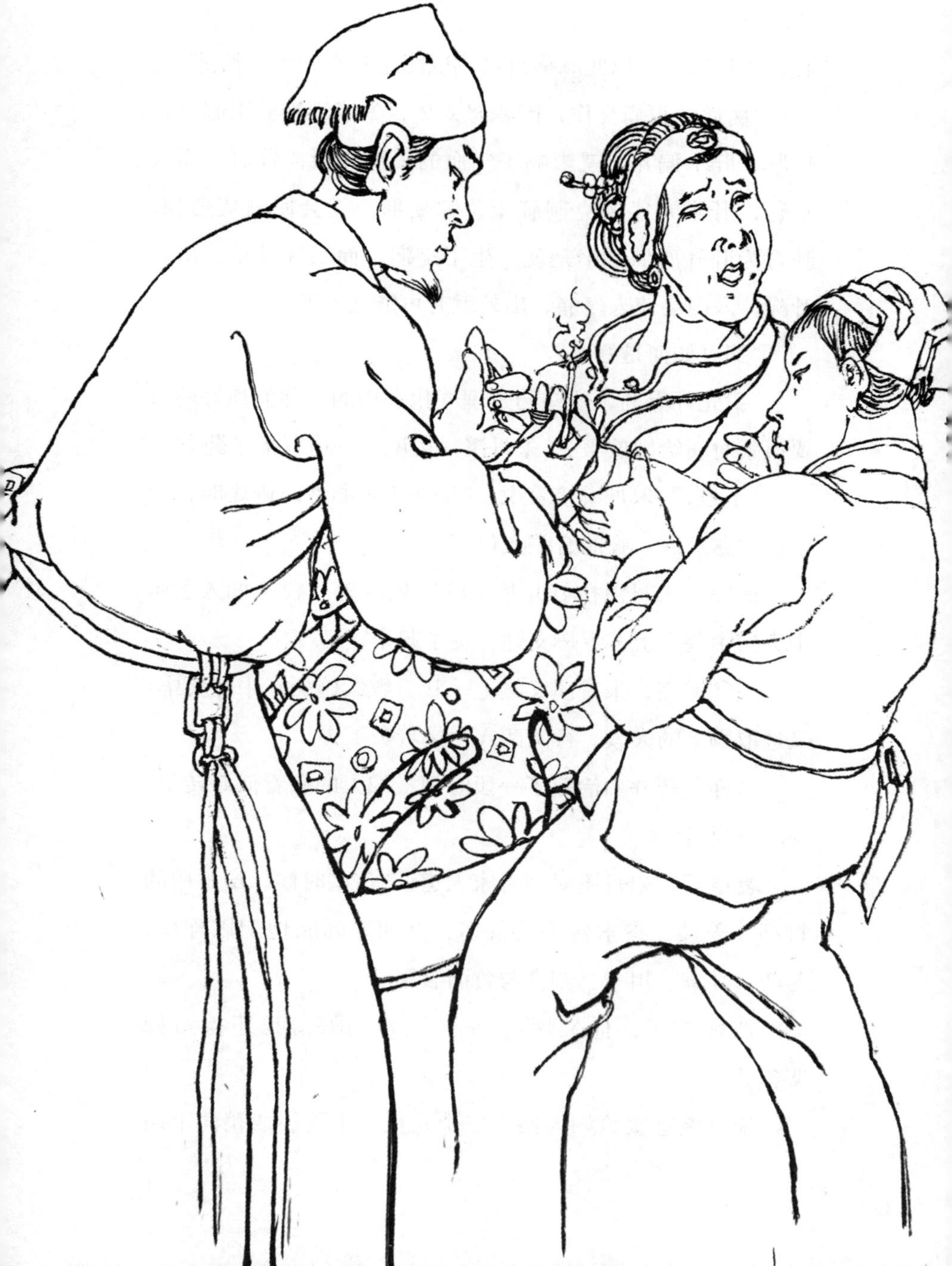

心，整日饮酒，以此麻痹自己，试图忘却心中的不快。"

"痫症、腹痛交作，因积怒太久，偏嗜酒液而引起。怒伤肝，肝木偏亢，就影响了气血的平衡调摄，致血少而气独行，肝木亢盛要克制脾土，脾受刑，就会使酒痰蕴积，脾胃为肝气所侮，于是就产生了疼痛。而酒性喜动，出入升降，入内会使人疼痛，出外就有可能使人发痫。"

"那可如何是好？"

"我先开点药，这些药是理气化痰用的，你们抓好药可要抓紧时间给她煎服。"朱丹溪一边说，一边写下了药方。

"不过，"朱丹溪接着说，"现在正是酒性入内之时，当乘痛时急灸肝、脾的有关穴位。"

说完，朱丹溪搓好几枚艾炷，先放置一枚于妇人上腹中央的中脘穴上，点燃艾炷，灸了起来。

一壮燃完，朱丹溪又续上一壮，继续施灸，中脘灸毕，又选取脚上的大敦、行间两穴，接着灸下去。

这样灸药并用治疗了一段时间，妇人的病看似好转了，却时有反复。

复诊后，朱丹溪对病者家人道："前些时候，给她用的竹沥、姜汁、参术膏等药甚多，这回要间断地配以陈皮、芍药、甘草、川芎，调膏与竹沥服用。"

拟好方子，他又说："来！让她躺好，我还得给她艾灸。"

朱丹溪这次给妇人换了三个穴位，中脘换成稍向上两寸的巨阙，大敦、行间换成了太冲、然谷。

灸完这几个穴后，朱丹溪将妇人的两手手掌并拢，告诉身旁的家属："来托住她的两手，就保持住这个样子。"

家人过来，接住了妇人的两手。朱丹溪腾出手来，拿出一根线绳，在妇人的两个大拇指的指关节附近缠了起来。

缠好妇人的两拇指后，朱丹溪在两拇指相并的指缝处放上艾炷，点火施灸。

朱丹溪说："我灸的这个穴，是南朝刘宋医家秦承祖的经验穴，叫鬼哭穴，这种治疗方法也叫作秦承祖灸鬼法，是专门用来灸治疯癫、风痫之类神志病的。灸这个穴，要烧到两甲角后的皮肉之处，烧不到位就不会有效。"

灸着灸着，病妇叫了起来，满嘴说的就像鬼怪怒骂行巫术者之类的怪异话语。丹溪对其家人说："这是病邪乘虚而入，有时会出现这种情况，不必紧张惊恐。"

到了第三次再诊时，病妇已趋于平和。朱丹溪在前药的基础上，又佐以荆、沥之类以防痰生，并再次灸鬼哭穴。余下诸症经调理而痊愈。

参考文献

明·高武《针灸聚英》

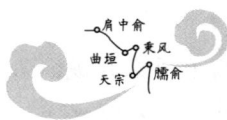

第三十三章

# 考古今滑寿发挥十四经
# 参舌脉伯仁灸愈寒疝女

　　江南的一家医馆内，医者在为一个女性患者做完诊疗后，对其家人说："还好，治疗得比较及时，不会有多大的问题，你们放心吧！"

　　患者家属紧张的情绪顿时放松了下来，忙不迭地说："多谢您妙手回春。"

　　病家走后，徒弟问医者："师父，先前那个女患者，也是在这个伏天得的痢疾，你断言她没办法治了，而今天这个得痢疾的女患者，怎么就可以救治了呢？"

　　医者回答道："这是因为她们两个虽然在同一个季节发病，又患的是同一种病，但是，由于她们两人体质状态的不同，疾病在她们两人身上的转归就有所不同。你们看先来的那个，大热喘闷，小便闭塞，脉鼓急，说明那个患者已危不可治；而后来者则是微热、小便通利，脉洪大而虚软，说明她的气机还是畅通的，所以会有两种不同的结果。"

"这可治者如何治？"

"马上用下法，观察病情变化后再酌情用苦坚之剂。"

几天之后，这两个痢疾患者，果然一死一愈。

这个在当时名重一时，被病者称为"以得其一言定死生为无憾"的医者，便是大名鼎鼎的元代医学家滑寿。

滑寿，字伯仁，自号樱宁生，许州襄城（今河南许昌市）人。祖父在南方为官，因而他主要生活在江浙一带。他曾跟随王居中、高洞阳学医。

滑寿拜王居中为师后，对《内经》《难经》作过深入的研究，深得要旨。他在学习过程中感到，《素问》《难经》中的论述虽然详尽、深奥，但原书结构层次上欠分明，文字上也有个别缺漏之处。于是，他询问王居中，能不能将原书的内容加以分类注释，以便于阅读理解，王居中表示支持。滑寿就根据读书的体会著述了《难经本义》《读素问钞》等书。

滑寿还根据研习古书的心得和诊治患者的经验，撰写了《诊家枢要》一书。此书仅一卷，为脉学著作，开头论述脉象大旨及辨脉法，有很多独到的见解，接着阐析浮沉迟数等 29 种脉象及其主病，最后讲述妇人及小儿脉法。

滑寿治学严谨，博览群书，他不仅精通内科疾病的诊治，而且拜东平（今山东东平县）高洞阳为师学习针灸。
滑寿针术高明，曾经用针灸治疗难产等多种病症。他对经
络理论很有研究，著有《十四经发挥》，共三卷，考订腧穴
657 个，详加训释，有所发挥；并重视脉的分部及其与脏
腑的关系；强调奇经八脉中任督二脉的重要性，提出任督
二脉与十二经并称十四经的学说。此书为滑寿一生中之代
表著作。

　　《十四经发挥》一书循经列穴，倡十四经之说，是滑寿
的主要学术思想和成就，书中纠正了《圣济总录》中足少
阳经、足阳明经在头面部的某些穴位的误差，以及足太阳
经在腰背部的一些穴位排列次序与经脉循行走向的错误，
发展了经络学说，对后世有深远影响。

　　滑氏以《内》《难》为基础，参张仲景、刘完素、李
杲三家之说，贯通古今，医术已远远超过他的老师，他医
德高尚，不论贫富，一视同仁，有求立刻前往诊治，救人
无数。


　　一次，一男子急匆匆上门求诊，一见到滑寿，就上气
不接下气地说："先生救命！我家夫人生产后，满腹疼痛，
痛得在床上直打滚。"

　　"别急，我们马上就走。"

　　不一会儿，滑寿安排好看诊的患者，就带上诊疗用具，
随那男子出诊去了。

他们刚走到患者卧室门口，就听到屋里传来一阵呕吐声。进了内室，滑寿看到一位 20 多岁的妇人在床上翻来覆去。

"呕出来的东西呢？"滑寿问。

"几天……没怎么吃饭，只是想呕，可也呕不出来……什么东西。"妇人断断续续、有气无力地说道。

滑寿见病妇身体这么虚弱，还有些烦躁，就问家属："她这个样子，有多长时间了？"

"都好几天了。"家属回答道。

"这几天都是这样吗？"

"开始只是感觉手脚发凉，后来就觉得自脐下上至心窝，胀满疼痛，她说痛得最厉害的地方是两侧的胁肋处。"

滑寿看了看妇人的舌头，伸出手来，为其诊脉。

他感到手下的脉象沉结而不调畅，于是，就对病家说："她的脉是寒脉，还不是一般的寒，她的病是寒疝。"

"寒疝？"

"对！是寒疝。它是由脾胃虚寒，或产后血虚，复感风寒外邪，结聚于腹中而致。症见脐周绞痛、冷汗、四肢厥逆、脉沉紧，甚则全身发冷，四肢麻木；见于血虚者，腹痛连及两胁、小腹。"

"严重吗？"

"从脉象上看，沉中有结象，倒是挺重的，不过，从表象上看，还没有到最严重的地步。"

"那该怎么办？"

"夫人寒疝，寒在下焦，亟宜攻其下，无须攻其上。"

"那是不是得吃些散寒的药物？"

"先不必。妇人寒气结聚，该当温熨发散，我治疗寒疝，多灸药并用。"说着，滑寿取出艾绒，为妇人灸了起来。

滑寿先后灸了章门、中脘、气海等穴，并解释道："章门为脏会，中脘为腑会，气海为下焦精元之气之所在。灸这些穴位，为的是温元驱寒。"

艾灸这些穴位的时候，妇人感到腹中不时地响动，灸后，她说："我觉得轻松多了。"

滑寿说："这只是短暂的好转，你还需要坚持治疗下去，才能彻底治好这个病。"说完，他开出一个药方，方中有延胡索、官桂、胡椒、茯苓、青皮及一些芳香药。滑寿说："这些药的作用在于温肝散寒理气，让她十日一服，服些时日。"

这个妇人经过艾灸与药物的治疗后，果然明显好转。她按照滑寿的要求，又服了一段时间的药物，寒疝的症状就再也没有发生过。

参考文献

清·张廷玉《明史·卷二百九十九·列传第一百八十七方技·滑寿》、明·江瓘《名医类案》、明·李梴《医学入门》

第三十四章

# 阔商贾腹泻年余愈无期
# 黄子浓参悟易理灸百会

在我国古代针灸家中，有很多名医家学渊源，他们上通天文，下知地理，能将中国的传统文化与中医针灸的理论与临床有机地结合起来。他们密切观察自然界的变化，并将人体与自然密切地联系起来，因此，当他们在临床上遇到一些问题时，往往能够应用天人相应的观点加以解决。

江西名医黄子浓就是这样的人物，他与滑伯仁是同时代的医家。

邻县的一个富翁，腹泻了一年多，多方诊治，毫无起色，于是厚礼约黄子浓上门疗疾。黄子浓为他治疗了一个多月，也没有任何效果，觉得很不好意思，就请辞了。

"唉！我的这个腹泻，别人治了一年多，没有见好，就连黄子浓，也没能治好我的病，看来，我的这个病，是没有指望了！"这个富翁，并没有责怪黄子浓的意思，不过，能找的医生都找遍了，病也没能看好，这使得他不免有些失望。

再说黄子浓，他是在接了厚礼之后去富翁家诊病的。腹泻一病说大不大，说小不小，原想凭自己的经验应该手到病除，却怎么也没有想到，穷尽了他的心思，也没能让患者有多大的好转。

黄子浓心里很郁闷。收了人家的礼，又没有给人家看好，人家不说，自己心里能好受吗？这礼，既然收下了，还好退吗？不退，又怎么向人家交代啊！

黄子浓虽然回到了家里，但天天在想着此事，以至于多少天来，寝食难安。

"还是得好好地琢磨，想个治病的办法。"他决定继续研究这个患者的腹泻，希望能找出解决之道。

可是，他查阅了好多资料，翻看了前人的医案典籍，想了又想，也没能想出个合适的方案来。

一天，百无聊赖，他翻开《周易》，读了起来："天行健，君子以自强不息，地势坤，君子以厚德载物。"

"啊！这乾卦天行健……"黄子浓突然悟到，天上的气如果运行不正常的话，那么地上的气也就不能升腾。富翁的病，应该是气不能上举导致的。

他走到书桌前，摊开一张宣纸，拿起笔想写字，却发现砚台里的墨汁已被风干。

要写字，就得重新磨墨，磨墨前，要往砚台里注水，

　　于是，他拿起汲水的工具——水滴（注水以供磨墨用的文具，也称水注），从水盆里吸水。他将指头按住水滴的上孔，水滴被装满了，手持水滴离开水盆，这水滴里的水也不会漏掉。然后，他把吸满水的水滴拿到砚台的上方，松开按压上孔的指头，水滴里的水就哗的一声，全都流到砚台里面去了。

　　这一系列的习惯性动作，是他做过无数次的，可这一次对他却颇有启发。巧的是，水滴滴水的物理现象，与乾卦天行健所要表达的意思，在黄子浓看来，是那么的一致，他不由自主地叫道：“啊！我能治好这富翁的病了！”

　　他马上更衣，再次前往富翁家去为之治疗。

　　黄子浓见了富翁，就说：“不好意思，没能治好你的病，让你又多熬了这么多天，我心中一直过意不去。今天偶有所得，豁然开朗。”

　　“先生一直惦记着我，实感荣幸。”富翁见他这次到来，信心十足，也很高兴。

　　黄子浓用手指在富翁的头上度量起来，他以大拇指指端抵住富翁两眉头连线的中点，即印堂穴，向上直至巅顶，到两耳尖连线的中心点处——百会穴，黄子浓在此穴上，放上艾炷，点燃施灸。

　　“咦？怎么到头上去了？我是腹泻啊！”富翁狐疑道。

　　“没有错！这叫病在下，取之于上。”黄子浓说。

　　“你以前可一直是在我腰腹部取的穴。”

　　"是啊！就因为那种方法没有效果，才需要这样变通的。"

　　黄子浓为这个富翁一共灸了三四十壮，泄泻就被完全治愈了。

　　后来，富翁问黄子浓："灸百会治疗腹泻的神奇效果，我可是领教过了，只是我不明白，为什么头顶上的穴位会有如此强烈的效应呢？"

　　黄子浓回答道："灸百会治疗腹泻能够取得如此神奇的效果，是由于百会是督脉的经穴，居于巅顶。督脉总督人体一身的阳气，督脉运行不正常，元阳之气就会失常，甚至下陷，就可能出现腹泻症状。百会又名曰三阳五会，是诸阳脉相交会的地方，灸百会既能增强督阳之气，又能使脾阳之气得以正常升发，泄泻也就因此而止住了。"

---

参考文献

明·俞弁《续医说》

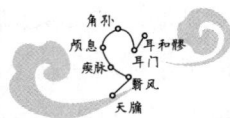

第三十五章

# 新安男小便淋沥止亦难
# 孙卓三揭盖提壶灸脑后

新安的一个男子，小便淋沥不止，渐渐地面黄肌瘦，看了好多医生都没有办法，遂转而求治于孙卓三。

孙卓三是江西饶州的一名医生，在当地颇有声望，经他治好的患者不计其数。可是，新安的这个男性患者所患的一个看似非常简单的毛病，却把他给难住了，几个来回的治疗，患者似乎没有什么起色。

"先生，我这病还能治好吗？"病家不无担忧地问道。

"慢慢来，总会有办法的。"孙卓三回答道。

"这样下去，我是不是……"

"不要多想，俗话说，病来如山倒，病去如抽丝，你可要耐得住性子啊！"孙卓三虽然这么说，可他自己的心中也没有底。

说实在的，他开始并没有觉得这病怎么样，只不过是常见的淋浊之类的病罢了，可接手治疗后老是没有效果，以至于孙卓三已无计可施，他心里感到非常郁闷，但面对患者，他只能掩饰自己的困惑和不安。

有一天，孙卓三闲着无事，像往常一样从书架上取出一本书，然而由于心里堵得慌，无心阅读，翻了几页，就将书扔到一旁。他坐在桌旁，要饮茶，就将右手的四指握住壶把，拇指压住壶盖，提起茶壶，欲向茶杯倒水。可奇怪的是，这水怎么都倒不出来。

"刚刚沏的一壶茶，怎么就倒不出水来呢？"

他一边想，一边使劲地摇晃，再倒，还是倒不出来。

他把茶壶放在桌子上，挪一挪手指的位置，重新提起茶壶倒水，咦？这下茶水倒是流出来了。

倒好茶水，他把茶壶放到桌子上，右手离开茶壶的一刹那，他注意到了壶盖上的洞眼，想到开始倒茶时没看见这个洞眼，大拇指就不经意地把这个洞给堵住了。他再次提起茶壶，发现当壶盖上的洞眼被堵住时水流不出来，而一松开则水流通畅。

这一松一堵之间，孙卓三想到了那个新安的男子，想到了那淋溺不止的尿症。他猛然醒悟，心想这个患者是由于身体的肾气封闭不固，才使小便失去了固摄，如果肾气固，小便自然会停止。

于是，当孙卓三再次给那男子诊治时，就在这个患者脑后的穴位上扎了一针，并为之艾灸三壮。就这么一次，

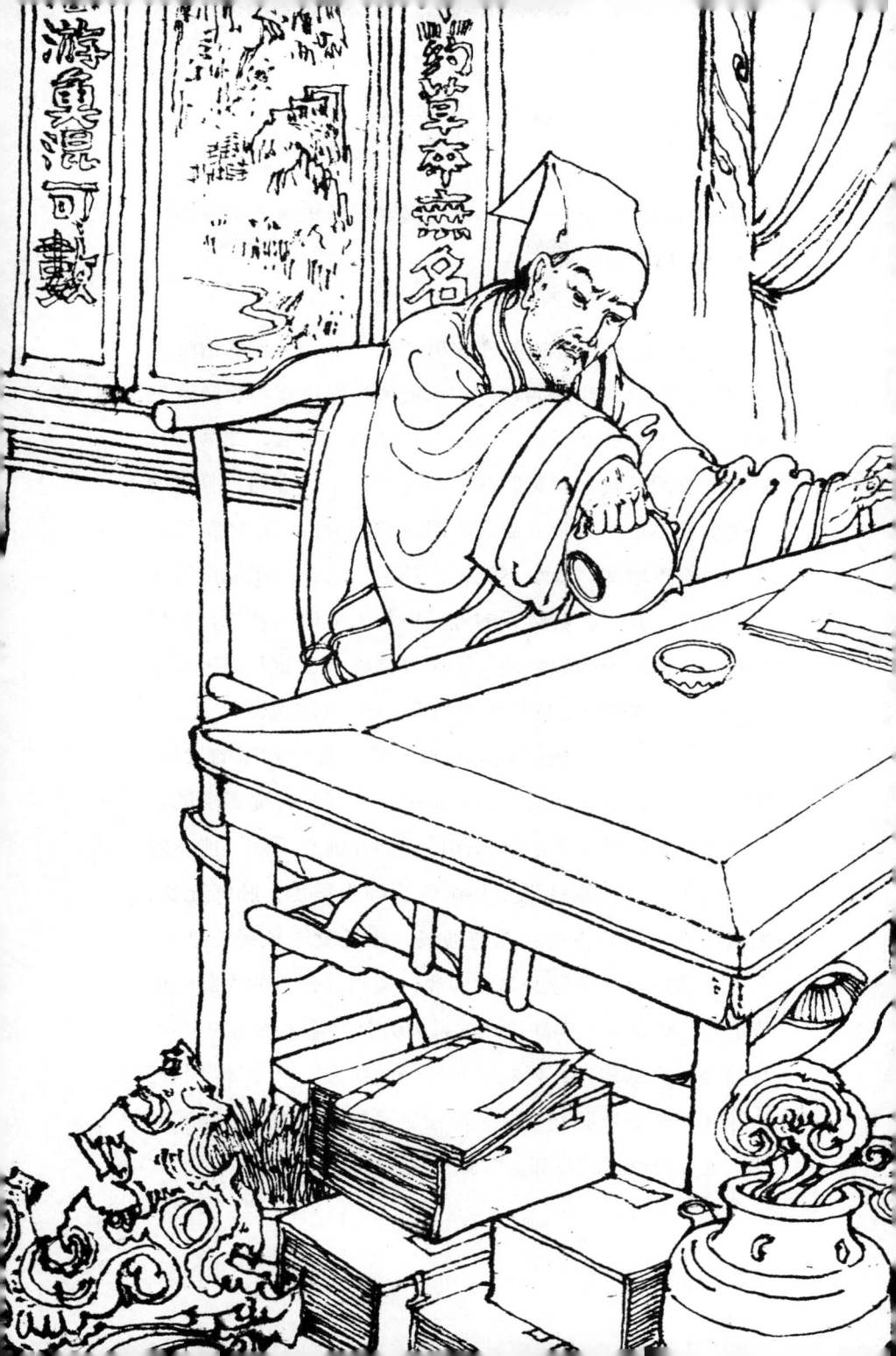

患者的淋溺便被止住了。孙卓三提壶揭盖悟医理的故事也因为这事被传扬开来。

　　孙卓三后来能够治好新安男子的尿症，是他的治疗方法契合中医水液代谢的理论。水液的代谢过程与脾肺肾三脏有关，小便淋溺不止，一般认为是阳气虚衰，尤其是肾阳有失统固所致。面黄肌瘦，一方面是中气虚弱，脾胃的生化功能不足；另一方面是肾阳统摄的失职，致使精气外泄。而壶盖堵塞，滴水不流，让孙卓三又进一步地认清了这个道理。其实，自然界的外环境与人体的内环境，有很多共通之处。灸脑后能使督脉阳气强盛，也能升提中阳之气，阳气强盛则肾的固摄能力强大，小便自然就会停止。

　　根据提壶揭盖的原理，孙卓三用的是反其道的方法，即堵塞壶盖，滴水不流。目前临床上所说的提壶揭盖的治疗原则，大多是用来治疗尿闭的，即在通利下焦不能奏效的情况下，反过来扶助上焦肺气，肺为华盖，肺气充实，则肃降功能得以发挥，水道通畅，小便就能顺畅地排出。在针灸治疗时，可考虑选取肺经，或与其表里的大肠经的特定穴，如合谷、列缺等。这是因为合谷是大肠经的合穴，与肺经的络脉相连；列缺既是肺经的络穴，又是肺经与任脉脉气相通的八脉交会穴，而任脉又贯通上中下三焦。另外，也可选取肺的背部俞穴肺俞。

　　黄子浓与孙卓三这两个江西人，生活在两个不同的历史时期，都是为了治下焦二便之疾而犯愁，巧的是，他们又都是通过注水、倒水这样的自然现象，得到启示，获得灵感，并由此在治疗中取得突破。中医的博大与神奇，值得我们深思。

参考文献

《江西通志》《饶州府志》

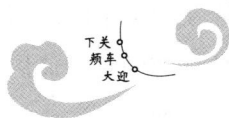

第三十六章

# 王家女患瘰疬病情垂危
# 周汉卿使铍刀焠刺疗疾

明初时，松阳（位于浙江省，1958 年并入遂昌县）有个针灸奇人，名叫周汉卿。

周汉卿自幼勤奋好学，对内科、外科都很精通。他的针灸术出神入化，见过的人无不叹服，同时，他对按摩也很有研究。除普通的毫针外，刺血、火针、长针、金针拨翳，无所不能。他用针灸治愈了许多疑难病症。他一生行医，没留下什么著述，可是，他的医学成就，却被记录在史料当中。

华川的陈明辽，看不见东西有十来年，方药都尝遍了也没有见到功效，以为这一辈子就这样了。后来，他有幸碰上周汉卿，周汉卿看后说："你看不见东西是因为你眼睛布上了眼翳，只要祛除眼翳，你就能看清楚东西了。"周汉卿给他施行了针拨刮除眼翳的手术，使陈明辽重见光明，陈明辽总觉得他是个神人。

钱塘王家的女子患了瘰疬，已经发展到脖颈及腋下多处结节溃破，细细数来，总共有 19 处。这 19 个孔窍，都有白色的脓液流出。非但如此，她的右手还因为这个病的影响，拘挛得无法活动。家里人曾经请过医生，可根本没有办法控制住病情的发展，而且，患者开始发高烧，浑身滚烫。家里的人都觉着，这样高烧下去，溃疡不收，患者可能就活不了太久了，因此，家人就着手为她订制棺材，准备寿衣等后事了。

一天，王家的家仆从外回来，跟王老爷汇报完了置办棺材的事之后，说道：

"我在外面的时候，有店主听说小姐的病况，就说松阳的周汉卿眼下就在这附近，他会治这样的病。我说我们已经看了许久了，眼看着小姐不行了，才不得已赶制寿材寿衣，可他们说，周汉卿技术高明，活人无数，而且小姐已经这样了，你们也权且死马当作活马医。"

王老爷听了，忙说道："那你就再出去打听一下，想办法把这周汉卿请来。"

"好！我这就去。"

……

周汉卿被请来了。他仔细地观察了王小姐瘰疬发作的位置。一番诊查后，他从随身携带的医箱中取出一把刀来。

"先生！你这是要……"王老爷不太明白，忙问道。

"你看，这个瘘，是不是最大的。"

"是的。"

"这是母病，我要将它给剔掉。"

周汉卿手里握着的不是一般家常用的刀，而是医疗用的铍刀。铍刀也叫铍针，是针具的一种，下端剑形，两面有刃，多用以刺破痈疽，排出脓血。周汉卿将铍刀深入到那个最大的瘘管里，将还在流脓的窍母一并剔除掉了。

大的母病好剔，余下的近十几个小的瘰疬，皆为后发，不如窍母那样溃熟，基底连着生肉，不好处理。

周汉卿剔除了窍母，放下了铍刀，又拿出火针，燃起火焰，将针烧红，刺向小的瘰疬。随着"滋"的声响，一道烟雾从针刺处升起。周汉卿从患处抽出针后，依此法，对着余下的瘘管，一一刺去。

"好了！"周汉卿为患者剔除窍母，又以火针焠刺所有小的瘘管后，宣布治疗结束。

"好了？"王老爷问。

"这次就治疗到这里，至于能不能好，就要看她的造化了。"

"您看小女能保住命吗？"

"以我为她施行火针的感觉来看，还是有希望的。"

"还请先生明言。"

"当我的火针透过瘰疬，碰触到生肉时，她感觉到了疼痛。"

　　"怪不得在用火针刺的时候，我看见她好像抖动了一下。"王老爷说。

　　周汉卿点点头，说："知疼痛者生，痛，说明神气还在。如果失去疼痛的感觉，那就难以治疗了。"

　　几天过后，周汉卿复诊时，王氏女的十九个疮口皆已成痂。又过了几天，痂皮脱落，痂皮下的生肌已如常人。

---

参考文献

清·张廷玉《明史·卷二百九十九·列传第一百八十七方技·周汉卿》

第三十七章

# 慕云偏风陆岳灸疗扶正
# 春元中脏养愚艾火回阳

明嘉靖年间，一户人家里，一个叫丁慕云的男子躺在床上，昏昏沉沉，嘴里不停地念叨："麻啊！麻啊！"

"已经去请陆大夫了，你再忍忍啊！"家人在一旁安抚他。

丁家人要请的陆大夫，正是名医陆岳。陆岳，乌程（今属浙江）人，字养愚，少时习儒学，成年后精于医学。嘉靖时期，他以医术精湛名噪江浙，誉满闽粤。

不多时，陆养愚来了。

陆养愚走到丁慕云的床前，看到他满身是汗。

陆养愚问道："哪里麻？"

丁慕云依然是"麻啊！麻啊！"地叫着。

家人看丁慕云迷迷糊糊的样子，在一旁回道："他左半身麻木，手脚抬不起来，具体哪里麻，他自己也说不清。"

"怎么会出这么多汗？"

"刚发病时，服小续命汤方十剂不见效果，医生说，风证应该大汗发，小续命汤里掺有补养气血的药，发不了大汗，所以不效。医生就去掉方中的人参、白芍，加倍了里面风药的剂量。可服了这加减小续命汤之后，除了大汗淋漓，浑身开始游走疼痛，左侧手足还是一点也不能抬举，人也昏昏沉沉的。"

陆养愚听完家属的讲述，伸手为丁慕云诊脉。诊毕，说："两手冰冷，阳脉弦细而数，阴脉迟涩而空。他的病虽说是风，但我们还是要考虑与风有关的一些其他因素。古人云，麻者气虚，木者血虚，手足不任者脾虚，具此三虚者，只需要调养气血，就能把风症除掉。可惜之前的大夫在小续命汤方中加了过量的风药，仅有的一点养血药又给去掉了，所以，病情不但没有好转，反而愈加严重。医圣张仲景说过：夏天宜于发汗，以应阳气在外也。春月阳气较弱，初出地下，这个时候大力发汗，是要伤及卫气的，卫气失守，营血不随，所以，就会产生遍身游走疼痛，昏厥逆冷的病症，这都是气血将绝的表现。"

"那，还有没有可以补救的措施？"家人问。

"事已如此，也只好随机应变了，对此气血两虚、阳气衰竭的患者，应当急用大剂的十全大补汤，煎浓汤灌服。"说完，陆养愚开好药方，交给丁慕云的家人，让他们快快

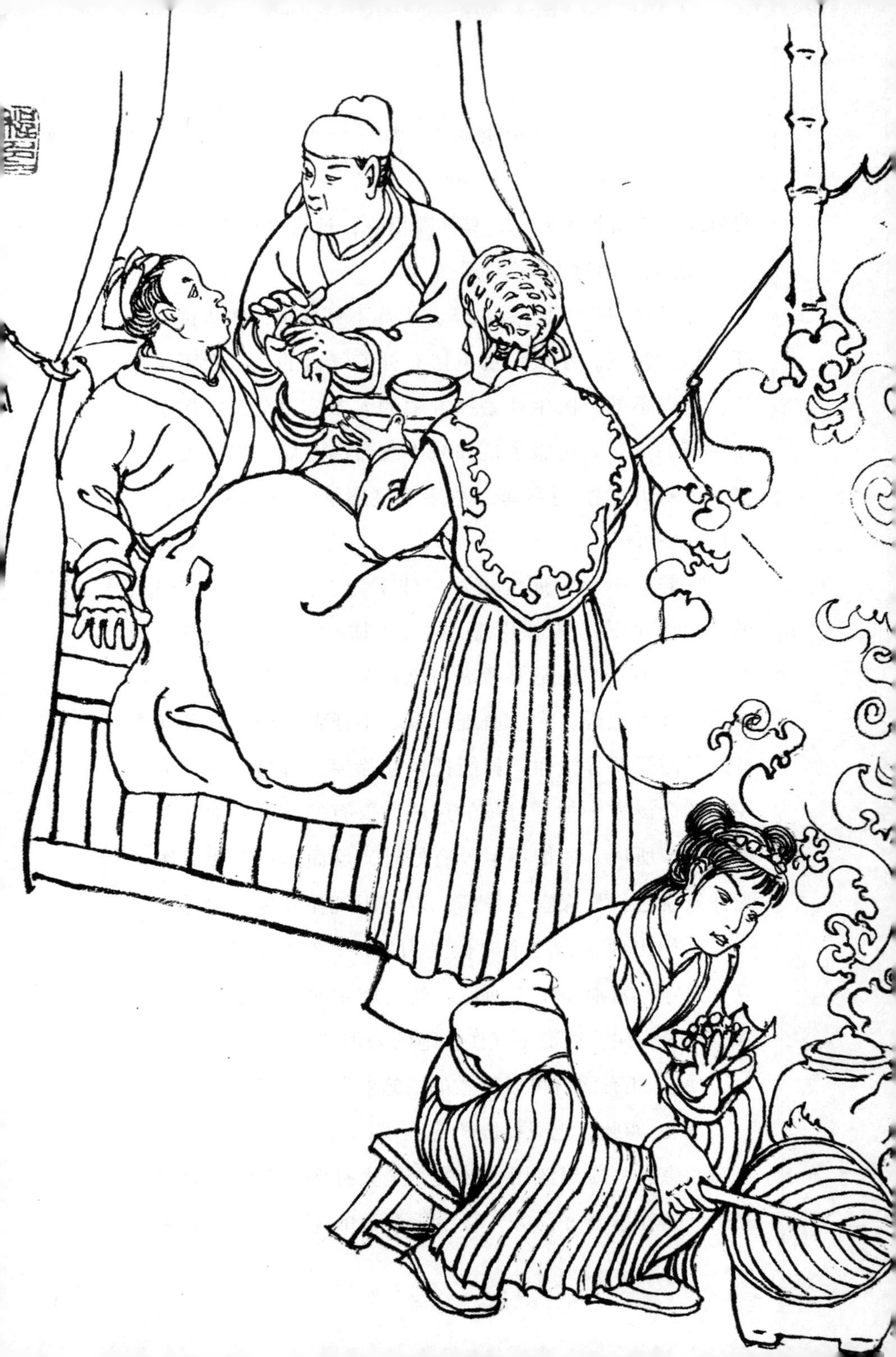

取药煎煮。

丁慕云被灌下大补汤后不久，慢慢地清醒了过来，他睁开了双眼，看到亲人们围在床前。

见丁慕云清醒，丁家人十分高兴，陆养愚道："目前看来，他是醒了，但是，单靠药物恐怕还不行，他还有中风中脏腑的危险。"

"那怎么办？"丁家人一听会中风，又紧张起来。

"急灸经穴，固扶正气，防止疾病的传导。"

陆养愚为丁慕云灸了风池、百会、肩井、曲池、间使、足三里等穴，每穴灸了五六壮。

几天后，陆养愚复诊时，丁慕云的诸多症状均已消除。

陆养愚见丁慕云神色已恢复如常，问道："这两天还好吧？"

丁慕云道："多谢恩人相助，救我一命，我现在饮食日渐增加，唯大便常有结粪，不易排出，胸膈痞闷，微微有热。"

"这是由于出汗太多，伤及津液，所以，在下大便解不下来，在上则胃脘不舒，你可以用我的润字丸。"

陆氏润字丸组方为：大黄（酒制）400 克，陈皮 50 克，前胡 50 克，山楂 50 克，天花粉 50 克，白术（炒）50 克，半夏（制）50 克，枳实（炒）50 克，槟榔 50 克，六神曲（炒）200 克。

丁慕云服了润字丸后，大便解了出来，可还是有些燥，陆养愚又以八珍汤加减开出方子，其中，当归的剂量加倍，再加上麦冬、知母以润燥，佐以少量的槟榔、木香、豆蔻仁以调其气。

这下，丁慕云的大便通畅了。一个多月后，他的病痊愈了。


丁慕云还算幸运，风邪没有中及他的脏腑，下面这个患者的情况可就比他严重多了，好在这个患者也遇到了陆养愚。

患者名叫邹春元，是一个未满五十岁的男子，他突发中风，耳聋鼻塞，二便不通，四肢不遂，瘫卧在床上，神志不清，不能说话。

突然，邹春元发出一阵含含糊糊的低语，家人赶紧凑上前来，只听他说："奶奶！您原来在这里，这些年我一直在想你啊……哎！伯伯也在这儿……"

旁边的一个妇人，听到这话，不由得脸色一变，忙贴近他的身旁，说："春元！看你都说些啥！你快醒醒！"

守在床边的医生没弄明白是怎么回事，就问那妇人："他在说些什么？"

"他在和那些已经过世的亲人说话。"

"已经灌过牛黄了，还是这个样子。"

"是啊！"这位医生也是一筹莫展，"脱阳者见鬼，脱阴者目盲。他目无所视，与看不见的故人说话，乃阴阳俱脱。张洁古说，中腑者影响四肢，中脏者九窍不利。如今，他的手足不随和，五官不利，两便不通，上窍下窍都表现出闭塞的征象，是脏腑皆为风所中。况且，他六脉弦数而没有规律，《脉诀》上说，中风如果出现迟浮的脉则有转好的希望，要是出现急、实、大而且数的脉，那可就凶多吉少了。他现在的情况是脉症俱危，难治啊！我才疏学浅，实在没什么好办法，这样，我先开个方子，权且一试。你们再另请高明吧。"

说完，那位医生开了一个大补的药方，方中有人参、熟地黄、肉桂、附子等药，然后就离开了。

邹家人一面去抓药煎煮，一面派人去请名医陆养愚。

陆养愚很快赶来了。他先诊脉，果如前面医生所言，脉是极其急数，不过，那是浮按取得的，稍加按压，则感觉到脉来有些和缓，这说明患者尚有胃气。不过两尺脉重按觉得有些空虚。

诊毕，陆养愚看了看前面那位医生开的药方，说："阴阳兼补，是治本之法不错，可是，现在当上下九窍闭塞之时，恐怕难能奏效。我看，还是先通二便，使浊阴下降，这样，清阳之气就能够上升，然后再说补的方法。《内经》所谓急则先治标而后治其本。他目前病势危急，恐怕来不及缓补。先将这已经煎好的汤药与他灌服。"

家人听了陆养愚的话，遂将前医开的药给邹春元灌饮。可是，接连饮下几剂汤液，都停于胃脘，不再通下，陆养愚用两手于他的脘腹部揉按，揉来揉去肚子发出了声响，可所饮之物就是下不去。

陆养愚再次切诊，脉象依然如前，于是，他取出家制神佑丸数十粒，扳开邹春元的嘴巴，令家人灌以淡姜汤，冲送下去。

药下去后，陆养愚马上为他灸百会穴，使阳气上升，又灸关元穴，不使阳气下陷。两穴各灸了一两壮，邹春元的眼睛就睁开了，只见他双眉频蹙。

"痛吗？"陆养愚一边施灸一边问。

邹春元点了点头。

"是有一点痛，你坚持一下，能忍至七壮就有救了。"

邹春元又点了下头。

七壮将要灸完，邹春元突然抬起右手，指向肚腹，口中"哇哇"地嚷了起来。

"快快！要排便。"

果不其然，邹春元大小便通畅了，腹中秽浊泻下不少。而且，没过多久，又泻下一些。

陆养愚看他泻得差不多了，令其家人将前方加倍人参的剂量再次煎煮。

这时，邹春元又要方便了，他还是有些昏昏沉沉的。

待他便后，陆养愚急令家人，将煎煮好的药液给他缓缓地灌了下去。

从此以后，他人事渐清，却留下手足振颤、左半身不遂的症状。陆养愚遂于大补气血的方药中，佐以祛风顺气消痰之品，如秦艽、全蝎、僵蚕、乌药、南星、半夏之类，调治了一年有余而得以痊愈。

　　此症初起，气血不足为本，九窍闭塞为标。先通其秘者，急则治其标也。后见风症，还是气血不足为本，而风症此时为标，治疗的重点在于补气血，适当地佐以相关的风药，乃缓则治其本也。


　　陆养愚治疗这两个中风患者，均在关键时刻予以艾灸。前者半身不遂，且有中脏腑的风险，陆养愚按中经络的思路，艾灸阳明、少阳经经穴，以扶助正气，防止疾病的传导。后者则已中脏腑，且现阴阳俱脱的危象，故在其治疗上，重灸督任之百会、关元，以利于回阳固脱。

参考文献

清·周亮工《因树屋书影》、清·魏之琇《续名医类案》

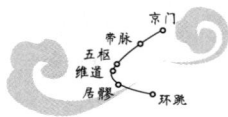

第三十八章

# 打鱼人中寒邪肚疼误攻
# 花溪老消痛症温灸理气

一个外感伤寒的患者，发了七天的热，热退了之后，突然咳嗽个不停，一位老人看后，只为他灸了乳根、气海两穴，并且配以补中益气汤加味服用，患者治疗后的当天就停止了咳嗽，平安无事。

这个施灸立方者，自号花溪恒德老人，叫虞抟，字天民，为今义乌市廿三里镇华溪村人。

虞天民的曾祖父虞诚斋受业于元代名医朱丹溪的门下，其父虞南轩年轻时就潜心攻读医书，医术精湛，并以"不为良相，则为良医"为座右铭。虞天民的哥哥虞怀德也同样精于岐黄之术。故虞天民之家，可称"医学世家"。

虞天民幼时聪颖，他习儒学，攻诗文，博览群书。年轻时，由于母亲多病，他立志学医，潜心研读各种中医经典著作。

虞天民不但医术高明，且医德高尚，病者求医，多不收酬。他的书房墙上，挂着自己书写的条幅，写有"恒德斋"三字，他还曾写出自警的"百字吟"张贴于室中。

某冬令的一天，虞天民在自己的诊室刚刚看完一个患者，就听到外面传来"哎哟！哎哟"的哀号声。

不一会儿，一个壮年人，躺在床板上，被几个人抬了进来。

只见那躺着的病患双手捂着肚腹，不时地扭动着身躯，口中痛苦地呻吟着。

虞天民指挥来人把患者安置在诊床上，问道："这腹痛是几时发的？"

陪护的家人回答道："腹痛发作至今，已有两个昼夜。"

"是间歇发作，还是疼痛不止？"

"从发病到现在，就没有中断过。"

"这么长时间了，怎么不早点过来？他是怎么发病的？"

"前天，他下水网鱼，饿了，吃了点冷粥，不想这就发病了，而且，一发病就这么痛。我们也没怎么耽误，马上就找医生看了。"

"看过医生？"

"看过。"

"服药了吗？"

"给开的大黄丸、大承气汤，服药后下了些粪水，可下过粪水后，肚子痛得更加厉害。"

"方药可能不太对证。"虞天民心想，他觉得不便于在病家面前评价同行的治疗，转而说道："让我诊诊脉。"

其实刚看到患者青黑的面色时，虞天民心中已有了几分底，接着诊得的脉象，更加证实了他的判断。他说道："手下六脉沉伏而实，这是大寒证，并且下焦还有燥屎。"

"那怎么办？"

"不要紧的，我先给他开一剂丁附治中汤暖一暖胃，再灸一灸气海，这样里外共同温通，定能止痛。"

患者服药后，虞天民给他灸了气海穴，共灸了二十一壮，灸完之后，问患者："你现在感觉怎么样？"

"好多了。"

"你觉得疼痛减轻了几成？"

"大约有一半。"

"好！这寒气去得差不多了。下一步该给你清除肠内的宿便。"

"现在就清？"

"这倒不必。我给你配点药丸，你明天起，每天早晚各一次，每次吃五粒，用生姜汁送下。"

虞天民给他开出的是用巴豆、沉香、木香做成的如绿豆大小的药丸，病家回去后，按虞天民所交代的方法，共服用了六七次，解下来一些黑便，肚腹就再也不痛了。

虞天民为明代中期著名的医学家。据《金华府志》载："义乌以医名者，代不乏人，丹溪之后，唯抟为最。"他与朱丹溪以及现代名医陈无咎（号黄溪），被称为义乌医家"三溪"。

对于灸法的应用，虞天民在他的著述《医学正传》中写道："虚者灸之，使火气以助元阳也；实则灸之，使实邪随火气而发散也；寒者灸之，使其气复温也；热者灸之，引郁热之气所发，火就燥之义也。"他认为灸法可以广泛用于虚实寒热各种证候。

---

参考文献

明·江瓘《名医类案》，明·虞抟《医学正传》，《金华府志》

第三十九章

# 密斋灼中指惊风童回生
# 万全灸脐旁疝气儿痛止

　　明代，湖北的黄冈出现了两位大医学家，一个是世人皆知的药物学家李时珍，另一个就是中医世家万氏家族的万密斋。

　　万密斋，名全，字密斋。祖父万杏坡，原籍江西，以儿科闻名。父万筐，字恭叔，号菊轩，继承父业，著有《痘疹心要》。明成化六年（1470）间客居罗田，在那里安家，大行医道，远近传颂"万氏小儿科"。罗田有巨儒张玉泉、胡柳溪，讲律法、史纲之学，万筐命万密斋跟随他们学习。不久万筐去世，万密斋决心继承家学，苦攻医学。万密斋尤其精通痘疹。

　　万密斋医德高尚。他治病不论贫寒贵贱，远近亲疏，有求必应，一视同仁。对一些穷苦的家庭，经常无偿医治，免费赠药。就是对那些与自己结怨的"仇家""冤家"，他也能做到不计前嫌，以德报怨。

相传，罗田举人胡某与万密斋是儿时的伙伴，后来同在一所学堂读书，因嫉妒万密斋的聪明与才华，胡某伙同另外两个人多次设计陷害，使万密斋吃了不少亏，致使两人断交成了"冤家"。后来胡某中举，密斋也成了名医。

一次，胡举人的儿子生病，久治不愈。胡家想请万密斋看病，但又不好意思上门，便趁他不在家时，请他的徒弟诊治，哪知服药后病情反而更加严重。不得已，只得再请万密斋。而万密斋二话没说，当即应诊上门治病。几天之后，孩子病情明显好转。胡举人见孩子已无生命之危，担心万密斋伺机报复，暗中下药让孩子留下后遗症。于是，复诊时，又请了另一个医生与万密斋共同诊视。不料，在用药上两人各执己见，互不相让。胡举人心中有鬼，不敢相信万密斋，万密斋只好独自离开。不料，孩子只服下几口药汤，就口鼻流血，大咳不止，又哭又闹。万般无奈之下，胡家只得再次硬着头皮去请万密斋。为了让胡家放心，这次他专门用一个小本本记下每次的用药交胡家保存，以便日后查考。

经过一段时间的悉心治疗，孩子终于彻底康复。胡家羞愧万分，一再道歉，并送去白银十两作为酬谢，万密斋坚辞不收，深得胡家和乡邻的赞誉。

其实，万密斋的医学才能，早在他学医的起始阶段就已经显露出来。

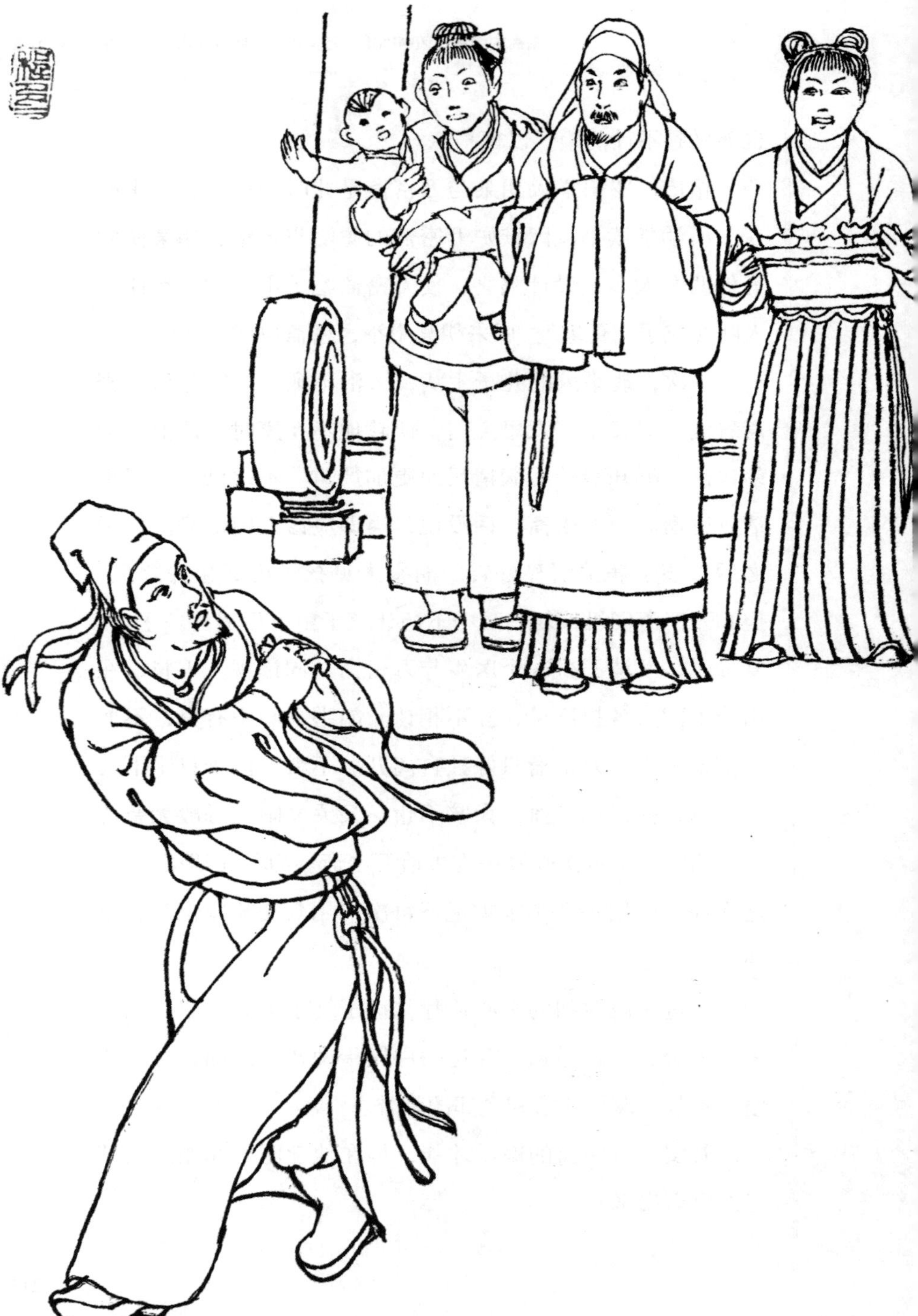

　　当初，万密斋随父习医刚出茅庐，就有一个两岁大的小儿惊风，突然发搐而死。万密斋上门时，病儿全家正围着病儿痛哭不已。万密斋见状，忙上前诊视，并告诉病家说："孩子还没有断气。"

　　万密斋对病儿父亲说："小孩面色未脱，手足未冷，是气结痰壅所致，而非真死。我用小艾炷给他灸灸看。"

　　说罢，万密斋就用艾绒制作小艾炷，灸病儿两手的中冲穴。灸火刚刚燃及皮肉时，孩子给疼醒了，"哇哇"大哭起来，孩子父母挂满泪珠的脸上露出了笑容。

　　接着，万密斋用家传治惊方，嘱病儿父母用薄荷煎汤给孩子送服。不多会儿，小儿解下黄色的涎液，抽搐止住了。

　　万密斋对孩子的父母说："孩子基本上没有大碍了，如果有什么情况，请再来找我。"

　　孩子的父亲问道："刚才您用的都是些什么药，会有这般神效？"

　　万密斋说："其实，就是十五粒雄黄解毒丸和二十五粒凉惊丸，这两种药分别起到利痰和去热的作用，只不过我是将这两种药合在一起用罢了。"


　　万密斋治疗患儿时，不只是用药，有时是灸药同用，有时是针药同用，还有时是针灸药同用。

　　有一个 4 岁的小儿，四肢抽缩，喉间不停地发出"呕呕"的鸣响，突然之间，声音没了，这孩子昏了过去。万密斋见状，拿出一根针，刺向孩子的涌泉穴处。孩子立即醒了过来，哭叫起来。

小儿醒后，惊风就止住了，再也没有发作。

不过，万密斋觉得，这孩子的病，可能没那么简单。他对孩子的父亲说："孩子的惊风虽然停了下来，但还没有用豁痰的药，如果不及早治疗，恐怕是要发痫的。"

孩子的父母听了万密斋的话，不太相信，抱着孩子离开了。

还不到半年，孩子突发痰迷心窍，饮食便溺，一概不知，时而昏厥倒地，果然成了痫病。无法，一家人再次找到万密斋。孩子的父亲说道："都是我们不好，没能听信先生的忠告，要不怎么会生出这个毛病呢？您大人不记小人过，再给看看吧！这回说什么我们都会听的。"

万密斋问那孩子："你知道你什么时候发病吗？"

孩子回答道："我一感到昏昏的就要发病。"

万密斋转而对孩子的父亲说："这样，我给你们开些钱氏安神丸，这丸药须配上胆草服用。孩子已经说了，他在发病前有昏睡的前兆，一旦出现这种情况，你就赶紧掐他两手的合谷穴。"

"是，先生，我一定照办。"

孩子的父母给孩子服了万密斋开出的方药，又按照万密斋所交代的防范措施予以预防，如此这般的调治，一个月以后，孩子的这个病就再也没有发作过。

万密斋治疗这个风痫的患儿可以看作针药同治，而下面的这个小儿偏坠的治疗，就属于灸药同治了。

有一个朱姓人家的孩子，睾丸肿痛，一年多都没能消退下去，后来成了偏坠疝气。孩子的父亲问万密斋："我家孩儿蛋蛋肿痛，都一年多了，也不见好转，我该怎么办？这孩子可不能因为这个病断了我家的香火。"

万密斋安慰道："足厥阴肝经之脉环绕阴器，肝病多因怒，小儿性急多哭的，常有此病，这个病又名气卵。经常见到有人得此病，但是，这并不影响生育，与人的寿命也没有关系。这个你尽管放心好了。"

"可他一哭起来，就胀得好大，那能不疼吗？我真怕哪天会胀破。"

"不会的，人的肌肤弹性强着呢！况且，这个病又不是不能治。"

"能治？"

"是，能治。但是，不能急于求成。"

"那就拜托您了！"

"好！我这就给你开个方。"

万密斋开的药方里有川楝肉、小茴香、青皮、山茱萸、木香、当归、川芎、海藻、三棱、莪术等药物，其中，三棱、莪术二味与黑牵牛一起同炒，炒后去牵牛不用，诸药共为细末，神曲为丸，温酒送服。

　　除了用药，万密斋还嘱咐朱家的人回去后给孩子灸脐旁穴。灸药同治，孩子睾丸偏坠的肿痛很快就痊愈了。

　　脐旁穴，即疝气穴。灸脐旁穴亦名三角灸，出自《世医得效方》，治疝气偏坠。具体方法是：量患者口角，以两口角间直线距离为三角形一个边的边长，用木条做一等边三角形，再将三角形的一个角置于肚脐的中央（三角形另两个角在肚脐下方），三角形下边两角对应的位置就是疝气穴。灸法：左侧睾丸偏坠灸右，右侧偏坠灸左，灸二七十四壮，两边同时灸也可以。《世医得效方》提出这个方法的时候，还没有明确的穴位名称，是《刺灸心法要诀》将此穴列为奇穴，名疝气穴，《针灸集成》又称它为脐旁穴，今人名为三角灸。

参考文献
　　明·万全《幼科发挥》、清·魏之琇《续名医类案》

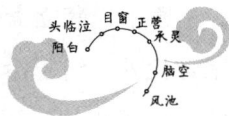

头临泣 目窗 正营 承灵 脑空 风池 阳白

## 第四十章

# 锦衣患发背隔蒜灸拔毒
# 新甫疗阴疮艾灼药补养

年逾四十的张锦衣，裸露着上身，骑坐在竹竿上，左右两边各站着一个人扶着他。竹竿的两头有两个人在抬竿。

张锦衣患了发背，病势凶险，正请薛立斋给他治疗。

薛立斋，名己，字新甫，号立斋，吴县（今江苏苏州）人。他出身于世医家族，通达内外妇儿各科，尤其精于外科疮疡。在疮疡的治疗中，他学习汪机的方法，广泛应用针灸，方法多种多样，大量的临床实践，使他在疡病的治疗上更胜一筹。

"高点，再抬高点！"薛立斋一边看着，一边说，看到张锦衣被抬到足尖离地有一寸多的时候，他喊道："好，停住！"

这是怎么一回事？

原来，薛立斋手拿一根绳子，绳的一端贴在张锦衣的尾骨尖处，绳子沿脊直上，到绳子上有标记处止住，再于此点向两侧各旁开一同身寸（约当第十胸椎旁开一寸处），用拇指指甲做了两个十字切的痕迹。

"把竹竿放下！"薛立斋道。接着对张锦衣说："你可以下来了，到床上趴下来。"

"师父，绳上标记的这段长度从何而来？"身旁的一个弟子问道。

"这一段距离，是我事先度量的，患者肘横纹至中指尖的长度。"薛立斋回答。

薛立斋切了两枚蒜片，贴在患者背上他刚才用指甲做了切痕的地方，对弟子说："这两个穴叫骑竹马穴，它的最早记载出自闻人耆年的《备急灸法》。主要用来治疗痈疽疔疮，恶核瘰疬，我为张锦衣选骑竹马穴，是因为这穴位贴近患处。"说着，薛立斋在蒜片上放好了艾炷，点燃施灸。

"还有，也是更重要的，张锦衣的发背，从脉象上看，心脉洪数，势必危剧。经云：心脉洪数，乃心火炽甚，诸痛疮痒，皆属于火。心主血，心气滞则血不行，故主痈也。骑竹马穴，是心脉所经由之地，急灸以泻心火，隔蒜灸能以火拔其心火之毒。"

薛立斋在施用隔蒜灸之后，又开出了托里消毒散。张锦衣服药后不久，发背就好了。

"真没想到，张锦衣的发背，起病急迫，病情又是那样凶险，这么快就给治好了。"弟子感叹道。

"这疮疡，有阴阳虚实之分，如果遇上阴疮，就不会这么顺利了。"薛立斋道。

"那该怎么去分辨呢？"

"按照常规，久溃不愈的疮疡，都应该考虑阴疮的可能，再结合病况、脉象，作进一步的治疗。"

"还请师父详解。"

"有这么几个病案，我说给你听。"薛立斋说，"句容有个曹先生，40多岁，大腿根部患肿毒半个多月，有很多形如粟米的毒头，内里疼痛，像针刺一样，可就是发不起来。他茶饭不思，心慌得很，诊其脉有结象。这种情况就是元气虚，痈疽蓄于内，非灸不可。我给他灸了二十余壮，并以六君子汤加藿香、当归，用了好几剂药，疮就慢慢地发起来了，如刺一样的内痛也没有了，关上的胃脉也摸得到了。但这个时候疮的颜色还有些紫，疮肉还是半生不熟的，溃不了，这说明阳气还是有些虚。于是，我又继续用桑柴给他灸，以便补接他的阳气，好散解内中毒气，并将前面的药方加上人参、黄芪、当归、肉桂等药，结果，疮色变红了，稠脓也出来了，眼看着疮肉腐烂，等腐肉除去后，他的疮病就好了，前后也就两个多月的工夫。"

弟子听了，若有所思。

"刚才说的只是阴疽中较轻的一例，下面两个可就不是这么简单了。"薛立斋接着说，"有一个妇女，在她的右侧乳房上长了三个核瘤，一年多也没见消减，而且她还有早上发冷，到了晚上就发热这么个特点，饮食也是食不知味。妇人所患的乳岩，乃是由于久郁气滞，七情伤肝所致，这是血气枯槁的症状，应该用补气血、解郁结的药物治疗。因此，我给她开了益气养荣汤，共服了一百多剂，眼见着她的血气渐渐地恢复了，我就再给她施以灸法，用木香饼隔饼灸，一年后乳核尽消。"

"那后来呢？"

"打那以后，这个妇女的乳核就再也没有复发过。"

"看来灸疗对此类病症确有良效啊！"

薛立斋点点头，又道："还有这么一个妇女，她患的腿痛，不知道看了多久，找了多少大夫，都治不好，后来找到了我。我看她疮口紫陷，脓水清稀，认为她的病属于虚证，可是她就是不信，仍然坚持服用攻里的方剂。不过，这也不能怪她，因为先前没有人说过她的病是虚证，她也没听说过阴疽这类病症。结果，到后来，她的各种虚证的表象都显露出来了，这才又找到我。我给她用了附子饼灸，嘱咐她改服十全大补汤，她先后服下一百余剂才好了起来。所以说，凡疮脓清淡及疮面不得收敛的，或陷下的，都是气血虚极的表现，最宜大补，否则将成为败证。"

"还好，她最终还是接受了您的治疗，不然的话，后果不堪设想。"

　　"是啊！这疮疡，误诊误治，以致害人性命的事例也不在少数，可要当心，要引以为戒啊！"

参考文献

清·魏之琇《续名医类案》

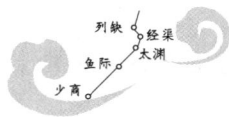

第四十一章

# 堂叔发霍乱转筋又吐泻
# 江瓘灸关元回阳而囊舒

明代儒医江瓘，歙县篁南（今属安徽）人，字民莹，自号篁南子。年少时攻读儒学，13 岁时，他的母亲突发暴病而去世，使得他愈加发愤读书。后来有一次，他发病呕血，一吐就是几升血，求医十余次一点效果都没有，于是他开始自学医学，久而久之，竟然成了名医。

某年七月的一天，江瓘正在家里读书。

突然传来一阵紧急的敲门声。

来人是他的亲戚，一见到他就说："民莹，你堂叔他……"说着，就哭了起来。

"叔叔怎么了，你快点说！"

"他得了伤寒，也找医生看过，可是现在，他又是吐泻转筋，又是不停出汗。"

"让我收拾一下东西。"江瓘听说叔叔得了急病，心急

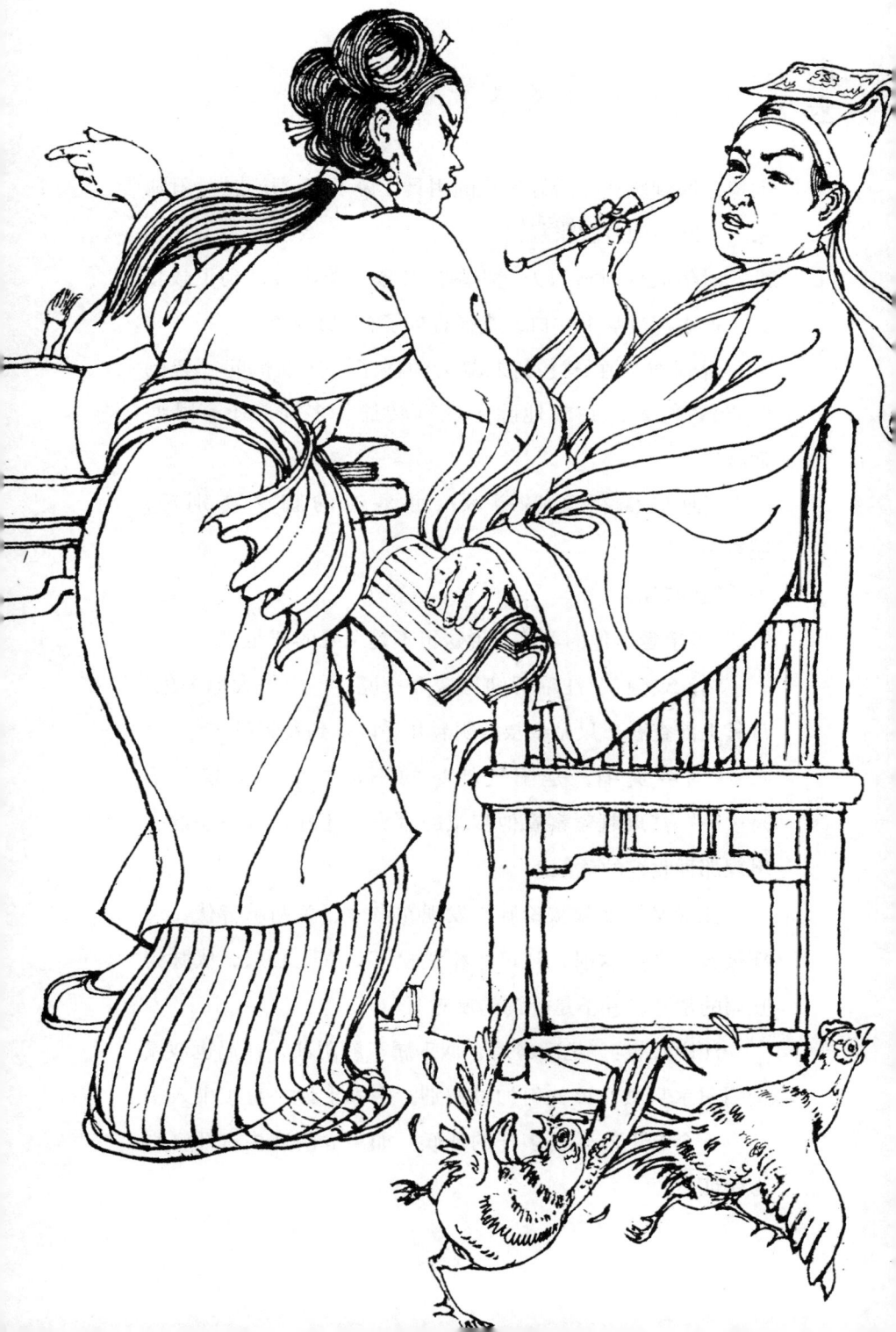

火燎地回到屋里收拾好诊疗的用具，说了声"快走"，就随来人一起往他叔叔家赶去。

时值大伏时节，天气炎热。江瑾一路奔波，到了叔叔家，连水都没喝上一口，就径直到了叔叔的卧室。

看到叔叔在床上翻来覆去的样子，江瑾忙问一旁的婶母："婶婶，我叔他除了吐泻转筋、多汗，还有哪些症状？"

"他口渴得要喝冷水，可是他的脚又特别冷，还有……"

"还有什么？"

"医生看了他的下体，说这可不是个好的征兆。"

"什么？！"江瑾听婶母这么一说，不由得大惊失色，赶紧上前查看，只见叔叔的阴囊几乎内缩到盆腔里。

"舌卷囊缩，是阳气耗尽的不治之症，叔叔莫不是……"江瑾赶紧察看他叔叔的舌头，还好，舌头还没有出现那种收缩的危象。

江瑾又给他叔叔诊脉，发现左右寸、关两脉皆伏，尺部极其微弱。这时，江瑾才稍稍松了口气，心想，伏脉为吐泻的常脉，并不是吐泻的反脉。

江瑾心想："足冷囊缩，似乎属于厥阴证，口渴也似属少阴引水自救，该如何加以辨别？医书上说，直接中入阴经，不会有上吐转筋多汗的证候，如果少阴证头有汗，则为死证矣。"

　　他走到桌前，拿起了笔，说道："明明是邪正交争，挥霍闷乱的霍乱，先前的医生却当成伤寒，能不越治越差么。叔叔足冷囊缩，似当急温，但是他口渴欲饮冷，又该用清法，既不是伤寒，就应该这样治疗。"他一边说，一边摊开了桌上的纸张，写下五苓散方药。

　　家人为叔叔饮服五苓散之后，感觉到病情有所稳定。可等快到中午的时候，患者又渴得要喝冷水了。江瓘看到五苓散有一定的效果，但是，还不足以改善他叔叔口渴的症状，于是，又以五苓散为主方，外加麦冬、五味子、滑石投之，并进黄连香薷饮一剂。

　　到了第二天早上，江瓘为叔叔诊脉时，发现他的脉是上来了，可却弱如葱叶之中空，按之无根。整个人瘦了一圈，手足照样的厥冷，饮食吃不下去，吃进去就吐，大便还有点控制不住，囊缩依旧。

　　这霍乱真够麻烦的，针对不同症状的用药又是互相冲突的，不得已，只有针对症状一个个地予以击破，但是，解决某些症状的同时，有可能会加重另一些症状。

　　用药如此不易，于是，江瓘想到了灸法。

　　"用药不便，我给他灸一灸丹田，看能否回阳救逆。"

　　为了解决当前急迫的阳气虚脱的征象，江瓘为他叔叔灸了丹田，当灸至八九壮的时候，叔叔的手足已有所转暖，继之，囊缩的症状也有所缓解。

　　看到阳气在渐渐地回复，江瓘冀望于方剂催生阳气，开出理中汤二三剂。不想服药后还是产生了一系列的不良反应，叔叔渴得更甚，而且咽喉疼痛，烦热不解，或时而昏沉。

到此为止，剩下来的都是热症了，治疗起来也就方便了，在没有多少顾虑的情况下，江瓘开出了清凉之剂——竹叶石膏汤，一箭中的，叔叔所有的病症就都解除了。

虽说江瓘为叔叔的治疗是灸药兼治，而且用药的成分还要多一些，但是，不可否认的是，灸治丹田，回阳救逆，一举缓解了囊缩的危候，艾灸的作用是功不可没的。

后来，江瓘因有感于"博涉知病，多诊识脉"的古训，潜心整理摘录了古往今来名医的治验医案，当然也包括他自己的经验，意在宣明往昔医家的典范，用以昭示后学，他花去二十多年的精力未能成书。江瓘谢世后，他的儿子江应宿继承父业，完成了江瓘的夙愿，编成《名医类案》一书，收录了汉至明代各家的医案，其间附以评说，得到后世诸多好评。

参考文献

明·江瓘《名医类案》

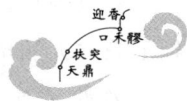

第四十二章

# 儿郎饮食无度中气大伤
# 应宿热盐熨脐艾灼温补

　　江瓘的儿子江应宿从小随他学医，20岁后，游于江浙、山东、河北等地，博采名医验方。江瓘去世后，留下《名医类案》十二卷草稿，江应宿用了十九年的功夫，先后修改了五次才完成此书。

　　江应宿继承家学，也成为一代名医。

　　江应宿的儿子，平素饮食没有节制，而且懒于活动，江应宿一再地提醒告诫，他也没有在意，终于有一天，病痛暴发了。

　　那是万历十四年（1586）的秋天，儿子已32岁，在随父从燕都回家的途中，感到腹部有些疼痛，背部时不时地发胀。他并未放在心上，觉得可能是由于江上行舟，餐饮过量，加之舟船活动范围小，白天也是卧寝为多等原因所引发，待到家自然就好了。

经过苏州，赶上晚筵，他没管住嘴，又多吃了些酒肉。到了第二天的早晨，麻烦来了。

天亮不久，他就跑到门外，两手捂着肚子，"哇！哇！"地吐了起来。

"怎么啦？"江应宿听到声响，急忙跑出来，发现儿子在不停地呕吐，赶紧问道："肚子疼吗？"

"背胀腹痛，胃里都是酸水。"儿子回答道。

"你这呕吐酸腐，定是又伤食了。进屋吃点消导的药，好好歇歇。"

儿子在父亲的敦促下，服下了些消导药，安稳了下来。

一行人终于回到了家里。没过两天，江应宿儿子的病突然又发作了起来，他躺在床上，腹痛难耐，辗转反侧，痛苦不已。

江应宿见状，忙赶过来，问道："怎么个痛法？"

"像是有人拿棍击打一样。"

"你忍耐一下，我这就给你热熨一下，肯定能减轻你的痛苦。"

江应宿叫人炒了点细盐送来，他将热盐覆盖在儿子的肚脐眼上。

"烫吗？"

"还好，暖暖的。"

"还痛吗？"过了片刻，江应宿问道。

"舒缓多了。"儿子总算安静了下来。

可是，就在大家松了一口气的时候，江应宿的儿子忽然又吐了起来。

"我的天哪！"儿子这时吐出来的都是些紫黑色的血，江应宿不由得为他捏了把汗，心想，要是这样不停地吐下去，岂不要了儿子的命吗！

紫血算是吐净了，足足有两碗左右，人也不那么难过了，病情似乎有所好转，可是，后来发生的事却证明根本不是好转。

打那时起，他连续几天不能进食，东西吃进去，肚子就疼，就要吐出来，肚子不疼，想吃东西了，稍稍吃进一点食物，就又要疼将起来。连续几天给药，也没有效果，而且，每发一次，都比前一次厉害。

看着儿子一天天地消瘦下去，江应宿的心中真不是滋味。儿子问道："爹！我这身体，还有救吗？"

"孩子，不要瞎想，你的病会好起来的。"

"我都病了这么多天了，而且，病情是一天比一天重，真的还会好吗？"

"你肚子不疼的时候，还想吃东西，这就是你的生机之所在。"

"那我这到底是什么病？"

"你这六脉弦而搏指，结合你的发病情况，乃是食伤太阳，脾虚气滞之证。你的正气已经受到伤害，而宿食呆滞又不宜用药补，因此，只有慢慢调理，急是急不来的。"

江应宿给儿子开了香砂橘半枳术丸，对他说："你服下这药，消除你的胃肠积滞，肚子就不会这么痛了。"

江应宿的儿子服下药后，肚子果然舒服了许多。

江应宿又拿来艾绒，捻成艾炷，准备给他艾灸。

"因为你身体虚弱，宿食呆滞又不能补，泻了又怕伤你的胃气，只能用艾灸了，这灸就没有药物那样的副作用，它既能强壮你的身体，又不至于把你补得胃道壅滞。"

江应宿为儿子灸上脘腹部的中脘、天枢，说道："中脘、天枢分别为胃和大肠的募穴，艾灸这两个穴位，有和胃降逆止呕、促进胃肠运动的功能。不过，你这次脾胃伤得太重，即使胃脘部感到轻松了，但是，要想恢复以往的中气，还需时日。"

"那我什么时候才能正常饮食呢？"

"受到伤害的胃需要慢慢地修复，半个月之内，你都不可能有好的胃口，这段时间内，你最好还是吃些稀软温和的食品。"

数壮艾炷灸过之后，江应宿又让儿子翻过身来，说："仅仅灸脘腹部的中脘、天枢穴，还不足以充实你的正气，我再给你灸一灸背上的膏肓穴。"

"膏肓穴？"儿子疑惑道。

"对！是膏肓穴。你不要以为膏肓穴只是用来治疗痨病的，凡大病之后的气血亏损都可艾灸膏肓穴来调理。关于膏肓穴，还有一部专著，叫《灸膏肓俞穴法》，那是宋人庄绰疟后虚损，经膏肓穴灸治康复后，收集整理资料写下的。"

"《灸膏肓俞穴法》这本书我有印象，但我倒不知道作者还有这样的经历。"

"你好好看他写的跋文。"

灸后，他对儿子说："你以后吃饭进食可要悠着点了，做到七分饱，再也不能暴饮暴食了。"

江应宿为儿子如此治疗，两个月后，他的儿子方得以痊愈。

参考文献

明·江瓘《名医类案》

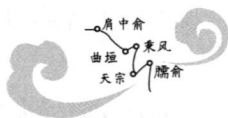

第四十三章

# 两患者臂膀难伸皆因痰
# 杨继洲针灸各异巧施治

明代针灸大家杨继洲非常重视辨证，除临床常用的脏腑辨证外，他还特别强调经络辨证，以探明经络，详辨营卫，查清表里。在治疗上则虚则补之，实则泻之，寒则温之，或通其气血而维其真元。

嘉靖三十四年（1555），杨继洲受腾柯山之邀，到建宁府（今福建北部），为他的母亲诊治疾病。

腾柯山母亲的病，就是手臂举不起来，听起来也就是一般的毛病。之前他找了不止一个医生看过，可就是没有起到多大的作用。

杨继洲问腾母："除了手臂举不起来，你还有哪里不舒服？"

腾母道："我背部非常怕冷，一点凉气都受不了，就是盛夏酷暑也脱不了棉袄，整个人困顿得要裹着衣服蜷曲着才行，唯恐身上的一点热气散发掉。"

听过腾母的叙述，杨继洲感觉到她的这个病是有些特殊，就给她诊脉，诊得脉象沉滑，杨继洲心中有底了，于是对她说："你之所以有这些寒象，实际上是因为痰邪滞留于经络所致。"

"痰邪？可先前的医生怎么都说是虚冷之疾。"

"是啊！看你那怕冷的样子，如果不是这脉象的反映，谁能不说是虚冷之疾！"

"怪不得治疗这么多时候都没能奏效，原来是痰惹的祸，那该怎么办？"

"这样吧，我先给你扎几针，先解除这不舒服的症状，然后再用药，以杜绝病症再次发作。"

"扎哪里？"腾柯山问。

"背部、手臂和小腿上。"

"哟！扎背上那就要脱衣服，那不更冷吗？"腾母担心道。

"其实现在天气并不冷，只是你感觉冷，上衣也用不着脱，衣扣解开，将衣服向后掀一掀就行了。你不就是怕冷才要治疗的吗？你针后再体会一下，你会有好转的。"杨继洲解释道。

"好吧！"腾母同意了。

杨继洲为她针刺了肺俞、曲池、足三里等穴。

杨继洲对腾柯山道："令堂所患，是痰在经络的表寒里实之证。背恶寒为外邪侵入所致，因为肺主表，所以肺表最先受邪。肺俞为肺之精气集聚之所在，针刺肺俞以便于驱散外邪。肺与大肠相表里，曲池为大肠经的合穴，针曲池助肺气疏散，针足三里健脾化痰平气。"

针后的当天腾母就感觉到身体轻松了些，手也能举起来一点，不那么怕冷了，棉袄脱下来也没事。

杨继洲给她开了些除湿化痰的方药。不久腾母就痊愈了，她后来一直康健，没有再发病。

杨继洲在针灸药的选择应用上，是根据疾病的需要而区别对待的。

隆庆六年（1572）的夏天，户部尚书王疏翁，也是患的手臂难伸。王疏翁平素身体强健，很少发病，他对杨继洲说："我既没有跌倒过，又没有被撞击过，也没有意外的扭伤，可这胳膊不知怎么的，就不容易伸展开了。"

杨继洲说："从外表上看，是看不出什么原因，不过看你这体形，很可能与湿痰有关，你还是让我给你诊一下脉，看一看舌，以确定你的病因。"

王疏翁听后，伸出了他的手，同时张开口，伸出舌头。

杨继洲观察了他的舌质舌苔后，将手指搭上他的寸口，片刻后说道："你这是湿痰流注经络之中，郁而化火，导致痰火炽盛。"

"什么？我这是痰火炽盛？"

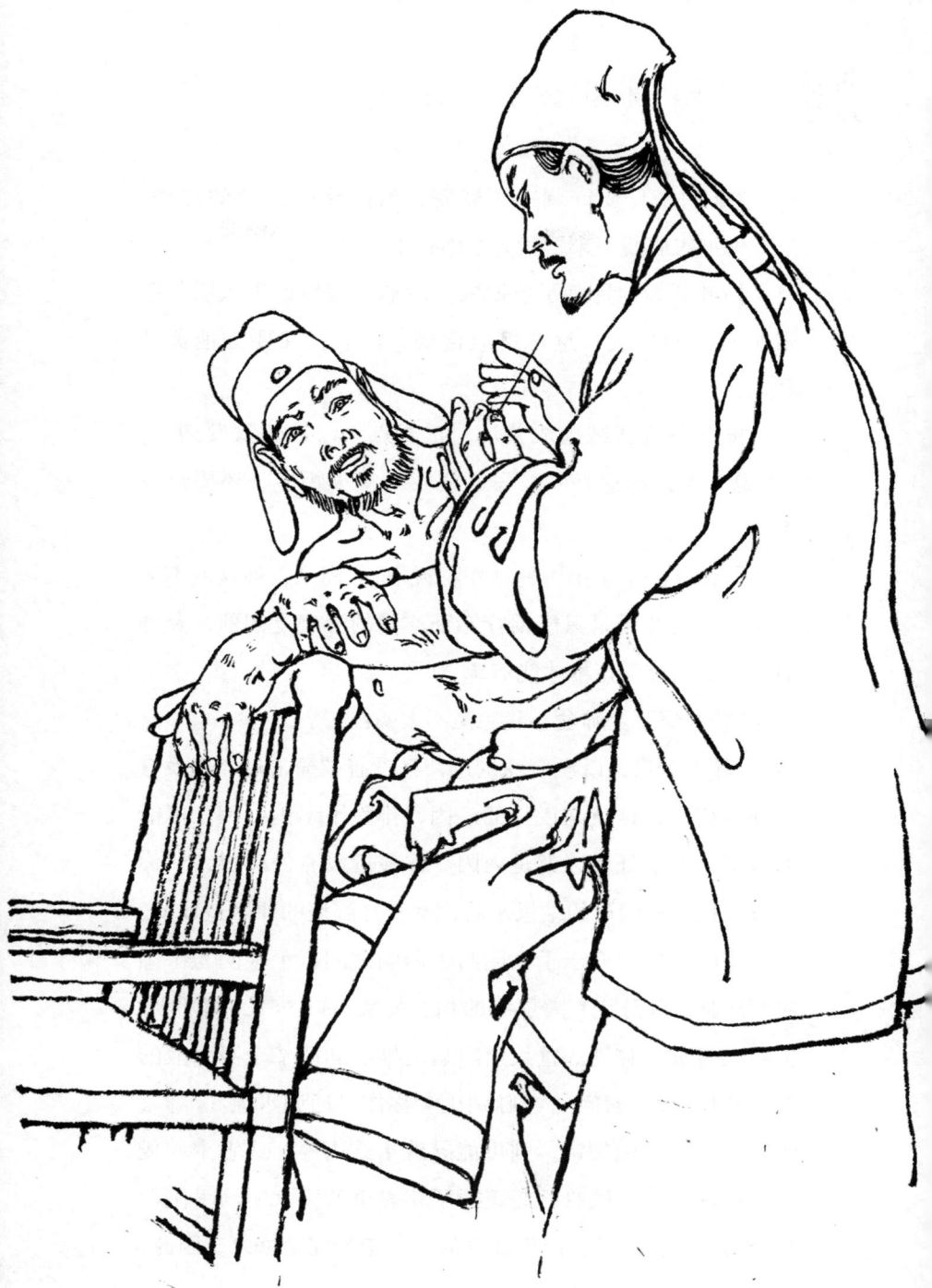

　　"是的，只要针刺一下臂膀，就能化解其中的湿痰。来，你把衣服脱下来，我先给你扎上一针。"

　　杨继洲为他针刺了肩髃穴，疏通相表里的手太阴与手阳明两经的经气，意在逐湿化痰。针后，又要为他灸肺俞穴。

　　杨继洲将艾绒捻成艾炷，正要点火，王疏翁发话了："我说太医，你这是啥意思，说我是痰火炽盛，还要给我用火。"

　　杨继洲停下了手中的动作，说道："尚书，你这就不明白了，艾灸并不是只能治疗寒证，你的湿痰是阴邪，灸肺俞是为了温肺。正本才能清源。"

　　"祛湿痰要灸肺俞，我还是不太明白。"

　　"你患臂痛，既没有跌倒过，又没有被撞击过，也没有意外的扭伤，这就是说你的病因，排除了不内外因，可能的因素，不是外邪，就是内因。你最近没有外感过，从你的身体状况和四诊的结果来看，确实是湿痰的原因造成的。你臂痛的位置，介于手太阴与手阳明之间，手太阴与手阳明两经脉与肺分别有着属络的相互关系。肺主气、司呼吸、主宣发肃降，肺气的宣发肃降运动推动和调节全身水液的输布和排泄，《素问·经脉别论》称作'通调水道'。肺气的宣发肃降功能失常，则可能导致水饮内停，或者聚而成痰。针刺肩髃，虽然已经疏通了相表里的手太阴与手阳明两经的经气，但是，由于肺气的功能未能完全恢复，因此，还不一定能够杜绝湿痰随经络流注于臂膀。肺俞是肺脏经气输注之处，肺属阴，湿痰是阴邪，从背阳之处取肺俞还有从阳引阴之意。灸了肺俞，肺气的宣发肃降功能恢复了正常，湿痰这种阴邪不再产生，也就不存在郁而化火，而致痰火炽盛了。"

"噢！原来如此，太医高明，你尽管灸吧。"

杨继洲微微一笑，将手中的艾炷放在王疏翁背部的肺俞穴上，点燃施灸。

在杨继洲灸后不久，王疏翁的手臂就能举起来了。

参考文献

明·杨继洲《针灸大成》

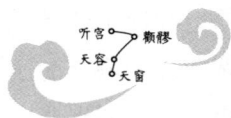

第四十四章

# 员外脐积块继洲灸气海
# 宋儿腹癌实杨氏针章门

　　万历二年（1574）的夏天，熊可山员外患痢疾，不仅如此，他还有身热咳嗽的症状，最终引起吐血不止。

　　工部正郎隗月潭与熊员外的关系甚好，抱着一线希望找到杨继洲，对他说："杨太医，我的好友熊可山员外身患重病，我想请你为他诊治。"

　　"他所患何病？"杨继洲问道。

　　"他一开始上吐下泻，过了几天，在肚脐的位置出现一个积块，痛得要死。请了不少医生，都说脉气将绝，无可救药了。"

　　"绕脐处形成积块，疼痛欲死，脉气将危绝，表明预后情况确实不妙。"杨继洲思索着。

　　见杨继洲没有回话，隗月潭有些急了，他说："熊员外是我最要好的朋友，请杨太医看在我的薄面上一定要帮帮他啊！"

杨继洲微微一笑说："我只是在思索熊员外的病情，隗大人放心，我一定会去的。"

"太谢谢你了！"

杨继洲跟着隗月潭来到了熊可山员外的住处。此时的熊员外已经痛昏了过去。

杨继洲诊察发现，熊员外虽然气若游丝，然而胸部尚暖，或许还有希望。

他掀开熊员外的衣襟，看到脐中有一块高起犹如拳头那么大。

"看来，还是先治气，理顺气机。"杨继洲说着，急忙掏出针来，在肚脐下一寸半的位置，针刺气海，针刺后，又在这个穴位上灸了起来。

一壮、两壮……十壮、二十壮、三十壮，熊员外一点反应都没有，家人看在眼里，急在心里，有人忍不住哭了起来。可杨继洲并没有放弃，他继续耐心地灸着。就在灸到五十壮的时候，熊员外的眼睛睁开了。

熊员外醒了，家人们破涕为笑，他们看到，员外肚脐上的包块也没有了。

"还痛吗？"

"不痛了。"熊员外低声地回道。

"气散了，还能痛吗！"隗月潭说。他也懂得些医理。

解决了疼痛的问题后，杨继洲就着手治痢，治咳嗽吐血。一段时间后熊员外的病就痊愈了。

同样是痞证，不同的病例，杨继洲的治法也有所不同。

在杨继洲为熊员外治病的六年之前，隆庆二年（1568），吏部观政李具麓曾于胃脘旁结一痞块，犹如茶杯反罩其上，多方医治无效，就请杨继洲前来治疗。

杨继洲见李具麓形体羸瘦，胃旁又有一突起，就对李具麓说："有形之气结于内，难以用药物去除，你这样的病症，必须用针灸的方法。"

杨继洲选取了痞块的中央，以盘针之法针刺，操作完毕，再艾灸食仓（中脘旁开一寸半）、中脘两穴，没过几天痞块就消了。

万历七年（1579），杨继洲途经临潼关，见到老朋友宋宪付。

"真想不到，能在这儿见到你。你怎么会到这里来？"旧友相逢，格外亲切，宋宪付一边打量老友，一边问道。

"刚好有些事务要办，路经此地，知道你在这里，特来与你一聚。多年未见，宋兄一向可好？"

说到家事，宋宪付的脸上现出愁容："就在上年，大儿子得了痞疾，近来因乡试落选而抑郁，致使痞证加重，请医生看过，用的药都没有效果，不知如何是好。"

杨继洲说："你那公子年轻气盛，功名受挫，必致肝气郁阻，肝郁又克制脾土，使脾胃功能大大地减弱，气机不能正常地上下出入，就会结聚在一定的位置，药物会有一定的作用，不过，效果要慢些，如果愿意使用针灸，我相信，它很快就能消散掉。"

听说针灸效果来得快，宋宪付忙将杨继洲请到家里。

杨继洲见宋宪付的儿子躺在床上，无精打采，一脸郁色。他上前为其诊脉，果然脉如弓弦。他取出针，刺入宋公子的两胁下。

宋宪付见状，问道："这是……"

"这是肝经的章门穴，它是八会穴中的脏会，又是脾经募穴。肝经与胆经的交会穴。"杨继洲一边说，一边在两根针上施以操作手法。

过了一会儿，杨继洲取下了这两根针，说："好了。"

"好了？"

"是的，好了。"

"不用灸了？"

"用不着灸，不是人人都用得着灸。他年纪轻轻，原本体质就不错，只是由于情志的原因引起肝气郁滞，属于实证。他发病的时间还不算太久，如果能够较快地从落榜的阴影中走出来，那么，对身体就不会有太大的伤害。"

正如杨继洲所预料的那样，宋宪付的儿子经针刺后，饮食渐进，形体清爽，很快腹块就消失了。

这后面的两个案例都是痞疾。前案患者年老体弱，杨氏除直接针刺痞块以消散外，还灸了食仓、中脘，以温通培补胃气。后案乃是青壮年少之辈，因郁闷不舒、肝气郁结所致，形证俱实，因此，杨继洲以针刺章门穴来疏肝理气。

参考文献

明·杨继洲《针灸大成》

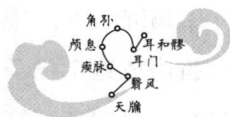

第四十五章

# 绍东得呃逆方药无法解
# 继洲取气海灸刺全消除

隆庆六年（1572），虞绍东患病，请杨继洲诊视。

虞绍东是行人司官员，掌传旨、册封、抚谕等事。

到了病榻前，杨继洲被眼前的景象惊呆了。平时身体还算硬朗的虞绍东，此时蜷曲着身体，形体极度瘦弱，面无人色，气息短促。

"虞大人！我看你来了。"杨继洲轻声地问候道。

"杨太医！"虞绍东见到杨继洲，刚想支撑起身体，突然，他的胃膈剧烈地收缩痉挛起来，一阵阵气体直冲咽喉，发出"咯咯"的鸣响。

"虞大人，你这是……"

"唉！这呃打了好多天了。我这脾胃也算是完了，你看我这样怎么能吃得下饭。都服了这么多的药了，也压不下这上逆之气。"

杨继洲道："你这呃逆，是肝郁气滞的症状。没想到把你折磨成这个样子。不过，你也没必要这么悲观，你发病打嗝的时间还不算太长，如果病程持久，形体大衰，再突发呃逆，不停地打嗝，那可就不是好兆头了。"

说到这，杨继洲话锋一转，说："还有，这诊疗上的事，不是一次两次就能把握准确的，要有个过程。来！把手伸出来，让我诊诊脉再说。"

虞绍东伸出手，杨继洲诊后说道："六脉沉涩，乃气虚血流迟滞之象。要想使你的脉气充实，必先保养其源，以充实元气。"

"保养其源？"

"对！"

"怎样个保养法？"

"针、灸、药三种方法都可以使用，其中，可能针灸的作用来得快一些，如果针灸的作用还不到位，再考虑配合药物。"

"那好，都交给你了。"

"我先给你灸刺。我要选取的穴位，是补中益气的要穴，只针不灸恐怕达不到益气养血的效果。"

"那现在就开始吧！"

"不要急，让我推算一下最有效的治疗时间段再说。"

杨继洲确定了他认为的最佳治疗时间段，一到时间，就开始为虞绍东针灸。

"我先选取膻中、气海两个穴位，以调膈气，充养气血。"

杨继洲为虞绍东针刺膻中、气海两穴。不要看他只刺了两针，但他在每穴行针的次数可不少，膻中穴，他行了六阴数，气海穴，他行了九阳数，都是结合着提插、捻转和阴阳象数来行针。

实施了一段时间的针刺手法后，他取出了针，然后，又在膻中穴上燃起了艾炷。

在膻中灸了七壮之后，杨继洲又要给他灸气海。他放上艾炷，刚要点燃，虞绍东发话了，他有些不解，问道："我这病就是胸膈间气机不畅，为什么还要选择肚腹上的气海穴呢？"

杨继洲回答道："膻中为气之会穴，取膻中属就近取穴，有利于膈间气机的调节。与气海穴相应，膻中可视为上气海，气海穴则可视为下气海。下气海为气血化生之处，取气海，意欲保养其生气之源，生气之源得以维护，人的元气就能得到补充，那么，脉息自然而然地就会充盛起来。"

说罢，他点燃了艾炷，烟雾重又升腾了起来。

同样，气海穴灸了七壮。

"好了，今天就治到这里。"杨继洲除掉虞绍东身上的余灰，说道。

"好了？"

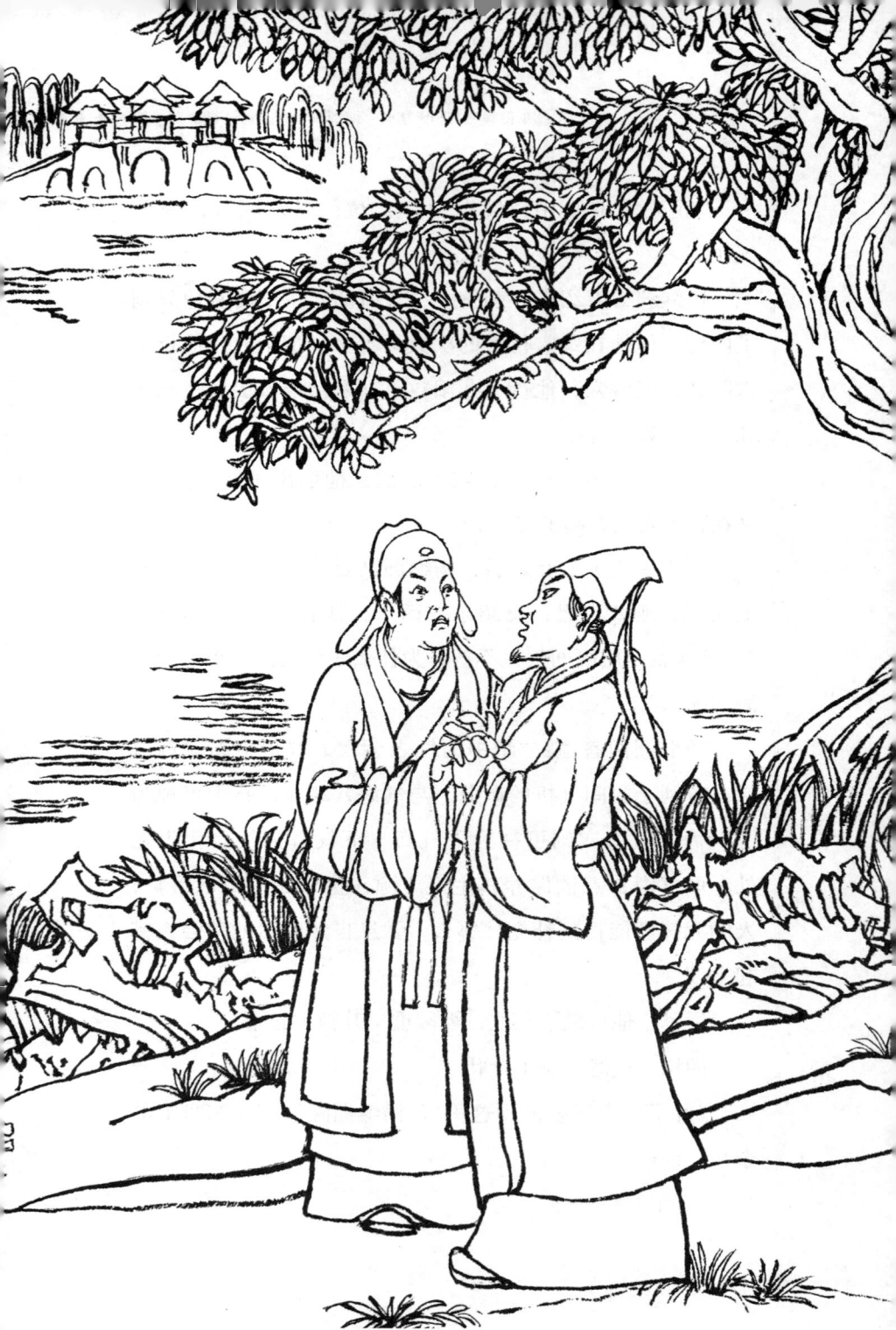

"好了，可以起来了。"

"哎？" 虞绍东起来后，说："我好像这会儿没怎么打嗝？"

"是稳定下来了，但愿不要再发。"

虞绍东的呃逆真的从杨继洲治疗的那天起，就不再发作了。

后来，虞绍东任扬州府太守。万历八年（1580），杨继洲经过扬州见到他，那时的他已经完全复原了，看上去形体丰厚，体格强健。

参考文献

明·杨继洲《针灸大成》

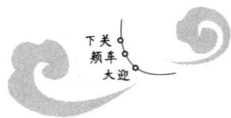

第四十六章

# 尚书女生鼠疮艾灸肿处
# 陈家孙长核块按时开穴

　　隆庆三年（1569），尚书王西翁的女儿颈项患核，肿痛不已。颈项处的核肿，也就是瘰疬，俗称老鼠疮。

　　王尚书请了几位太医给女儿治病，又吃药，又外敷，都未见效。无奈之下，王尚书找到了杨继洲。

　　"杨太医，我家女儿，脖子上长了个疙瘩，可怎么治疗都没效果。"

　　"都怎么治过呢？"

　　"几位太医都看过了，给开了内服的药，还有外用的药。"

　　"除了药物，还用过其他的方法没有？"

　　"其他方法，你是说外科？"

　　"那倒也不一定，针灸这样的治疗方法也是可以考虑的。"

"针灸能管用吗？"

"药之不及，必针灸之。王尚书不妨一试。"

"也好。"

杨继洲应王尚书之邀，来到他家，杨继洲仔细地观察患者的脖颈，然后，用手触摸那核，以感觉核肿的软硬度与活动度。

王尚书忍不住问道："如何？"

"从目前的发展情况来看，还算可以。"杨继洲说着，拿出几根针，在核肿附近及所涉及的经脉选穴进行针刺，刺后不久，肿核就消了一些。

"这就消了？"王西翁又惊又喜。

"是消下去了，但还不能说是治好了。"杨继洲冷静道。

"那为什么？"

"现在消下去了，不一定明天就不会长出来。"

"那该怎么办？"

"针灸治疗这种核肿，单靠针刺难以彻底根除。治这种病比较有效的方法是火针和大艾炷灸。"

"火针？"王西翁看了看女儿娇弱的样子，有些担心。

"我不用火针，我给她用艾。"

说着，杨继洲掏出艾绒，搓捏成大些的艾炷，置于患者的核肿部位处，点燃了艾炷。杨继洲对王小姐说："你坚持一会儿，真撑不住时，就给你停下。"

一壮、两壮……杨继洲不停地换着艾炷。开始王小姐并未感觉怎样，一点小痛她还忍受得了，等灸到十多壮的时候，她突然叫了起来。

杨继洲停下了手中的动作，清理掉未燃尽的艾炷与残灰，宣布灸治结束。

经过这么一番治疗，王小姐的这个项核还真的就消了下去，再也没有复发。

事后，杨继洲对王西翁说："令爱可真是幸运，可不要小看这个结肿，它位于颈项，乃横肉之地，经脉会聚之所，这个地方生核肿，十分凶险，若随意灸刺，则有可能引发流窜，势难阻挡。所以，医生治疗这个病，都是慎之又慎，不敢轻易为之。"

"这个病这么厉害，开始可没听你说过啊。"

"当初恐怕吓着你们，影响治疗，故未明说。你不知道，这个病已经夺去过很多人的生命。"

"我家小女，多亏了杨太医啊。"

"王大人不必客气，也是你女儿的运道好，我也没想到病情会好转得这么快。"


三年后，杨继洲又碰到一例类似的患者。

隆庆六年（1572）的一天，钱诚翁与杨继洲偶遇，两人聊了起来。

谈话间钱诚翁提到一个患者："听说四川陈相公的长孙胸前长出个疙瘩，也不知道里面是什么东西，请了不少医生看过，都搞不清楚是什么病，还都说这个病是药物没有办法治好的。"

看杨继洲一副若有所思的模样，钱诚翁接着说道："今天见到了你，我忽然想可否请你给那孩子一治。"

"好吧，我试试。"

杨继洲来到陈相公的家里。他看到孩子确如钱诚翁所言，胸前突起异常。

诊疗过后，杨继洲做出判断，说："这是浊痰结于肺经而得不到疏散，时间越久，结得越高。"

"痰结肺经，如何疏散？"陈相公问。

"必须早点使用针灸来进行治疗。"

"只用针灸，不用吃药吗？"

"疏调肺之经气，我觉得针灸还是可以的，说药没有用，也不是绝对的，看你怎么用，有没有用对地方。"

"现在针灸吗？"

"现在不针，等我选择好日子就来针灸。"

"怎么，今天不行，还要选日子？"

"是的，有些病是要按时取穴，窦太师不是说过，拯救之法，妙用者针。察岁时于天道，定形气于予心。当然，按时取穴也不能过于拘泥，要根据疾病的类型，发病的轻重缓急来决定。这孩子的病，一来不是太急，如果是急病，就容不得我等待时间了；二来他的病有些奇特，恐怕一般的治疗难以奏效，所以，我想根据气血流注的规律选择最好的时段来施术。"

"噢！原来是这样，杨太医高明。"

过了几天，杨继洲又来了。他对陈相公说："请把孩子的上衣解开，让他平躺在床上，我这就要针灸了。"

"现在？"陈相公问。

"对，现在，可不要误了这个时辰。"

"针哪里？"

"就针前胸，取俞府、膻中两穴。虽说这两个穴位不是肺经的，但它们位于肺胸部，又靠近病位，其中，膻中又是八会穴中气之会穴。"说完，杨继洲就在此二穴上将针扎了进去。

针刺进去后，杨继洲手持针柄，施行手法。

见陈相公不解地望着自己行针，杨继洲道："他的病因于浊痰内结，属实证，因此，我给他施用泻的手法，行六阴数。"

行完六阴之数，稍稍留针之后，杨继洲取下这两根针，然后，又在这两个穴位上各灸五壮，针灸结束后，他取出药膏，将其贴于患处。

经过杨继洲针灸药三方面的共同夹击，孩子胸前拔出了不少痰疙瘩，胸脯也平复了下来。

杨继洲针灸治疗疾病，很注意选穴的时间，有些疾病，他是以脏腑气血的运行周期，适时地选取穴位。在他所编撰的针灸专著《针灸大成》一书中，他收载的《标幽赋》《子午流注针经》《灵龟八法》《飞腾八法》等，都与按时取穴有关，可见杨继洲对时间选穴的重视。从相关的病案记录，也能够看出，杨继洲运用针灸按时取穴，已达到相当高超的水平。

参考文献

明·杨继洲《针灸大成》

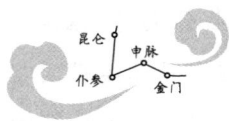

第四十七章

# 情势危女子血崩因有异
# 立法别继洲补泻治不同

隆庆三年（1569）的一个夏日，杨继洲出诊回来刚刚坐定，就接到消息说，李渐庵夫人患产后血厥，请他火速去救治。

李渐庵是负责文官的铨选的官员，掌考文职官员之品级与选补升调之事。

杨继洲还未来得及喝上一口水，就立即出发赶往李渐庵的宅邸。

来到内室，杨继洲看到李夫人躺在床上，面色苍白，她生产时因失血过多而晕死过去，此时依然神昏不醒。杨继洲两眼定格在她的两只脚上。

怎么回事，足大如股，夫人的两只脚已经肿大得像大腿一样粗了，说明她的病情是非常危险的。杨继洲也紧张起来，不过，他还是静下心来，先为李夫人诊脉。

"怎么样？"李渐庵看到杨继洲一脸严肃，不禁有些恐慌，急切地问道。

"寸口脉芤而歇止。夫人的厥逆，必得于产后恶露未尽，并兼有风邪乘袭。这样一来，阴阳邪正激搏，以至于不知人事。"

"你看她的腿足肿得那么粗……"

杨继洲看出了他的担忧，说道："下肢肿痛，病势虽然危重，针灸足三阴经的有关经穴，就可以转危为安。"

杨继洲为李夫人针刺了足三阴经的有关经穴，于三阴交、太溪、太冲等穴，施用了一定的手法。

针刺后大约一顿饭的工夫，李夫人醒了，李渐庵再看看夫人的两脚，肿势已经消退了下去。

李渐庵十分惊讶。

杨继洲对他解释道："夫人是产后恶露未尽而致晕厥腿肿。妇科病与肝脾肾经脉关系最为密切，针刺足三阴经穴，为的是疏通经脉，起到活血化瘀的作用，瘀血除净，就不会再出血了。瘀阻消除，血流复于常态，肿胀之处自然会趋于正常。"

"噢！原来是这样。"

"是的。不过，一般来说，两侧腿脚肿比单侧腿脚肿要好些，如果只是单侧腿脚肿，膝盖以下的腿肿要比肿到膝盖以上的病症好治。如果夫人是单侧肿胀，并且肿胀到大腿，我治起来恐怕也没有什么把握了。"

李渐庵夫人因产后失血导致晕厥，病势虽危，但杨继洲只针取了足三阴经穴，并未给予灸法治疗，患者就恢复了健康。同样是妇人失血，下面的一则案例，杨继洲就用了完全不同的施治方法。

那是万历七年（1579）的一天，杨继洲应行人（掌管传旨册封等的官）张靖宸之请，急匆匆地赶到张家。

张靖宸的夫人面无血色，躺在床上，不时地翻转呻吟。

杨继洲摸了摸她的额头，感到有些发烫，于是问她："你还有哪里不舒服？"

"全身骨节疼痛。"张夫人回答道。

"血崩以来，她的热就没能退下来，而且烦躁不已。"张靖宸补充道。

张靖宸的夫人血崩不止，病势危急。之前几位医生治后，不但身热未能降下来，反而增加他症。无奈之下，张靖宸请来了杨继洲。

杨继洲诊过脉后，说道："脉数而中止，必是外感误用了凉药，该辛散发表的，结果病邪被阻遏于内，不得外泄。所以会出现身热、骨痛、烦躁等症状。现在，必须尽快矫正，马上给她服用羌活汤以解身热。"

说罢，他开出羌活汤方，交与张靖宸，嘱其快快取药煎服。

张夫人服了羌活汤后，身热渐渐地退了下来，骨节的

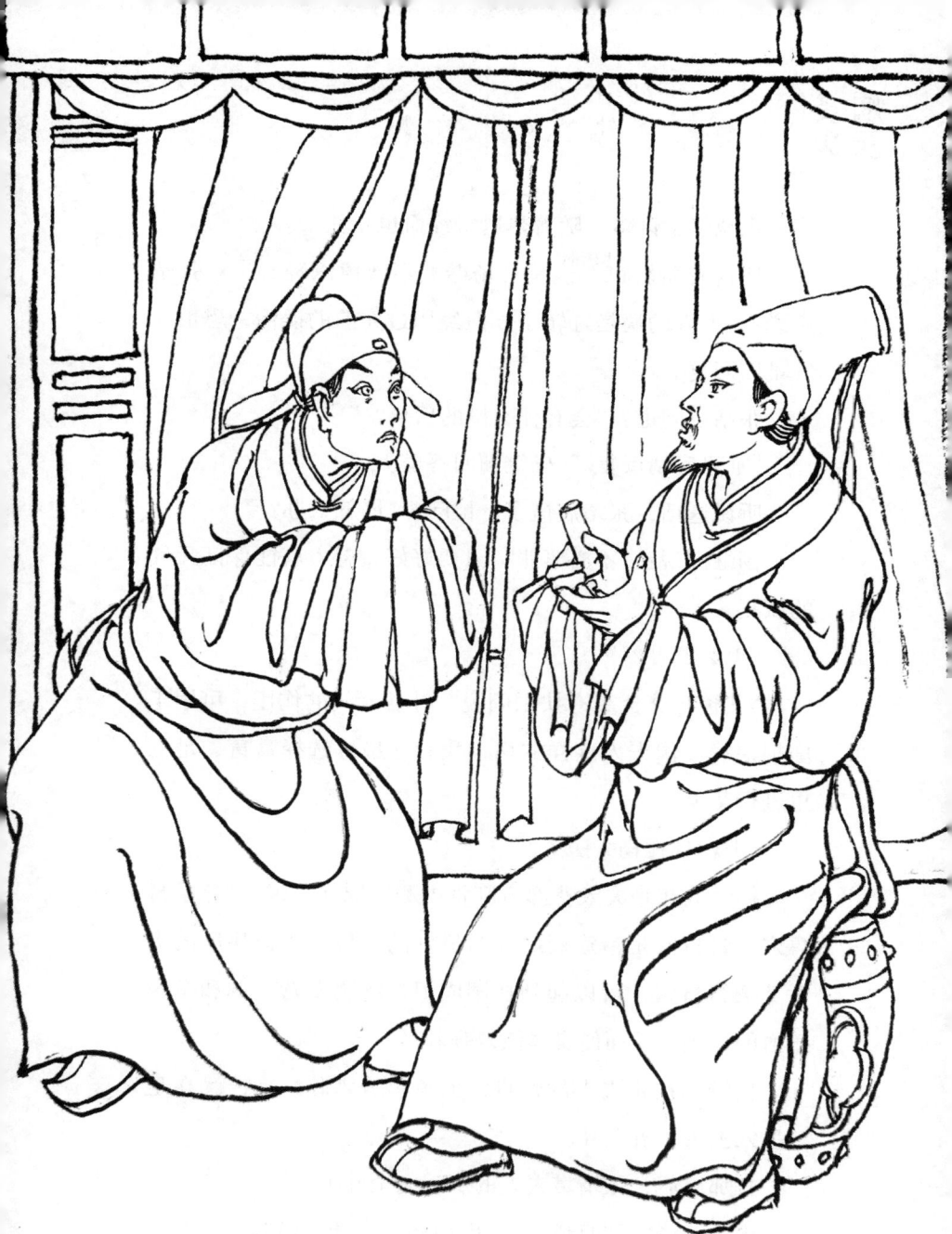

疼痛也减轻了许多，随着热退，经血也止住了。

病情有所转机，但是，杨继洲不敢掉以轻心，对张靖宸说："夫人的病是好转了，但经历过先前的误治，恐怕元气难以回复。"

张靖宸问道："会有什么样的后果？"

"唯恐病情反复。"杨继洲回答道。

听说这话，张靖宸慌了，忙问："那怎么办？"

杨继洲说："不必紧张，只要好好调补，就能保证元气的恢复。"

"怎么调补？"

"艾灸！艾灸具有扶阳固脱、补益元气的作用，可用于虚损疾病。像夫人这样的病，我看，最好选择膏肓、足三里进行艾灸。"

"那就拜托杨太医了。"

杨继洲在张夫人背部肩胛骨内侧缘取穴，说："这是膏肓穴，膏肓穴是治疗病后虚损最好的穴位。为大病后的患者艾灸膏肓穴，可以起到扶阳固卫、济阴安营、调和全身气血的作用，从而使身体恢复强壮。"

杨继洲在张夫人的膏肓穴上灸了五六壮之后，又在足三里穴上灸了五六壮。

打那以后，张靖宸夫人的病就完全好了。

事后，杨继洲叹道："医生用药，必须凭借脉理，若将外感误当内伤，补其实或者泻其虚，损不足而益有余，哪能不伤害人的生命！"

　　杨继洲治疗疾病，是针、灸、药物并重的，如他自己在《针灸大成·诸家得失策》中所说："人之一身，犹之天地，天地之气，不能以恒顺，而必待于范围之功；人身之气，不能以恒平，而必待于调摄之技。故其致病也，既有不同，而其治之，亦不容一律。故药与针灸，不可缺一者也。"他还说："于是有疾在腠理者焉，有疾在血脉者焉，有疾在肠胃者焉。然而疾在肠胃，非药饵不能以济；在血脉，非针刺不能以及；在腠理，非熨焫不能以达。是针灸药者，医家之不可缺一者也。"

　　前面的李夫人，产后恶露未尽导致血脱晕厥，杨继洲针刺足三阴经穴，为的是通经活络，瘀血除净出血自然终止。虽病情来势凶险，但毕竟病程短暂，瘀阻消除，血流复于常态，元气很快就能得以恢复。后面的张夫人，妇人血崩，外感误用凉药导致病邪结滞于内，耽误了些时日，也没能止住血，杨继洲以辛散发表之药予以矫正，解除了表证止住了血。但由于失血时间较长，已导致患者气血虚损，元气难以自然回复，所以，杨继洲选择艾灸，用膏肓、足三里穴以固扶正气。

参考文献
　　明·杨继洲《针灸大成》

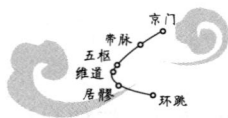

第四十八章

# 亲家子服乱药逆气结块
# 张介宾灸章门散痞解忧

军旅生涯无胜算，行医路上有名扬。

类经图翼发宏论，景岳全书放异光。

天际最红惟旭日，人身至宝是元阳。

右归九里出真火，温补学说又大昌。

这是民间流传的一首诗，诗中赞扬了一位医生的医学成就，这位医生就是明代医学家张景岳。

张景岳，名介宾，字会卿，号景岳，别号通一子。原籍四川绵竹，后徙居浙江会稽（今绍兴）。

张景岳的父亲张寿峰是定西侯的幕僚，精通医理。14岁时，张景岳跟随父亲来到京城，博览经史百家之余，拜名医金梦石为师。张景岳性格豪放，可能受先祖以军功立世的激励，他壮岁从戎，参军幕府，游历北方。后来，由于北方异族的兴起，辽西局势已无可挽回。数年戎马生涯

无所成就，使景岳功名壮志"消磨殆尽"，而亲老家贫终使
张景岳尽弃功利之心。

解甲归隐后，景岳潜心于医道，悉心钻研，博采众长，
逐渐形成了他自己的医学理论学说，成为温补学派的主要
代表人物。

他的医术名噪一时，被人们奉为仲景东垣再生。他结
合自己的临床经验，写成《类经》《类经图翼》等书，并在
晚年时撰写完成《景岳全书》。

一天，张景岳的女儿从婆家匆匆地回到娘家，上气不
接下气地说："爹！我小叔子生病了，左侧胸肋胀痛不止，
疼得他在地上打滚。"

"他什么时候发病的？"张景岳忙问。

"有些时候了。"

"你怎么不早说？"

"他自己懂点医，平时有病，都是自己诊病，自己配
药，要不多久病就好了。可是这次……"

"这次怎么了？"

"两天前一次饭后，他的胁肋突然疼痛起来，而且疼得还
很剧烈。他就自己到药铺取了些行气化滞的药，服药后，效
果并不明显，他又自作主张，改用吐法。可是吐后，就觉得
有股气向上冲。结果，胸膈胀痛，堵得很厉害，还开始呕吐。"

"照你这么说，他发病后，用了两种药，不见好转，病

情反而变得更加复杂难治。你的这个小叔子也是。好了，快准备一下，我和你一块到亲家家去。"

张景岳和女儿赶到亲家家里。一番诊查后，他认为所发的症状还是由于气滞的原因，考虑到一般的理气药物不会有太大的作用，于是，就改用了行滞破气的药。药服下后，呕吐疼痛渐止，可是，在左乳胸肋之下，却结聚成一个块，胀实拒按，胃脘与腹部犹如被一道屏障隔开了，上下不能通达，而且，在每天夜里的戌、亥、子、丑之时，更是胀不可忍。

因其不再呕吐，张景岳觉得这时可以用下法了，大凡大黄、芒硝、棱、莪、巴豆等药，及萝卜子、朴硝、大蒜、橘叶捣罨等法，都试过了，却丝毫没有效果，反而愈攻愈胀。张景岳疑为脾气受伤，但是，又不能用补，而到此时，患者已经汤水不入二十余日。张景岳也有些茫然了，该怎么办呢？难道就这样看着患者一天天衰弱下去吗？万般无奈之下，他试着用手揉按其患处。

"哇！"患者突然叫了一声。

"怎么？"张景岳问。

"你刚刚按的，就在肋下一点，痛得连胸腹都感觉到了。"

"哪里？是不是这里？"张景岳一边细细触按，一边问道。

"哎！就是这里。"张景岳停下了动作，他的手指触及之处，正当章门穴位置。

这章门，既为脾募，又为脏之会，且当乳下肋间，正属虚里大络，胃气所出之道路。

张景岳想，日轻夜重，本不是有形的积块，而按这个地方能影响另一个地方，则说明病在气分无疑。用汤药以治气病，并不是说不好，只是不如艾灸，艾火散气，往往是仅用药物所不及的。

于是，张景岳制作神香散，嘱咐患者日服三四次。同时用艾炷为他灸章门，共灸了十四壮。

张景岳灸章门，为的是逐散其结滞的胃气，果不其然，三天未到，亲家儿子的胀痛就慢慢地平息了，饮食也渐渐地增加了。

事后，张景岳感叹道，这样的病证确实够奇怪的，预后也是难以测定的，但是，由于临症的偶然机遇，使他找到了一个行之有效的方法，而不至于攻补失当。


神香散，出自《景岳全书》卷五十一。由丁香、白豆蔻（或砂仁亦可）各等份组成。将二味药为末，每次1.5～2.1克，甚者3克，用温开水送下，一日2～3次。若寒气作痛者，姜汤送下。本方具有理气宽中、温中祛寒的作用。主治寒凝气滞，胸胁或胃脘胀痛，呕哕气逆，噎膈。方中丁香温胃暖脾，降逆止呕；白豆蔻芳香化湿，理气畅中。二药合用，共奏理气宽中、温中祛寒之功。

参考文献

明·张景岳《景岳全书》

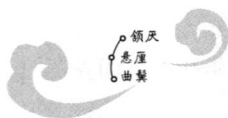

第四十九章

# 周复庵患头痛发汗昏睡
# 李中梓灼关元固脱回阳

"复庵！复庵！你醒醒！"

一个年近五旬的男人躺在床上，紧闭着双眼，守在床边的妇人在他的脸上拍打了两下，见丈夫没有反应，妇人有些慌乱，她连摇带推，可丈夫就是不醒来。

"哇——"的一声，憋了很久的妇人，急得突然哭了起来。

周复庵，吴门人，年约50岁，平素嗜酒如命，家人多次劝诫，他都听不进去。他不曾想到，这酒带给他的伤害有多大。

一天，他像往常一样，就餐时喝了不少酒，酒后不多时，他就感到头痛，还发起热来，

头痛发热本来是临床上最为常见的病症，也最容易诊断治疗，可是，周复庵请医生看过服了药后就汗出不已，

继而昏睡不起。见病情不好反重，家里赶紧请来了李中梓。

李中梓，字士材，又字念莪，别号尽凡居士，明代华亭（今上海松江）人。其父李尚衮为兵部主事。李中梓青年曾应科举，后因自己多病而转攻医学。李中梓精于脉诊和辨证，处方灵活，治病常有奇效。

他深入钻研医学名家的著作，博采众长。他论述医理，能够深入浅出，所著的著作大多通俗易懂，如《内经知要》《医宗必读》等，故而深受中医初学者的喜爱。

李中梓来到周家，为周复庵诊视一番后，问道："刚开始发病是什么情形？"

妇人道："刚开始发病时，他只是说头疼，我摸了他的额头，感觉到他有些发热了。"

"只是头疼发热吗？"

"只是发热，当时也没见有什么汗。"

"什么原因引起？"

"不知道啊。"

"发病前他都做过什么？"

"也没什么，就是喝了些酒。"

"多吗？"

"半斤多。"

"喝了这么多酒，再经冷风一吹，能不发病么！可他现在昏厥，周身不停地出大汗，这可是阳气大伤的表现。是

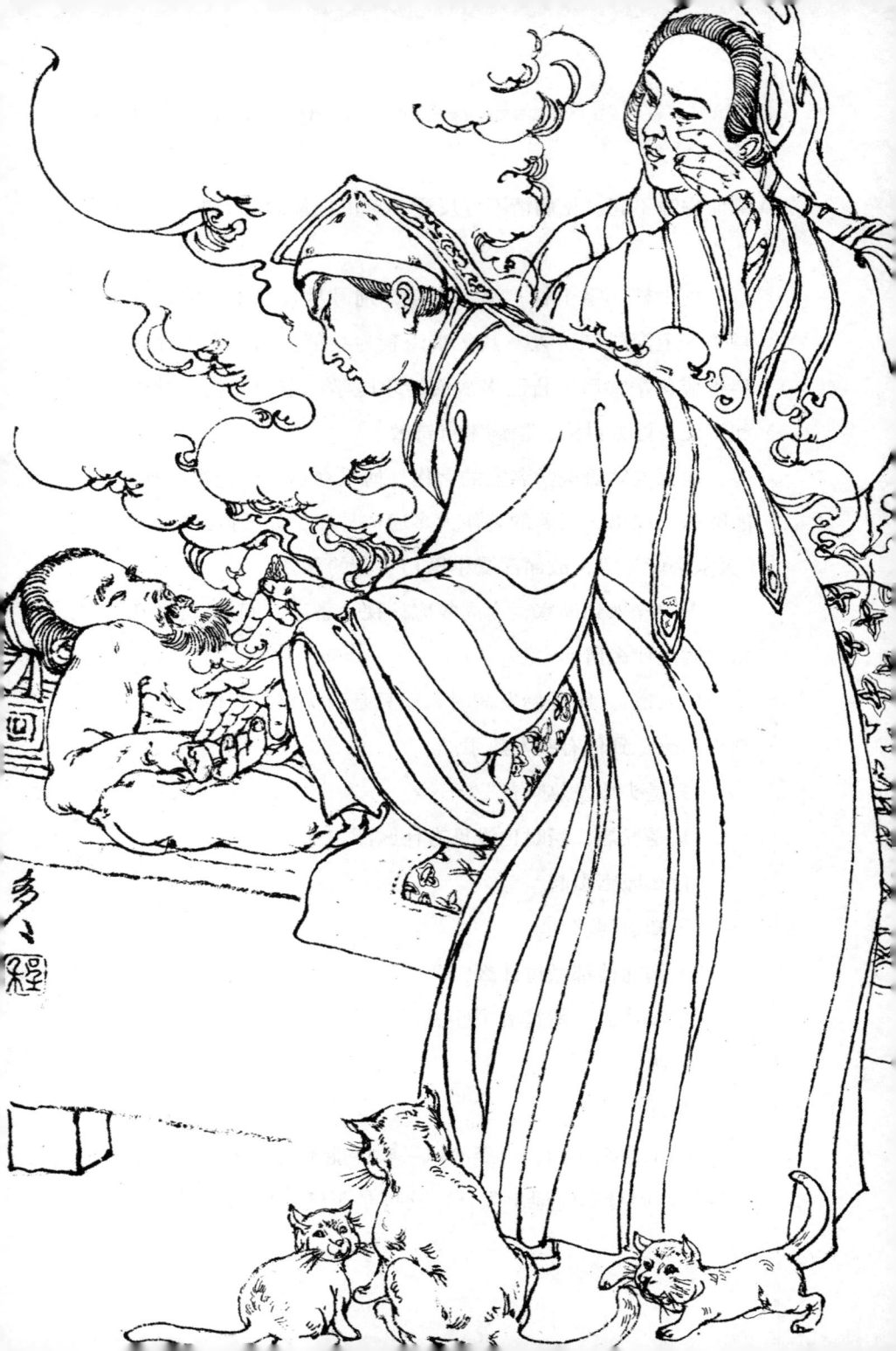

中间又发生了什么事吗？”

"我们开始请的医生说，他的头痛发热，属于表证，给点羌活汤发散发散，汗出来就会好的，可羌活汤服下后，汗是出来了，但这汗一出，却再也止不住了，流出的汗液湿透了他的衣裳，这还不算，我看到他的头突然向旁边一歪，就昏死了过去。”

"原来是这样，此乃发散过度，阳气大伤，要尽快地固扶阳气。”

"那就请您赶快给他开药吧！”

李中梓走到周复庵的跟前，扳动他的下颌，周复庵牙关紧闭，根本就扳不动。李中梓对周复庵的夫人说："恐怕他现在根本吃不下药。”

"这可怎么好？”周夫人一难过，眼泪掉了下来。

"夫人不要着急，他牙关紧闭，暂时不能用药，我们再想其他办法。”

"有办法吗？”

"有！就是艾灸，以艾灸的方法，回阳救逆，促使他苏醒。”

说罢，李中梓拿出一些艾绒，揉搓成许多艾炷，他先取过一壮艾炷，放置于周复庵腹部关元穴的位置上，点燃艾炷。

李中梓灸关元穴，仅灸到十壮，就发现周复庵的身体动了，他有了知觉。

又过了一会儿，周复庵醒了。李中梓见他醒了，可以服药了，就开出四君子汤加生姜、桂枝，令其家人煎煮，让周复庵内服，一日三剂。

周复庵服了三天药，感到身体轻松了好多。

三天后，由于家事纠纷，周复庵心里有些不快活，加上身心疲劳，致使他再一次地出现昏厥。李中梓看到这次他的牙关还不是太紧，就令其家人以好参30克、熟附6克、煨姜十片煎汤给他灌下。

徐徐饮服些许药液后，周复庵睁开了双眼，但是，还没说上两句话，就又晕了过去。李中梓嘱续服前方，共服下三两好参，还是没能够止住昏厥的发作，一天之内，竟然昏过去七次。

到了第二天，李中梓改用羊肉羹、糯米粥，以养血补气，这天的昏厥次数已减至两三次。继续服食药膳到第五天后，周复庵就再也没有昏厥了。

李中梓对周复庵说："你虽然好了，但是身上的元气还虚得很，没有两三年时间的调摄，是不能完全康复的。"

周复庵按照李中梓的吩咐，两个月期间，共服下人参四斤，三年之内，服煎药六百剂、丸药七十余斤，至此，周复庵才完全恢复了健康。

周复庵是因为气血虚损而导致昏厥。李中梓认为，气与血为人所赖以生存的物质基础，气血充盈，外御百邪，病安从来；气血虚损，给诸邪袭扰的机会，则百病丛生。虽然说阴阳是相互依存、互为化生，但是对于阳气与阴血，他更看重阳气，认为正如《素问·生气通天论》中所说的"阳气者，若天与日，失其所则折寿而不彰，故天运当以日光明……凡阴阳之要，阳密乃固"。他非常重视东垣学说，认为气血阴阳对人体的作用中，以气、阳为主。

李中梓对于这个表证发汗过当的患者，采用了艾灸关元穴的办法。关元穴具有回阳救逆、益气固脱的作用，也是强身健体的一个保健要穴。李中梓在本案中所用的方药，如四君子汤加姜、桂，人参加熟附、煨姜，无一不是从补气壮阳上考虑的。

艾灸具有回阳固脱的作用，对阳气虚脱而出现的大汗淋漓、四肢厥冷、脉微欲绝等症具有较好效果。回阳固脱的穴位以关元、气海两穴为主，施以艾炷灸。神阙穴（脐窝）亦是回阳固脱的重要穴位，其操作的方法为，用精细的食盐填平脐孔，将一两分厚的姜片于中心处用针刺数孔，置于盐面上，再于姜片之上放置大艾炷，点燃施灸。

参考文献

明·李中梓《医宗必读》

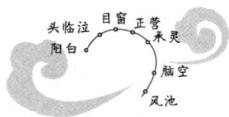

头临泣 目窗 正营
阳白 承灵
脑空
风池

第五十章

# 王夫人虚劳失治保命难
# 古月老灸药巧施除疴去

发热、咳嗽、吐血、少食，是虚劳证的主要症状。

不少著名的医学家在虚劳证的治疗上，是针灸与药物配合应用，而针灸的应用更是以灸法为重。胡珏就是如此。他巧妙立方，加上艾灼，将诸多医生束手无策、病情濒危的患者抢救了过来。

胡珏，字念安，自号古月老人。清代钱塘人。精医理，每遇危急病证，其他医生没有办法的时候，他总是能够出奇制胜，因此病家见到他，常亲切地称他为古月先生。

一天，胡珏走在街上，突然听到有人喊："古月先生！"

胡珏循着声音望去，啊！原来是他，王在廷。

一看到王在廷，胡珏就想起了多年前的往事。

当年，王在廷的妻子病虚劳，是胡珏为她诊治的。在胡珽接诊之前，王夫人已经先后经过好几个医生的治疗，治疗的结果是毫无效果。

王夫人患虚劳已经十几年了。胡珽第一次见到王夫人时，在他眼前的是一个喘促不停，口吐涎沫，时不时地呕血，难以进食，骨瘦如柴的妇人。

胡珽诊视后，问道："发病多长时间了？"

"十多年了。"王在廷道。

"这么多年中，是怎么给她治的？"

"请了好几个医生，也吃了不少药，可就是看不到有多大的改善。"

"噢！原来是这样。把她吃过的药方给我看看吧。"

"好，我这就给您拿。"

不一会儿，王在廷拿了一沓药方出来，交给胡珽。胡珽一张张地看过，一边看一边摇头。

"有什么不妥吗？"

"你看这些方子，大多用的都是些滋阴润肺温平的药物，像你夫人这样的病，如若按照这个方子吃下去，如何能有起色？"

"这是为何？"

"医圣张仲景说过，咳嗽的人加剧咳嗽，大多口吐痰沫，为脾虚也。古代圣贤说过：肾之阳气，不能上交于肺则喘。还说：脾虚而失生化之源则喘。这就是说，喘与先后天之本肾与脾都有关系。你夫人的病，已脾肾败脱，这类药物不能再用下去了。如果改用温补的方法治疗，估计还是有好转希望的。"

"那就请先生就给开个方子吧！"

胡珽拿起笔来，开出了药方，重投人参、黄芪、干姜、附子等药。

胡珽的药方还真够灵验的，王在廷的夫人服药后，症状就减轻了。

两天后，王在廷告诉胡珽说："吃了您开的两剂药以后，她就不喘了，可奇怪的是，她现在泻得很厉害。"

"泄泻乃是脾肾阳虚的缘故。"胡珽说完，又在方药中加上吴茱萸、肉豆蔻两味药。

王在廷的夫人服了这个方子后，病情日渐减轻，十余剂后病情已减去十之六七，胡珽恐怕这个病难能除根，又决定给她艾灸关元穴。

胡珽搓好艾炷，放在她的关元穴上，一壮一壮地灸了起来。

"哇！好痛。"三五壮之后，她有些忍不住，叫了起来。

"你再忍一忍，灸不到位是没有用的。"胡珽耐心劝道。

王在廷的夫人咬紧牙关，继续艾灸，可肌肤的灼痛还是让她时不时地扭动身躯。

"啊！太痛了，我受不了啦！"终于，在灸到五十壮的时候，她再也无法忍受下去了，身体突然剧烈地晃动起来。胡珏也觉得这样是没有办法灸下去了，于是，就除去了尚未燃尽的灸炷。

胡珏想，虚劳的灸治，灸量都是很大的，只给她灸到五十壮，能行吗？他清楚地记得，南宋医家窦材《扁鹊心书》中两例治愈虚劳的病案，一例灸了两百壮，另一例灸至五百壮。

……

王在廷的夫人患虚劳病，病了十年才遇上胡珏，胡珏为她治疗虚劳后又过了十年，这十年间，胡珏就没见过王在廷，那么，他的夫人现在如何了？

好在寒暄几句后，王在廷就提起了自己的夫人："贱内也一直惦记您呢，当年多亏您救了她一命。她现在好着呢！这十多年来很少犯病，比我的身体还强呢！"

"是吗！那真是太好了。"胡珏心中非常高兴。

"还不是托您的福，要不是您的话，她早就命归黄泉了。"

"那还是你们照料得好啊！"

是啊！他们两人说的都不错，患者身体的康复，既要医生妥当地治疗，患者家属的精心护理也是必不可少的。

虚劳病的治疗，"虚则补之"为其大法，而补之前必先明其阴阳。阴虚大补真阴，阳虚大补元阳，不得在补阴时伤及阳气，或补阳时伤及真阴。王在廷的夫人脾肾阳虚，宜甘温益火，补阳以配阴。而先前的医生，以为阴虚，其治疗必然会伤阳气，当引以为戒。

---

参考文献

清·魏之琇《续名医类案》

# 后　记

（第一版）

2010 年 11 月 16 日，联合国教科文组织保护非物质文化遗产政府间委员会第五次会议，在内罗毕审议并通过中国的申报项目"中医针灸"，将中医针灸列入"人类非物质文化遗产代表作名录"。这个项目的成功申报是对中国传统医学文化的认可，对进一步促进"中医针灸"这一宝贵遗产的传承、保护和发展，提高国际社会对中华优秀传统文化的关注和认识，增进中国传统文化与世界其他文化间的对话与交流，保护文化多样性都具有深远的意义。

联合国教科文组织曾在 2003 年 10 月，在巴黎召开的第 32 届大会上，表决通过了《保护非物质文化遗产公约》（以下简称《公约》），确定了非物质文化遗产的概念、分类、保护模式，强调保护传统文化，以维护人类文化的多样性。

《公约》所定义的非物质文化遗产包括两大类：一是濒危、亟待抢救的项目"急需保护的非物质文化遗产名录"，二是历史悠久、具有民族特性的优秀项目"人类非物质文化遗产代表作名录"。中医针灸申遗属于后者，属于《公约》第一章第二条规定的"有关自然界与宇宙的知识和实践"领域。

针灸虽未到濒危、亟待抢救的地步，但不可否认的是，这个历史悠久、颇具民族特性的医疗项目，其受到的社会关注程度远远低于人们的预想，大量的人群从未接受过针灸治疗，更不用说对于针灸这一学科的了解了。

同时，我们也注意到，中医针灸的人才培养，忽略了人文知识的教育，学生虽然医古文考得不错，但实际阅读古典医籍的能力不强，这可能与他们不习惯阅读，对中医针灸历史发展的各个阶段，所形成的各种流派的了解欠缺有关。

针灸申遗成功，有助于促进国家对针灸文化传承和保护研究的投入，从文化层面，系统整理传承针灸各家流派，开展针灸文化的理论研究，做好针灸的文化传承保护，创新医术；同时也有助于推动中医药医疗、保健、教育、科研、产业、文化"六位一体"全面发展，使其更好地为人类健康服务。

在针灸申遗的前一年，即 2009 年的年底，我就开通了博客，为了让读者对针灸这门学科有所了解，我尽量采用浅显的语言或通俗的叙事方式进行写作。

2010 年 3 月，中国中医药出版社的编辑马勤和我取得联系，请我写一部通俗易懂、易于传播的针灸作品。我想，新中国成立六十年来，关于针灸文化方面的书籍，还很少有人写过，用文学的语言介绍针灸的文化历史，名人轶事，与针灸相关的趣味杂谈等，以彰显针灸的作用与功效，这对普通大众来说，比起专业性强的学术论文更容易阅读和理解，更能勾起他们对针灸医学的兴趣与爱好，也能激起一部分人学习针灸的热情，这对于针灸学的光大传承，不无裨益。于是，我想写一部《针灸文化纵览》，内容包括上古传说、大家风范、神医佳话、草泽奇人、杏林星殇、自我保健、悬壶漫道、感受箴言、传承交流、成语典故、穴名谜语、针灸之最12个部分。

我将我的想法与马勤进行了沟通，马勤从编辑的视角给我分析，认为文化纵览的范围有些过大，主题不太突出，几经商榷，确定去除成语典故、穴名谜语、针灸之最的内容，将余下的部分，总括为古代医家的针灸往事，以故事的形式写出，定名为《奇针妙灸皆故事》。

本书原计划60章，每章以一个历史人物，一个中心故事为主，或伴有与主题相衬的其他人物和故事。我参照章回小说的惯例，在每篇故事的前面冠一对联似的篇名，以点明故事大意。因书中叙述的故事时间跨度大，从周代到清代近两千年，故"章""回"的选用，取"章"弃"回"。

二十五年之前，我曾策划编写过一部针灸医案的图书，名曰《古今针灸医案医话荟萃》，其中的古代医案有一部分内容可以作为故事的素材，但是，医案毕竟不是故事，故事要有时间、地点的交代，要有情景、情节，要有关键人物的背景介绍，要有人物之间的关系与互动，而人物之间的活动，以对话最为突出，因此，要使医案成为故事，还需要做很多工作。另外，可作为故事素材的针灸医案案例还不足以满足本书的需要。

首先，关键人物，即古代名医，或有一定地位或身份的人物，都要给出一个背景说明，这些人物的介绍，多出自经史之中，古代医案中也有所介绍。为此，我不得不重新查阅二十四史或相关的史料，重点搜揽方技人物的内容，或在古代医案中找寻资料。可能有人会问，你为何不在《辞海》《中医学词典医史分册》中去搜寻，当然，《辞海》《中医学词典医史分册》中有医学人物的介绍，但毕竟这些介绍都是着重于医学方面，至于这些人物的成长过程、人生经历、与其他关键人物之间的关系等都少有介绍，而这些内容，对于讲述故事，是非常重要的。

2010 年 11 月，在我的 60 章内容写得差不多的时候，得知我国"中医针灸"申遗成功的消息，马勤与我相互勉励，认为"中医针灸"的申遗成功，对于针灸文化的普及与推广，是一个良好的契机。受"中医针灸"申遗成功的激励，我重新审视了我所写的所有内容，发现 60 章的内容，还不足以概括我想讲述的历史上比较有影响的针灸往事。而马勤也觉得，对一些中医大家，诸如皇甫谧、葛洪、孙思邈等所用的篇幅不足，应该重笔描述。

从史书与古代医案中，我又发现了一些之前没有收录的针灸事例，这样，我所书写的篇章，从 60 章增加到了 80 章。由于字数较多，我决定将《奇针妙灸皆故事》一书，一分为二，分成两卷，即《针方奇谭》与《灸火烟云》，每卷设定 50 章。《针方奇谭》描写的主要是针刺方面的故事，而《灸火烟云》所叙述的则以艾灸为主，或灸刺，或兼以火针的相关内容。

至于那些重量级的人物，我也增加了一些笔墨，使他们的人物形象更加丰满。

皇甫谧、葛洪、孙思邈等人，分别留下中医宝典《针灸甲乙经》《肘后备急方》《备急千金要方》和《千金翼方》等，但经史中，很难找到有关他们针灸活动的记述，如何写，怎样写，曾一度困扰着我，最终，还是从人物关系上求得突破。皇甫谧的成才与幼时养母的教导有关，洛阳纸贵与皇甫谧推举《三都赋》的作者左思有关，而针灸的有关内容还可以通过他与两个儿子——童灵与方回的互动来进行表述。葛洪性格沉静，最好的朋友就是广州御史邓岳，是邓岳介绍他到罗浮山炼丹的，邓岳也常去看他，通过对他们俩的交往的描写，便能将《肘后备急方》中的有关内容糅合进去。孙思邈被尊为"药王"，阿是取穴法与他有关，当时的一些名士都对他崇敬有加，向他讨教，通过孙思邈与名士卢照邻的对话，来表述针灸治疗中一些玄妙的道理。

　　诸如此类的例子还有很多，如写下《骨蒸病灸法》的崔知悌，据说原书已经亡佚，其有关内容都附于后世他人的著作之中，所以，他灸治骨蒸病的事情就难以下手着笔，后来，我在《宋以前医籍考》中发现了他的序文，这才给我提供了所要写的素材。崔知悌在任司马期间，曾多次带领他的随员到骨蒸病的疫区，应用家传的灸四花穴的方法，防治骨蒸病，描写崔知悌的这一章，就是通过艾灸过程中，崔知悌与随员之间的对话，解读四花穴的灸治方法。同样，庄绰的《灸膏肓俞穴法》写的是灸膏肓穴的方法，从他的后记中，知道了他发病、虚衰，及通过灸膏肓穴获愈的整个过程，因此，叙述起来也就方便了。

　　我还注意到，有的历史人物，会出现在两个或更多的经史书上，如华佗，在《后汉书》《三国志》上都有所记载；在写"晋景公梦竖子"的篇章时，看到《左传》与《史记》也都有相关人物的记述。遇到这种情况，我就根据写作的需要，或互参，或相互糅合，或有所取舍。

　　为了提高读者的阅读兴趣，在史书、古代医案及有关杂记之外，我又搜罗了一些与针灸相关的古小说、传奇故事，以及不见经传的野史，从中筛选，取其有益的内容，列入书中。这类故事虽说其背景模糊，无据可查，甚至有些情节太过离奇，但其说理的部分对于后学者还是有启发作用的。

野史、传说难以言真，并不是说正史的内容就都是确实可靠的，正史的有关内容，也要辩证地看，如《南史·卷三十二·列传第二十二·张邵》中徐秋夫疗鬼病，就不会有人把它当真。另外，《左传》中医缓能知道晋景公的梦境可能都有所演绎。

关于针灸治疗的道理，有些史料或者病案有明确的记述，如郭玉一章，郭玉就"医者，意也"所做的解释，指出了达官贵人看病的四难及其解决的办法。但也有很多素材中的病案临床疗效不错，只简单地介绍了治法，至于为什么却没有明确的说法，如张元素治臭阴一章，只说张元素选取少冲、行间两穴，施用了泻法。这么简单的内容，怎么写故事。原本想放弃这个内容，但考虑到张元素是"金元四大家"之一的李东垣的老师，是易水学派的开山鼻祖，有关他的内容不但要写，而且还要写他的医事活动。想到这段文字的原文出自李东垣之手，很可能这是李东垣随张元素待诊亲眼所见。仔细思考张元素的针灸处方，少冲、行间均在肢体的末端，皆为五输穴，应该是五输穴的相互关系在起作用。从五行生克的关系看，行间属于肝经，肝经属木，行间是肝经的子穴，在五输穴中属火，泻行间有清肝泻火的作用。肝平不得克脾，脾胃和顺湿热得以清除。少冲属于心经，心经属火，心经（火）为肝经（木）的子经，泻心经有肝实则泻其子经的含义，两穴这样合用，效果就出来了。因此，我将这中间的道理，通过李东垣随师张元素诊病的情节和师徒两人的对话，自然地表达出来。这种通过立方探询医理的个案还不少，这里就不一一赘述。

考虑到历代医家所形成的针灸各家流派，本书搜集了一些风格独特的中医名家的针灸轶事，以便读者对针灸学的了解更为全面。如书中介绍了在经穴考订上影响较大的人物，有绘制经穴三人图的甄权、孙思邈，有制作针灸铜人模型的王惟一；在文献考证方面有所成就的滑伯仁、张介宾、李中梓等人；注重辨证选穴的医家皇甫谧、孙思邈、杨继洲，都是重量级的人物，所写的篇幅较多。在针灸治疗手法的应用上，有倡导八法八穴的窦汉卿；采用多种针刺手法的杨继洲；注重刺络放血的张子和、李东垣；注重灸法的葛洪、陈延之、窦材、许叔微、朱丹溪、罗天益等。

在针灸应用于临床各科方面，薛立斋、陈实功侧重于外科，万密斋侧重于儿科，陈自明侧重于妇科，本书没能搜集到陈自明治疗妇科病的事例，有所遗憾，倒是有一治疗儿科疾病的事例。妇科针灸，选取徐文伯、张文仲、庞安时等人的故事载于书中。

从针灸用穴的特点看，张元素善用特定穴中的五输穴，李东垣善用俞募穴，而孙思邈、王执中、张介宾都是阿是穴法应用的高手，阿是穴法的应用，并非像人们想象的，哪里痛就扎哪里那么简单，而是需要认真仔细地判断、诊察，方能探得准确的灸刺位置。在针灸药并用方面，杨继洲、张介宾表现得比较突出。各种治疗方法应用比较全面的则数周汉卿，他内科、外科都很精通，对按摩也很有研究，针灸施术出神入化，毫针、刺血、火针、长针、金针拨翳，无所不能。

一些医家在针灸发展的历史上地位显著，且留下来的文献资料又比较多，因此，在两卷书中所占有的篇章就比较多。如杨继洲，他所撰著的《针灸大成》，可谓是针灸发展史上的里程碑，《针灸大成》中，杨继洲的针灸病案共有31例，不能一一地改编成故事，我只是从中选择比较突出的，便于叙述的，结合他的序言，进行归纳，整理成九个篇章。再如李东垣，他是易水学派的核心人物，学派创始人张元素的弟子，李东垣的徒弟有王好古、罗天益，因此，李东垣在易水学派中起到了承上启下的作用。在李东垣与罗天益的医学专著中，也保存着不少针灸相关的医案，因此，书中收录的李东垣与罗天益师徒俩的针灸故事也比较多。另外，金元四大家中的张子和、朱丹溪的故事也不少，这与他们在临床中常用针灸，并留有可贵的医籍医案有关。

世医家族在本书中也有所介绍，如南朝时，徐熙与他的子孙，名医辈出，代代相传，徐家世医，从徐熙到徐文伯等，共经历了七代，出了十二位名医。明代的《名医类案》，则凝聚着江瓘、江应宿两代人的心血。

书中也叙述了一些没有名姓可查的针灸人物，如《针方奇谭》第十七章中，宋仁宗患病，当太医无计可施的时候，是草泽医治好了他的病，在王惟一铸铜人的故事中着意穿插这件轶事，为的是提醒人们，不要小看科班外的郎中，说不定，高手就在民间。

中医针灸是中国的国粹，是中国传统文化中的精华，有着悠久的历史和深厚的底蕴。要想学好针灸，必须有一定的文化功底，要对我国的传统文化，如国学、历史、人文等有所了解。为此，我在书中着意穿插了一些与主人公相关的历史事件，如汉文帝的刑法改革与仓公淳于意受刑有关，南朝太医徐文伯经历过刘宋、萧齐的政权交替，沈括的职务被贬与他参与王安石的变法有关等。同时，我也有选择地收录了一些与针灸或故事人物相关的诗词歌赋，如班固为淳于意之女缇萦所写的五言咏诗，韩愈用五言诗写的有关灸疗治疟的《谴疟鬼》，辛弃疾用药物名称为名医马荀仲写的宋词《定风波》以及元好问、奥屯周卿写的优美词曲。另外，不同历史时期的文化形态也能在一些篇章中有所体现。

2012 年 4 月，我写完《奇针妙灸皆故事》中的《针方奇谭》与《灸火烟云》两卷，慎重起见，我从头向后浏览，以避免出现历史错误，如列国时诸侯称霸，雄踞一方的诸侯，只能称国君，不能称陛下；东汉之前还没有发明纸张，到了魏晋时期，纸张才被广泛地应用起来。

古代纪年法，有用"天干"和"地支"相配的干支纪年法；列国时期的王公年次纪年法；从汉武帝起，帝王即位都有年号，用帝王年号来纪年的帝王即位纪年法。为了给读者一个比较清楚的时间概念，对所有的古代纪年，皆另外标明公元纪年，如洪武十年（1377）。为了保证对历史事件的客观描述，对原素材明确标出年代的，我皆保留。

这是一项细致入微的工作，我对照《辞海》中的"中国历史纪年表"，从第一章开始，到最后一章，涉及纪年的，逐一核对。以王公、帝王纪年的还比较容易找出公元的年份，但有些书里只用干支纪年，天干地支相互组合，六十年为一甲子，有的帝王掌权超过六十年，搞不好，对应出来的公元纪年就有可能差错六十年。为此，不得不仔细核对帝王纪年，并考察医家的生卒年份及其行医经历，来求得准确的时间。书中尽量将干支纪年的时间改作帝王纪年，或在干支纪年前加上帝王纪年，以便于读者查找原文。

在核对纪年时，我还发现了两个新的问题，在《针方奇谭》的开篇中，秦越人为虢太子诊治疾病的地点在虢国。而从秦越人行医的生活时段看，虢国已经不存在了，《史记》中所说的发生在虢国的事可能有误，我又查找了一些资料，发现有不同的说法，如司马贞的《史记索隐》认为"虢"应该为"郭"，而刘向的《说苑》则直指赵国。但秦越人为虢太子诊治疾病的故事已广为流传，故本书姑且以《史记》所说叙事。还有李东垣、罗天益的篇章中，由于师徒两人生活在金、元统治的北方，而非南宋，因此，与他们有关的年代表述，还是以他们生活所在地地区的统治者的年号为纪，而不用宋纪元。

在本书创作过程中，我想，作为针灸历史故事书，如果能有部分插图，岂不更好？我寻思着，谁能帮我做这件事？我想到了我原安徽中医学院的同事金嘉仕，他原来在中医学院做教学的绘图工作，年幼时曾跟国画大师程十发学过画，我把我的想法告诉了他，他没有直接答应我，只是说，我会给你想办法的。2012年9月，他身体不适，我前往探视，他告诉我，他已经和程多多说好了，委托程多多为这两卷书做插图。程多多自小随其父程十发学习绘画，1981年赴美国深造，就读于著名的现代艺术学府——旧金山艺术研究院，1986年获美术硕士学位，为上海中国画院海外特邀画师。金嘉仕身体康复后，带我一同前往程多多在上海的寓所，我拿出两卷书共100章的打印稿给他看后，他欣然答应为我作画。现在两书的插图，都是他一人所绘。

本书的面世，得到了医界同事和友人的大力支持，特别是责任编辑马勤，对本书的撰著提出过不少有益的建议；著名画家程多多为本书的部分章节绘制了精美的插图；金嘉仕为完善本书提供了热情的帮助；本书在审校的过程中，还得到了严君白、徐斯伟两位教授的协助，再次对他们表示感谢！

张载义

2015年8月